甲状腺超音波診断ガイドブック

改訂第3版

日本乳腺甲状腺超音波医学会
甲状腺用語診断基準委員会 [編集]

JABTS
Japan Association of Breast and Thyroid Sonology

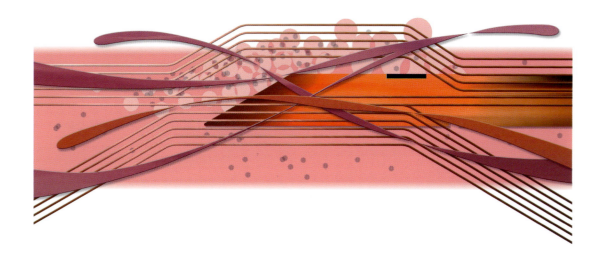

南江堂

編　集

日本乳腺甲状腺超音波医学会　甲状腺用語診断基準委員会　(*委員長)

責任編集

貴田岡正史	きたおか まさふみ	イムス三芳総合病院内分泌・代謝センター長
鈴木　眞一	すずき しんいち	地域医療推進機構二本松病院　病院長 (前：福島県立医科大学甲状腺内分泌学講座　主任教授)

執筆者　(執筆順)

小笠原正文	おがさはら まさふみ	コニカミノルタ株式会社ヘルスケア事業本部超音波事業統括部　顧問
太田　寿	おおた ひさし	福島県立医科大学放射線医学県民健康管理センター　甲状腺検査室 (前：隈病院臨床検査科　生理機能検査室　室長)
佐々木栄司	ささき えいじ	昭和大学横浜市北部病院甲状腺センター　(前：伊藤病院診療技術部臨床検査室)
宮川めぐみ	みやかわ めぐみ	宮川病院内科
宮本　幸夫	みやもと ゆきお	前　東京慈恵会医科大学放射線医学講座　教授
福島　俊彦	ふくしま としひこ	社会福祉法人共生会　理事長
進藤　久和	しんどう ひさかず	やました甲状腺病院外科　部長
小林　薫	こばやし かおる	前：隈病院外科
鈴木　眞一	すずき しんいち	地域医療推進機構二本松病院　病院長 (前：福島県立医科大学甲状腺内分泌学講座　主任教授)
亀山　香織	かめやま かおり	昭和大学横浜市北部病院臨床病理診断科　教授 (前：慶應義塾大学病院病理診断科　部長)
福成　信博	ふくなり のぶひろ	昭和大学横浜市北部病院　副院長，甲状腺センター長，外科系診療センター長，外科教授
國井　葉	くにい よう	昭和大学横浜市北部病院内科　准教授　(前：伊藤病院内科)
貴田岡正史	きたおか まさふみ	イムス三芳総合病院内分泌・代謝センター長
村上　司	むらかみ つかさ	野口病院　院長
志村　浩己*	しむら ひろき	福島県立医科大学臨床検査医学講座　教授
滝　克己	たき かつみ	富士吉田市立病院内分泌・糖尿病内科　診療部長
中野　賢英	なかの まさひで	昭和大学横浜市北部病院甲状腺センター
中野　恵一	なかの けいいち	福島県立医科大学甲状腺内分泌学講座
福島　光浩	ふくしま みつひろ	昭和大学横浜市北部病院甲状腺センター　准教授　(前：隈病院外科　副科長)
内野　眞也	うちの しんや	野口病院　副院長・統括外科部長
藪田　智範	やぶた とものり	まちだ甲状腺クリニック　院長　(前：伊藤病院外科)
尾本きよか	おもと きよか	自治医科大学附属さいたま医療センター総合医学第1講座　(臨床検査部)　教授
古川まどか	ふるかわ まどか	神奈川県立がんセンター頭頸部外科　部長

改訂第3版の序

このたび，日本乳腺甲状腺超音波医学会（JABTS）として，『甲状腺超音波診断ガイドブック 第3版』を出版する運びとなりました．2008年に初版が出版され，2012年に第2版が，そして今回が2回めの改訂となりました．このガイドブックが作成されるまで，甲状腺・副甲状腺などを対象としたまとまったテキストがなく，通読にて知識を整理することはもちろん，私自身を含めて多くの臨床家が毎日の診療において有効利用してきたことと思います．今回の改訂では，機器の条件，操作法，解剖と超音波画像といったきわめて基本的なところにもきめ細かな改訂が行われております．超音波検査が日常臨床においてこの領域の画像診断の最も重要かつ頻用されるモダリティであることは間違いなく，本書は，技術の進歩とともに基本的な部分にも役立つものと考えます．さらに，甲状腺癌に関しては取扱い規約第7版の改訂点も盛り込まれたものとなっています．

東日本大震災による福島原発事故から5年が経過しました．小児甲状腺の超音波検査においてもこのガイドブックの果たしてきた役割は大きいものがありました．今回第Ⅱ章のなかに小児甲状腺，第Ⅹ章に福島県における小児甲状腺検診という独立した章も作成されており，これまでのたゆまぬ努力の結果を改めて認識するとともに，今回の改訂が医療者へのさらなる情報提供と，そしてそれが被災された方々へのよりよい支援に繋がることを確信しております．

改訂出版にはJABTS甲状腺用語診断基準委員会の委員の方の議論がありました．また，多くの関係者の方々の支援に厚くお礼を申し上げます．そして，この第3版が甲状腺などの診療に携わる医療者の臨床に今まで以上に寄り添うものになることを願っております．

2016年4月

日本乳腺甲状腺超音波医学会
理事長 角田博子

2008年12月に『甲状腺超音波診断ガイドブック』初版が刊行され，2009年4月から改訂作業を開始し，2011年の東日本大震災を挟み，2012年5月に改訂第2版が完成しました．改訂第2版は，まさに改訂作業中に発生した福島県での原発事故後の甲状腺検診に対する参考書として，また，福島県での検診の二次検査における超音波診断，穿刺吸引細胞診検査など，重要な判断基準として本書の役割は計り知れないものがありました．多くの執筆者のご協力により，現在までに1万部近いベストセラーとなりました．好評発売中であった第2版刊行後の翌年2013年秋には，改訂第3版に向けた準備が始まりました．この過程で用語と血流評価を担当されていた宮本幸夫委員が逝去されたこともあり，新たな委員の入れ替えと，テーマの選択が始まりました．この場を借りて本書の編集に多大な貢献をされた故 宮本委員のご冥福をお祈りさせていただきます．

機器の条件，操作法では，超音波工学の基礎に立ち返って見直しを行い，また，解剖と超音波画像では，新たに分かりやすくそして超音波像との対比を，さらには正常の超音波像に加え，典型的なアーチファクト像を提示し，甲状腺超音波検査初学者の実際の診断に有益なものとしました．病理および各論では，『甲状腺癌取扱い規約 第7版』の改訂に伴い，追加改訂を行いました．超音波用語に関しても，実際の画像を追加することでよりわかりやすいものとしました．

「診断の進め方」は，昨今の頸動脈エコーやPET，CT，MRIなどの画像診断で偶発的に発見される甲状腺病変が増加していることを踏まえ，過剰診断にならないような配慮のもとに作成され，第2版の刊行後には日本甲状腺学会のガイドラインにも採用されています．しかし，この第2版も，実際に検診や臨床の現場で運用してみますと，充実部分を伴う囊胞性病変の場合の細胞診の基準が，充実性病変に比して，やや小さいものも細胞診を行うような傾向になる可能性が想定されました．そこで第3版ではこの点についてさらに慎重な配慮を行い，より詳細な条件をつけることで過剰診断を避ける努力をしております．また，その他の腫瘍を充実させ，インターベンションでは新たに，頸部外科手術後のベッドサイドでの超音波検査の実際としての，皮下血腫，乳びの評価を追加いたしました．組織弾性評価に関しては機器の進歩とともに，用語としてエラストグラフィと確定したためそのメカニズムとともに詳述しております．検診に関しては，震災後の福島県での超音波検査を踏まえより詳細に解説するとともに，福島県における小

児甲状腺検診についても項目を追加し詳述いたしました.

　本検査は,検査者間の技術や診断基準が異なることで結果に大きな影響を及ぼすことが知られております.患者様のためにはできる限り,適切な手技と統一された基準を用いた結果の開示が必須と考えます.このように,本ガイドブックも現在の日本の甲状腺超音波の状況に即しながら更なる改訂をいたしましたので,ご活用いただければ幸いです.

2016年4月

貴田岡正史

鈴木眞一

改訂第2版の序

　2008年12月，日本乳腺甲状腺超音波診断会議（JABTS）の甲状腺班の先生方が総力を結集して作成した『甲状腺超音波診断ガイドブック』は，同分野の診断・検診分野における体系化，標準化に多大な貢献を果たしてきました．さらに，初版に寄せられたさまざまなご意見をもとに，甲状腺用語診断基準委員会の先生方の弛まぬ議論が重ねられ，ここに改訂第2版を出版するに至りました．

　消化器内視鏡や超音波診断装置は，日本のお家芸とも称され，これまで世界をリードしてきました．機器の進歩は，臨床現場のニーズを正しく捉えることに始まり，その解決に向けて，機器開発の研究者と臨床家が，共通言語で議論する中で実を結びます．さらに，最新の機器を用いて得られた知見を，広く世の中に発信することにつながるものと思います．本書が，このところ停滞気味のわが国における新規医療技術の開発や，診断精度向上に寄与することを期待しております．

　おりしも，2011年3月の東日本大震災および福島原発事故に伴う，放射線被曝の問題がクローズアップされ，大規模な甲状腺検診が開始されました．我われ医療者には，被災された方々の健康を末永く守り，さらに，この未曾有の大規模災害から得た教訓を世界に発信していくことが求められております．これまで以上に，多くの医師，検査技師の方が，甲状腺の検診業務に携わることとなり，本書がその一助となることを祈念しております．

　2012年3月

日本乳腺甲状腺超音波診断会議
理事長 中 村 清 吾

　『甲状腺超音波診断ガイドブック』の初版が2008年12月に刊行され，翌年4月にはもうすでに改訂の準備が始まり，ほぼ3年の歳月をかけ改訂作業を完了しました．本書初版は日本乳腺甲状腺超音波診断会議（JABTS）より『乳房超音波診断ガイドライン』に次いで刊行され，乳腺，甲状腺の超音波診断の参考書として世に出た反響は大きいものでした．本書初版は韓国語にも翻訳され，韓国でも広く用いられています．

　近年の超音波機器の向上や頸動脈エコーの普及によって，偶発的に微小な結節や囊胞，腺腫様結節などが多数認められるようになりました．乳癌のように，微小な結節を拾い上げ，細胞診組織診をすることにより生存率の向上に寄与するものとは異なり，剖検時にも多数の潜在癌の存在するような進行の遅い甲状腺癌の診断では，細胞診をするための拾い上げをする道具であるだけでなく，細胞診をせずとも超音波機器のみで診断を可能にすることが望まれます．そのような意味から，本改訂版では「診断の進め方」という章を設け，甲状腺超音波診断のためのフローチャートを掲載しました．また血流評価・組織弾性評価の章を充実し，転移性腫瘍やその他の疾患として耳下腺，顎下腺，リンパ節，神経鞘腫を取り上げました．さらに機能性結節や囊胞の項目も追加し，インターベンションの章も充実を図りました．

　改訂作業のさなか，2011年3月11日に東日本大震災が発生し，それに伴う東京電力福島第一原子力発電所事故による放射線の影響から，小児甲状腺の超音波検査が開始されました．多くの医療従事者が超音波検査にかかわらざるを得ない状況となっております．その意味からも本改訂版はまさに時宜にかなったものであり，本書によってより正確な診断と共通の判断基準が日本中に伝わることを願ってやみません．初版同様，広く皆様のご意見をお寄せいただきながら，常によりよいガイドブックへと熟成させていく努力を継続する所存ですので，ご意見ご鞭撻のほどよろしくお願い申し上げます．

　2012年3月

貴田岡正史
鈴 木 眞 一

初版の序

　1998年に第1回乳腺甲状腺超音波診断会議（JABTS）が筑波で開かれて以来，体表臓器の超音波診断は，多くの内外の先生の努力により，目覚ましい発展を遂げています．2004年4月の『乳房超音波診断ガイドライン』（初版）の出版以降，マンモグラフィ併用乳癌検診の普及と相まって，超音波の役割はますます注目されるようになりました．
　JABTSにおいて乳腺と並ぶ甲状腺に関しても，このたび，『甲状腺超音波診断ガイドブック』が発刊されたことは，日本における表在領域の超音波診断学に関して大きな試金石となるものと考えています．
　超音波機器の進歩・超音波検診の普及に伴い，甲状腺疾患が発見される頻度が急増し，その結果，国内のみならず世界の各国においても，その臨床的対応に苦慮しています．このような状況の中で本邦における甲状腺超音波に関わる専門家の集まりであるJABTS甲状腺班により『甲状腺超音波診断ガイドブック』が作成されたことは事態の打開に大きな力と可能性を示唆するものと思われます．超音波走査法，解剖，病理，用語，各疾患ごとの診断まで網羅され，さらにはコンピュータ支援診断および検診における超音波の位置づけまでも記載された本はこれまでになかったものと自負しております．臨床の現場に携わる検査技師の方々，甲状腺超音波に関して初心者の方から専門医の方々にまで有益な情報を提示してくれるものと思います．
　超音波診断においては，3D，組織弾性イメージング（エラストグラフィ），超音波造影法といった新技術も日々進化を遂げており，またPEITをはじめとした新たなInterventionの導入も試みられています．このような状況のなかで，この第1版を基礎に本ガイドブックが更に改訂をすすめ，日本の甲状腺超音波診断のバイブルとなることを期待しております．

2008年10月

日本乳腺甲状腺超音波診断会議
理事長　安田秀光

　これまで甲状腺・副甲状腺の画像診断の第一選択が超音波検査であるにもかかわらず，同分野で病理を含む基礎から応用まで網羅する体系的な教科書はありませんでした．甲状腺・副甲状腺の超音波検査を志す方々にとっては，技術習得に困難を覚える場合も少なからず存在していたのが事実かと思われます．
　日本乳腺甲状腺超音波診断会議として既に『乳房超音波診断ガイドライン』を上梓しております．版を重ねて現在は改訂第2版が幅広く使用されており，乳腺超音波診断の分野では必要不可欠の存在といっても過言ではありません．
　日本乳腺甲状腺超音波診断会議甲状腺班はこのような現状を勘案して，甲状腺・副甲状腺領域の超音波診断の教範とすべく，『甲状腺超音波診断ガイドブック』を作成いたしました．日本における同分野の超音波診断に携わる専門家をほぼ網羅する形で執筆を分担し，約2年間をかけてその文章のみならず超音波画像についても相互レビューを繰り返して完成いたしました．本書は，その成り立ちからみても，内容の量と質において臨床的有用性が十分に担保されていることをご理解いただけることと存じます．これから甲状腺・副甲状腺領域の超音波診断を学ぼうという人のみならず，豊富な経験を持った熟練者にも大いに役立てると自負している次第です．
　関連する主要学会等で超音波診断や他の画像診断を含めた網羅的な診断基準の検討が行われつつあることを踏まえて「ガイドライン」の呼称は用いず，あえて『甲状腺超音波診断ガイドブック』といたしました．また超音波機器は日進月歩であり，広く皆様のご意見を寄せていただきながら常により良いものにしていく努力を継続する所存ですので，ご意見ご鞭撻を宜しくお願い申し上げます．

2008年10月

貴田岡正史
福成信博

目　次

I 機器の条件，操作法　　1

A 使用装置　　小笠原正文　1
1. 診断装置　　1
2. 探触子（プローブ）　　1
3. 使用周波数帯域の選択　　1
4. 精度管理・メンテナンス　　1

B 検査手順　　太田　寿，佐々木栄司　2
1. 検査前の注意点　　2
2. 体位：仰臥位と座位　　2
3. 探触子（プローブ）の操作　　3

C 観察項目　　太田　寿，佐々木栄司　3
1. 甲状腺　　3
2. 副甲状腺　　3

D ドプラ法　　宮川めぐみ，宮本幸夫　4
1. 超音波ドプラ法の意義　　4
2. カラードプラ法の検査手順　　4
3. ドプラスペクトル解析法の検査手順　　6
4. 血流情報の有用性　　7

II 甲状腺・副甲状腺（上皮小体）の解剖と超音波画像　　13

A 甲状腺・副甲状腺（上皮小体）の解剖　　福島俊彦　13
1. 甲状腺の解剖　　13
2. 副甲状腺（上皮小体）の解剖　　14

B 甲状腺・副甲状腺の超音波画像　　進藤久和，小林　薫　14
1. 表示方法　　14
2. 正常甲状腺の超音波画像　　15
3. 副甲状腺の超音波画像　　16
4. 超音波画像のアーチファクト　　17

C 小児甲状腺　　鈴木眞一，福島俊彦　19
1. 甲状腺サイズ，体積　　19
2. 先天的異常　　19
3. 隣接臓器との鑑別　　19

III 甲状腺・副甲状腺疾患の病理 … 27

A 甲状腺疾患　亀山香織　28
1. バセドウ病 … 28
2. 慢性甲状腺炎（橋本病）… 28
3. 亜急性甲状腺炎 … 29
4. 腺腫様結節・腺腫様甲状腺腫 … 29
5. 濾胞腺腫 … 29
6. 濾胞癌 … 30
7. 乳頭癌 … 30
8. 髄様癌 … 31
9. 低分化癌 … 31
10. 未分化癌 … 31
11. 悪性リンパ腫 … 32
12. 転移性腫瘍 … 33

B 副甲状腺疾患　亀山香織　33
1. 副甲状腺腺腫 … 33
2. 副甲状腺過形成 … 33
3. 副甲状腺癌 … 33

C 超音波ガイド下穿刺吸引細胞診（FNAC）　佐々木栄司，福成信博　35
1. 適応 … 35
2. 穿刺部位 … 35
3. 禁忌と合併症 … 35
4. 準備 … 35
5. 穿刺手技 … 36
6. 検体処理方法 … 38

IV 甲状腺超音波における用語　國井葉　41
1. 形状（shape）… 41
2. 境界部（境界，辺縁，周辺）… 41
3. 内部エコー（internal echoes）… 41
4. エコーパターン（echo pattern）… 42
5. 後方エコー（posterior echo）… 43

V 診断の進め方 … 45

A 総論　貴田岡正史　45
1. 甲状腺超音波診断の進め方 … 45
2. 超音波検査の適応 … 46
3. 質的診断 … 46

B びまん性病変　　　　村上 司, 志村浩己　47

① 超音波検査による診断 ……………………………………………………………… 48
② その他の検査 ………………………………………………………………………… 48

C 結節性病変　　　　鈴木眞一　48

① 結節が囊胞性病変の場合 …………………………………………………………… 48
② 結節が充実性病変の場合 …………………………………………………………… 49
③ 頸部リンパ節腫大，甲状腺外腫瘤がある場合 ………………………………… 50
④ 良悪性の鑑別診断 …………………………………………………………………… 50

VI 疾患別診断　55

A 甲状腺中毒症をきたす疾患　55

A-1 バセドウ病　　　　村上 司　55

① 甲状腺中毒症とは …………………………………………………………………… 55
② 疾患の特徴 …………………………………………………………………………… 55
③ 超音波診断 …………………………………………………………………………… 55
④ 治療法の選択 ………………………………………………………………………… 56

A-2 慢性甲状腺炎（橋本病）　　　　滝 克己, 志村浩己　58

① 疾患の特徴 …………………………………………………………………………… 58
② 超音波診断 …………………………………………………………………………… 60
③ 治療法の選択 ………………………………………………………………………… 65

A-3 破壊性甲状腺炎　　　　宮川めぐみ　67

A-3-1 亜急性甲状腺炎 ── 67
① 疾患の特徴 …………………………………………………………………………… 67
② 超音波診断 …………………………………………………………………………… 67
③ 治療法の選択 ………………………………………………………………………… 69

A-3-2 無痛性甲状腺炎 ── 69
① 疾患の特徴 …………………………………………………………………………… 69
② 超音波診断 …………………………………………………………………………… 70
③ 治療法の選択 ………………………………………………………………………… 70

A-3-3 慢性甲状腺炎（橋本病）の急性増悪 ── 71
① 疾患の特徴 …………………………………………………………………………… 71
② 超音波診断 …………………………………………………………………………… 72
③ 治療法の選択 ………………………………………………………………………… 72

A-3-4 急性化膿性甲状腺炎 ── 72
① 疾患の特徴 …………………………………………………………………………… 72
② 超音波診断 …………………………………………………………………………… 73
③ 治療法の選択 ………………………………………………………………………… 74

A-3-5 甲状腺癌による破壊性甲状腺炎 ── 74

| A-4 | 腺腫様結節・腺腫様甲状腺腫 | 福成信博，中野賢英 | 75 |

- ① 疾患の特徴 ... 75
- ② 超音波診断 ... 75
- ③ 鑑別診断 ... 77
- ④ 治療法の選択 ... 78

| A-5 | 機能性甲状腺結節 | 鈴木眞一，中野恵一 | 80 |

- ① 疾患の特徴 ... 80
- ② 超音波診断 ... 82
- ③ 治療法の選択 ... 82

| A-6 | 囊胞性疾患 | 福島光浩，小林　薫 | 84 |

- ① 疾患の特徴 ... 84
- ② 超音波診断 ... 84
- ③ 治療法の選択 ... 85

B 甲状腺の悪性疾患　　87

| B-1 | 乳頭癌 | 小林　薫 | 87 |

- ① 疾患の特徴 ... 87
- ② 超音波診断 ... 87
- ③ 治療法の選択 ... 99

| B-2 | 濾胞癌（濾胞腺腫） | 福成信博 | 100 |

- ① 疾患の特徴 ... 100
- ② 超音波診断 ... 101
- ③ 他の画像診断 ... 104
- ④ 治療法の選択 ... 105

| B-3 | 髄様癌 | 内野眞也 | 107 |

- ① 疾患の特徴 ... 107
- ② 超音波診断 ... 108
- ③ 治療法の選択 ... 111

| B-4 | 低分化癌 | 小林　薫，藪田智範 | 112 |

- ① 疾患の特徴 ... 112
- ② 超音波診断 ... 112
- ③ 治療法の選択 ... 114

| B-5 | 未分化癌 | 鈴木眞一 | 116 |

- ① 疾患の特徴 ... 116
- ② 超音波診断 ... 116
- ③ 超音波以外の特徴的な画像所見 ... 119
- ④ 治療法の選択 ... 119

| B-6 | 悪性リンパ腫 | 太田 寿, 小林 薫 | 121 |

① 疾患の特徴 ... 121
② 超音波診断 ... 121
③ 鑑別診断 ... 122
④ 治療法の選択 ... 122

| B-7 | 転移性腫瘍 | 内野眞也 | 126 |

① 疾患の特徴 ... 126
② 超音波診断 ... 127

| B-8 | その他の悪性腫瘍 | 小林 薫, 福島光浩 | 130 |

B-8-1　平滑筋肉腫 — 130
① 疾患の特徴 ... 130
② 超音波診断 ... 130

B-8-2　胸腺様分化を示す癌（ITET/CASTLE） — 131
① 疾患の特徴 ... 131
② 超音波診断 ... 133

B-8-3　Cowden 症候群 — 133
① 疾患の特徴 ... 133
② 超音波診断 ... 134

C　副甲状腺の疾患　135

| C-1 | 副甲状腺腺腫・過形成・囊胞 | 村上 司 | 135 |

C-1-1　原発性副甲状腺機能亢進症 — 135
① 疾患の特徴 ... 135
② 超音波診断 ... 135
③ その他の画像診断 ... 137
④ 治療法の選択 ... 138

C-1-2　続発性副甲状腺機能亢進症 — 139
C-1-3　副甲状腺囊胞 — 139

| C-2 | 副甲状腺癌 | 村上 司 | 141 |

① 疾患の特徴 ... 141
② 超音波診断 ... 141
③ 治療法の選択 ... 141

| C-3 | 家族性副甲状腺機能亢進症 | 内野眞也 | 144 |

① 疾患の特徴 ... 144
② 超音波診断 ... 147
③ その他の画像診断 ... 147
④ 治療法の選択 ... 147

D　その他の疾患　148

D-1　リンパ節　尾本きよか　148
① 正常リンパ節　148
② 非特異的リンパ節炎　148
③ 転移性リンパ節　149
④ 悪性リンパ腫　150
⑤ その他の炎症性リンパ節炎　151

D-2　耳下腺・顎下腺　古川まどか　154
① 耳下腺・顎下腺の解剖と超音波検査基本手技　154
② 炎症性疾患　154
③ 耳下腺腫瘍・顎下腺腫瘍　155
④ 唾液腺疾患と鑑別を要する疾患　157

D-3　その他　160
- **D-3-1**　食道憩室　福成信博　160
- **D-3-2**　正中頸嚢胞　福成信博　160
- **D-3-3**　非反回下喉頭神経　福成信博　160
- **D-3-4**　神経鞘腫　國井葉　161

VII　インターベンション　163

1　超音波ガイド下太針生検（CNB）　鈴木眞一, 中野恵一　163

2　経皮的エタノール注入療法（PEIT）　宮川めぐみ　165
① 甲状腺嚢胞に対するPEIT　165
② 機能性甲状腺結節に対するPEIT　167
③ PEITに関するアンケート調査の結果　169

3　皮下血腫・乳びの評価　内野眞也　171
① 血腫（hematoma）　171
② 乳び漏（chylorrhea），リンパ漏（lymphorrehea）　171
③ 血清腫（seroma）　172
④ リンパ浮腫（lymphedema）　173
⑤ 空気（皮下気腫：subcutaneous emphysema）　173

VIII　超音波エラストグラフィ　鈴木眞一　175
① 組織弾性評価の登場　175
② 超音波エラストグラフィの分類　175
③ 用手圧迫法のStatic elastography（RTEを例として）　176
④ 音響放射圧による画像（AFRI imaging）　179
⑤ 剪断波伝搬速度画像（Shear wave speed imaging）　179

⑥ 課題と展望 180

IX 検　診
志村浩己　183

① 結節性甲状腺疾患に対する甲状腺検診の有効性と問題点 183
② びまん性甲状腺疾患のスクリーニング 184
③ 甲状腺超音波検診の評価方法と精査基準 185
④ 甲状腺外病変のスクリーニング 186
⑤ 甲状腺超音波検診の実施方法 188

X 福島県における小児甲状腺検診
志村浩己　191

① 小児甲状腺癌のスクリーニングの必要性 191
② 福島県県民健康管理調査「甲状腺検査」の実施方法 192
③ 福島県県民健康管理調査「甲状腺検査」の結果概要 194
④ 甲状腺結節性疾患有所見率等調査 195

索　引 197

CHAPTER I 機器の条件，操作法

A 使用装置

① 診断装置

汎用超音波画像診断装置を用いる．電子走査型でフレームレートは 10 Hz/sec 以上確保できる装置が望ましい．

② 探触子（プローブ）

機器メーカが表在臓器用途として推奨するプローブを用いる．基本的には電子式リニアプローブで，10 MHz 以上の周波数成分を含み，中心周波数は 7 MHz 以上である必要がある（図1）．深部において視野幅を確保したい場合は，台形スキャンを使うことを推奨する．

③ 使用周波数帯域の選択

同一プローブで，使用周波数帯域の選択が可能な場合，高い周波数帯域を選択する．甲状腺・副甲状腺は比較的浅い部位に存在するので，空間解像度を優先した周波数帯域を選択する．特に小児では，選択できる一番高い周波数帯域設定を選択する．患部領域がやや深部にあり，深達度が十分でない場合は，適宜周波数帯域の設定を下げて十分な深達度が得られるよう，周波数帯域を選択する必要がある．

ドプラ法を行う場合，Bモード法に比べ低い周波数帯域の選択が必要となる．中心周波数が 5 MHz 前後の周波数帯域を選択することを推奨する．

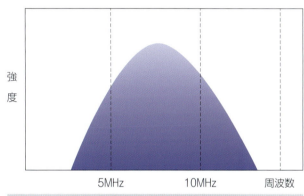

図1 探触子の周波数帯域の概念図

④ 精度管理・メンテナンス

あらかじめ甲状腺もしくは体表臓器用に設定を最適化する．最近の装置では甲状腺もしくは体表臓器用のプリセットが設定されているものもある．

プローブは目視にて，レンズ面に著しい傷や摩耗がないことを確認する．またモニターに関しては画像表示エリアの右もしくは左端に表示されているグレースケールバーを目視し，最低輝度から最高輝度まで，きちんと表現されていることを確認する．もしも低輝度側が表示されていなければモニターの輝度を上げ，高輝度側がつぶれているようであれば輝度を下げるような対応が必要である．

ファントムなどを用いて，定期的に画像を取得し記録しておくことにより装置やプローブの状態を把握することが容易になる．

B 検査手順

1 検査前の注意点

頸部伸展の際には，高齢者でなくても必ず被験者に対して頸椎の障害（頸椎症，脊柱管狭窄症，椎間板ヘルニアなど）や背部痛や腰痛の有無を確認し，苦痛の少ない体位に努める．

2 体位：仰臥位と座位

検査時は多くの施設が医療用ベッドを利用していることから，仰臥位をとる場合が多い．仰臥位の検査では，頸部から肩背部に頸部伸展するように枕を入れる（図2）．この際，枕が高すぎると頭が下がりすぎ，体位維持が苦しくなるので注意する．利点としては，患者の身長や体型，健康状態に合わせて枕の高さや位置を自由に調整できることから，頸部伸展時の視野を確保しやすい．

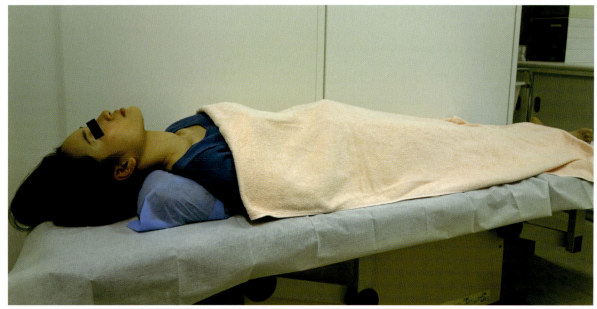

図2 ベッド使用時の仰臥位と枕の位置

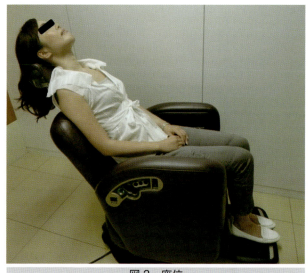

図3 座位

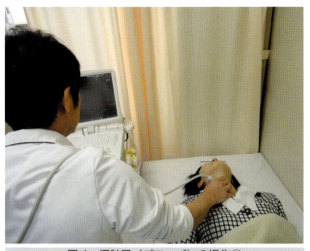

図4 探触子（プローブ）の操作①

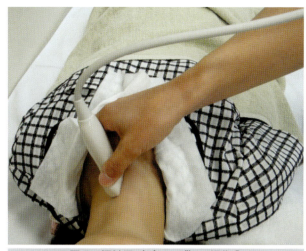

図5 探触子（プローブ）の操作②

背中の屈曲している高齢者では，大きな枕や毛布などで頭部側を高く保つと負担のない体位がとれる．

医療用の椅子などを利用した座位の場合は，背もたれの角度や枕の位置を調節し，十分に頸部伸展の体位がとれるようにする（図3）．

3 探触子（プローブ）の操作

- プローブをスムーズに動かして観察するには，コードの重さがプローブに直接かからないことが重要であり，プローブの保護のためにも，コードを肩にかけるべきである（図4）．また，被検者の顔面にコードが触れないように注意する．
- プローブは軽く把持し，手首の力を抜いてフェザータッチで操作し，ビームが皮膚に対して垂直に入るように配慮する（図5）．

頸部表面と探触子面（音響レンズ）の密着性が保たれない場合には，所定の超音波ビームが得られないため，画像が劣化する．逆に，プローブで検査部位を過度に圧迫すると気管を刺激し，被験者に咳嗽反射を起こしたり，苦痛を与えることがある．また，血流を阻害し血流動態を正しく反映できない．

C 観察項目

1 甲状腺

- 操作は，鎖骨から顎下部まで前頸部全体をできるだけ広く観察する．
1) 甲状腺の同定（異所性甲状腺，片葉欠損，錐体葉など）
2) 甲状腺の大きさ（正常，萎縮，腫大）・形状（表面の凹凸不整の有無）
3) 内部エコーレベル：
   胸鎖乳突筋のエコーレベルを基準にして評価する．
4) 結節，嚢胞の有無
5) 血流状態：
   ドプラ法による甲状腺の血流状態を評価する．

2 副甲状腺

- 甲状腺背側を注意深く観察する．異所性副甲状腺を見逃さないために胸腺舌部や頸動脈鞘などの領域も観察する．
1) 腫大の有無
   - 腫大副甲状腺は，甲状腺を基準に位置を表示する．
   - 単腺のみの腫大は腺腫や癌の場合が多いが，複数の腫大の場合は過形成など多腺腫大の可能性を検討する必要がある．
2) 大きさの計測（正常腺の場合には同定できない場合もある）
   詳細は，「Ⅵ-C. 副甲状腺疾患」を参照．
3) 甲状腺周囲（頸部リンパ節など）

D ドプラ法

1 超音波ドプラ法の意義

　超音波ドプラ法は超音波診断法における大きな柱の1つで，血流やリンパ流の情報をとらえようとするものである．超音波ドプラ法は，超音波のドプラシフト（血流に伴うドプラ効果によって生じる超音波の周波数偏移）により血流速度などの情報を得ようとする手法である．当初は主として循環器領域を中心に普及したが，その後，対象は消化器などさまざまな臓器へと広がり，現在では低流速感度の上昇に伴い，腫瘍診断や表在臓器などにも広く用いられている．

　超音波ドプラ法は大きく分けて2つの方法により血流情報をとらえようとする．すなわち，血流を可視化する方法と，血流自体の詳細な性状をドプラ法で定量的にとらえようとする試みとであり，前者の代表はカラードプラ法，後者の代表はパルスドプラ法あるいはドプラスペクトル解析法などと呼ばれている．超音波ドプラ法の基本はドプラスペクトル解析法であり，カラードプラ法は同法の応用として開発されたものである．ドプラスペクトル解析法とは，一般的に横が時間軸，縦が流速を表示し，流速は基線を挟んで+，-に分けてスペクトル表示する手法である．

　カラードプラ法は，速度モード（狭義のカラードプラ法）とパワーモード（パワードプラ法）とに分かれるが，最近では，より低流速の描画に優れ高空間分解能の血流情報を得ようとするさまざまな方法が開発されている［Advanced Dynamic Flow（ADF），Fine Flow，Superb Micro-vascular Imaging（SMI）など］．

　超音波ドプラ法は日本の技術者が中心となって開発され[1]，現在では世界に普及したわが国の誇るべき診断法である．超音波ドプラ法は甲状腺のさまざまな疾患を対象としてきたが，主たるものは良悪性の鑑別と組織診断への応用で，甲状腺癌の広がり診断，治療法の選択と治療効果判定，interventional radiology（IVR）への応用などであり，現在では広く普及しつつある．

　本書では，甲状腺超音波ドプラ法のなかでもきわめて基本的あるいは入門的な事項，すなわち，すでに評価も定まり広く普及している項目のみを限定して解説している．正しい血流情報を得るための機器の条件設定を最適化することが重要であり，標準化に向けて検討が進んでいる．また，甲状腺結節に対するドプラ法についてはすでに数多くの検討がなされ，一定の有用性が得られている．これらの結果をふまえて甲状腺カラードプラ法およびドプラスペクトル解析法の検査手順とその臨床的有用性につき概説する．

2 カラードプラ法の検査手順

a 探触子（プローブ）の操作法

　カラードプラ法を施行する場合は，プローブによる圧迫に十分注意を払う．圧迫を加えて操作すると被検者に不快感を与えるばかりでなく，血流評価を行う際にも正確な血流情報を得ることができなくなるため，フェザータッチによるアプローチを心がける（図6）．同時に，皮膚面に対してプローブとが常時垂直に接することが重要である．超音波を最も効率よく送受信することが重要であり，脈管の中心（長軸・短軸）を正確にとらえて計測することが誤差の少ない検査の前提となる．

b Bモードゲイン，STC（TGC）の調整

　カラードプラ法を実施する前には，Bモードにて関心領域（region of interest：ROI）を十分に把握し，カラードプラ法を施行する際，ROIが浅部〜深部まで均一に描出するようにsensitivity time control（STC）/time gain compensation（TGC）を調整する．Bモードゲインは高すぎるとカラー表示が視認しにくくなるため，Bモードゲインをやや低く暗めに調整する．

c カラー表示エリアの調整

　カラードプラ法（速度モード）では，表示エリア内部の各ピクセルに対して，流速の平均値をリアルタイムにカラー表示することで動的な血流情報を表現している．表示エリアはBモード画像上に設定され，Bモードとは別のドプラ信号を利用している．そのため，Bモード同様に表示エリアの大きさ，PRF（pulse repetition frequency：繰り返し周波数）に応じたフレームレートになる．つまり，リアルタイム性に優れたカラー表示画

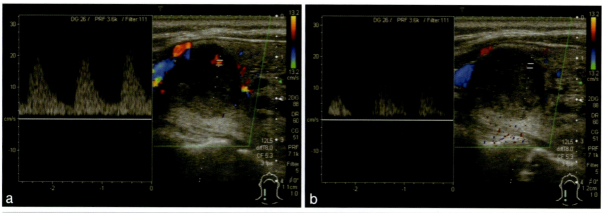

図6 圧迫の有無による血流波形の違い
a：フェザータッチによる検査での適正な血流表示，b：圧迫した場合の内部血流の消失

像を得るには，必要最小限のカラー表示エリアにする必要がある．特に，横方向への範囲が大きいほどフレームレートは低下し，深部ほど超音波の減衰により血流信号をとらえられなくなるので注意が必要である．また，フォーカスも重要で，Bモードにおいては分解能向上に関与し，カラードプラモードに関しては音圧がカラー感度に影響を及ぼすため，測定部位に合わせる必要がある．しかし，最近の機器の進歩に伴い，フレームレートの低下は最小限に抑えられている．機器によってはフォーカスもROI深部に自動的に設定されるようになってきているが，なお注意を要する．

d カラーゲインの調整

カラーゲインはBモードゲインと同様，弱いドプラ信号の増幅，また深部において減衰したドプラ信号を増幅する場合に調節する機能である．適正なカラーゲインとは観察脈管のみ色づけることであるが，低流速で微細な腫瘍血管を対象とするため，腫瘍の周囲組織にクラッタが発生しない程度にカラーゲインを最大に調節する必要がある（図7）．

e 流速レンジ（繰り返し周波数：PRF）の調整

カラードプラ法（速度モード）において血流信号（ドプラ偏移周波数）を得るには，同一音線上で，複数回のパルス送受信が必要になる．超音波パルスを1秒間に繰り返して送受信する回数をPRFといい，ドプラ効果によるパルスの周波数変化をもとに血流速度は算定される．このパルス設定（PRF）は観測血流に応じて設定しなければならず，速い流速にはPRFを上げ，遅い流速にはPRFを下げることが必要になる．甲状腺疾患の血流は低流速の場合が多く，微細な血流情報を得るには，なるべくPRFを下げ低い流速レンジ設定から計測を始めることが必要である（図8）．

f MTIフィルタの調整

一般的にMTI（moving target indication）フィルタは低速遮断フィルタの一種であり，得られたドプラ成分の不要成分（通常ドプラ成分の低いもの）のみカットする方法である．フィルタの設定が高すぎると遅い血流信号がカットされてしまい，平均速度は高く表示される．一方，設定が低すぎるとクラッタ成分が残ってしまい，平均速度は低く表示される．最近，流速に依存しないフィルタも開発された（Superb Micro-vascular Imaging：SMI）（図9）．

g 速度モードとパワーモード

通常，速度モードはそこに存在する個々のピクセルにおける平均周波数（平均速度）を求め，プローブに近づいてくるもの（高周波側にシフト）を赤色，遠ざかるもの（低周波側にシフト）を青色で表示し，その絶対値を明るさで表示している（図10a）．ただし，送信波と直角（90°）に走行する血管には原理上色が表示されないため，その際には，ROIに角度づけ（スラント）するなどの工夫が必要となる．

パワーモードは速度モードのような血流の方向や速度を表現しておらず，信号の強さ（ドプラスペクトルの面積）を表示している．使用機器によっても異なるが，基本的に，信号の強い部分は明るく，弱い部分は暗く表示される（図10b）[1]．パワーモードには折り返し現象がなく，角度依存性も少ない．また，低流速での感度に優れているため甲状腺腫瘍のような低流速の血流をとらえるのに適しており，臨床の現場ではパワーモードを利用

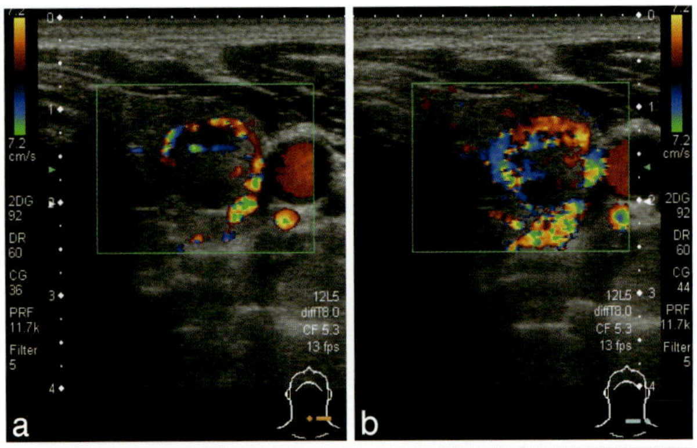

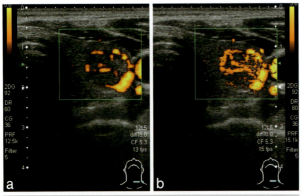

図7　カラーゲインの調整
a：カラーゲイン適正，b：カラーゲイン上げすぎ

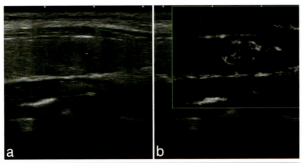

図8　PRFの調整
a：PRF12.5（適正），b：PRF15.1（不適正）

図9　腺腫様結節のBモードとSMI所見
a：Bモード，b：SMI

していることが多い[2]．しかし，パワーモードは速度モードに比して組織の動きによりblooming（はみ出し現象）が生じやすいため注意が必要である．最近，より実態に近い血流描出の手法が開発され，臨床的に使用されている．

3 ドプラスペクトル解析法の検査手順

a サンプルボリューム（SV）の調整

パルスドプラ法により特定部位の流れを測定する場合，検査目的に合わせて，サンプルボリューム（sample volume：SV）を調整する．SVの幅は血管幅に合わせ任意に調節できる．ただし，SVが血管内腔よりはずれて血管壁に当たるとクラッタノイズが出現するため注意が必要となる．また，SVはスライス幅を持った立体であるという認識も必要である．

b ドプラアングル（DA）の調整

SVを合わせると同時に，ドプラアングル（Doppler angle：DA）を60°以下になるように調整する．ドプラ偏移周波数は血流とのなす角度が小さいほど得られやすく，また60°以内にすることで血流誤差を最小限に抑えることができる．DAが60°以上の場合は，スラント機能やプローブによる角度を持たせることで対応可能である．

c ドプラゲインの調整

スペクトル表示の輝度を調節するもので，通常ドプラゲインはノイズが目立たない程度で，血流の周波数スペクトルがよく検出されるように設定する．ドプラゲインを上げすぎるとノイズが増え，検出された周波数スペクトルが飽和状態となり分離して表示されなくなるばかりか，逆方向に対称的な血流波形（アーチファクト）が出現することがある．

d 高速フーリエ変換（FFT）波形の調整

任意の波は，フーリエ（Fourier）の定理により正弦波と余弦波からなる関数に分析することができる．フーリエ変換を短時間で施行するため，演算回数の少ない方法で実行するアルゴリズムを高速フーリエ変換（fast Fourier transform：FFT）という．FFT波形は折り返し現象（エイリアシング，aliasing）*が起こらないよう注意し，必要に応じてPRFを最適に調整し，FFT波形を測定範囲内におさめることが望ましい．

*：折り返し現象（エイリアシング）とは，パルスドプラでは同一の素子で送受信を行うので測定可能な血流速度（ドプラシフト周波数）に制限が出てきて，それを超えた場合に逆流方向に折り返って流速波形が表示されることをいう（図11）．この現象を防ぐには，1）ゼロシフト機能を用いてゼロ基線を$-V_{max}$まで

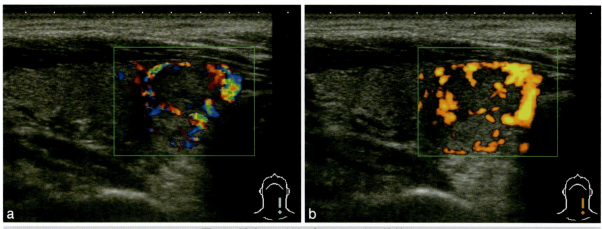

図10 速度モードとパワーモードの比較
a：速度モード，b：パワーモード

下げて表示できる流速を2倍にする．また2）PRFを調整することでV_{max}を小さく表示するなどがある．

e ドプラスペクトルのトレース調整

スペクトルは流速成分の分布の時間的変化を表したものであり，大部分の装置はその分布を自動でトレースし，流速成分をリアルタイムに表示する．それぞれ輝度の明るさは流速成分の強さを示し，輝度の分布は流速成分の広がりを示している．スペクトル表示より2種類の平均流速を求めることができる．

1）瞬時平均流速

スペクトル表示中ある瞬時の流速成分の平均，つまり時間ごとに流速成分から平均流速を得る方法．

2）ピーク流速の時間

平均スペクトル表示のピークを任意の区間（時間）でトレースし，そのピーク流速を平均して平均流速を得る方法．

f PI・RIについて

血流波形の性状を表す代表的なindexとしてPI（pulsatility index）とRI（resistance index）がある（図12）．PI・RIの上昇は末梢血管抵抗の上昇によるもので，末梢血管の狭窄や腫瘍の線維化などが原因となる．悪性ではPI・RI値が高く，良悪性の鑑別に有用である．

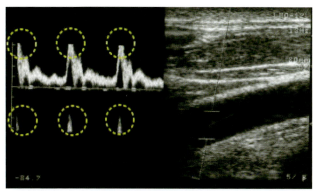

図11 折り返し現象

4 血流情報の有用性

a 甲状腺疾患のためのカラードプラ法の条件設定

超音波の条件設定を厳密にし，一定の有用性を示した論文も散見された．Choiら[3]はカラードプラ法の条件をPRF 1.3 KHz，ゲイン18〜30，wall filter 190 Hzに設定して血流の評価を行い，悪性結節で中心部分の血流が有意に多いとの結果であった（$p=0.030$）．Papiniら[4]は，1 cm以下の結節に限定しドプラ所見の有用性を述べているが，カラーゲインの設定はノイズが消える直下のレベルに設定し，低速な血流を検出するためにPRFを500〜750 Hzに設定するとよいとしている．前述の設定とかなり乖離があるが，これは超音波検査機器自体の違いによるところが大きいと考えられ，使用している検査機器に応じてPRFとカラーゲインを調節する必要がある．

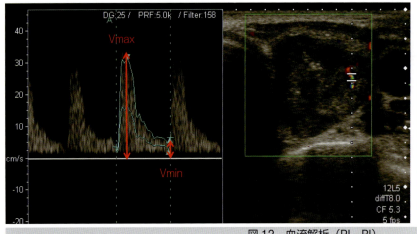

図12 血流解析（PI, RI）

b 甲状腺腫瘍内血流分布について

血流分布に関しては検者の主観を伴い，細分化すると客観性に乏しくなる印象があるが，辺縁に優位（peripheral/perinodular）と内部に優位（internal/intranodular）に分類される（図13）．複数の論文のメタアナリシスを行った報告においては，内部血流が辺縁に比べ優位な場合は悪性の可能性があると分析している[2,3]．

c Bモード所見と組み合わせた良悪性の鑑別方法

多くの論文で，Bモード所見とドプラ法の組み合わせによる良悪性の鑑別に対する検討が行われている．これまでの報告や総説[4〜6]をまとめると，表1に示すように，悪性を疑うBモード所見としては微細石灰化（微細高エコー），縦横比＞1，境界不明瞭，低エコーの充実性腫瘤があげられ，ドプラ法で内部の血流が豊富であることも感度・特異度ともに高い結果が得られた．Appetecchiaら[7]やFratesら[8]も，同様に境界部低エコー帯（ハロー）の欠損・微細石灰化（微細高エコー）・内部に豊富な血流を認めた場合，悪性である可能性が最も高かったとしている．

2014年には41の論文のメタアナリシスを行った報告がなされ[9]，表2に示すように悪性を疑うOR（odds ratio）は，縦横比＞1（OR：10.15）が最も高く，続いてハローの欠如（OR：7.14），微細石灰化（微細高エコー）（OR：6.76），辺縁不整（OR：6.12），内部低エコー（OR：5.07），充実性腫瘤（OR：4.69），腫瘤内の血流（OR：3.76）となっており，ドプラ所見の有用性を証明している（表2）．

そのうえで内部血流の多さ，血流インデックス（PI，RI），血流形態の違いから，総合的に良悪性の鑑別をしていくことが重要である．この鑑別方法については，「甲状腺用語診断基準委員会」が中心となり，診断基準（案）を現在作成中である．

組織型を濾胞性腫瘍に限定した多数の報告も，ドプラ法の有用性を示している[5, 10〜12]．Fukunariら[10]は310例の濾胞性腫瘍の手術例に対し術前血流評価を行い，Bモード所見，血流分布，FFT解析によるPI値の組み合わせでGrade 1〜4に分類している．術後の病理組織診断と比較検討を行った結果，Grade 1，2を良性，Grade 3，4を悪性とすると，感度は88.9％，特異度は72.4％，正診率は81.0％と非常に高い有用性を示している．Miyakawaら[11]はさらにRI値の比較検討も行い，PI＞1.35，RI＞0.78では濾胞癌の可能性が高いと報告している．その他にもメタアナリシスの結果から濾胞性腫瘍の良悪性の鑑別にカラードプラ法が有用であるとした論文もある[13]．

一方で，ドプラ法がBモードを凌駕する有用性がないことを述べた論文も散見されている[14〜16]．Moonら[14]は1,083例の甲状腺結節に対する検討を行い，良性でも結節中心部の血流を認めるものが多く，Bモードに勝る有用性はないと結論づけている．一方で，平均腫瘍径が良性結節は1.6 cm，悪性結節は1 cmであり，小さな悪性腫瘍が多かったことも指摘している．Morrisら[15]やTamsel[16]も同様に，ドプラ法の有用性を述べる一方で，1 cm未満の小さな悪性腫瘍は血流を認めないことや，良性結節でも血流が豊富なものがあることを言及している．

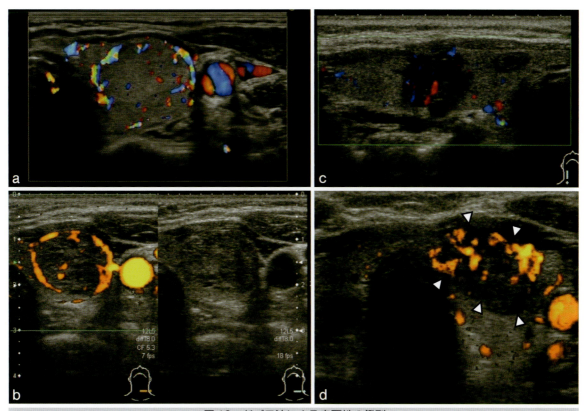

図13 ドプラ法による良悪性の鑑別
a, b：良性；peripheral/perinodular/hypovascular, c, d：悪性；internal/intranodular/hypervascular

表1 超音波での悪性所見の感度・特異度

悪性所見	Bastin (2009)		Rago (2008)		Papini (2002)		
	感度 (%)	特異度 (%)	感度 (%)	特異度 (%)	感度 (%)	特異度 (%)	OR
微細石灰化	58	84	6.1-59.1	85.8-95.0	29	95	4.97
縦横比＞1	57	83	32.7	92.5	—	—	—
充実性結節	86	40	26.5-87.1	43.4-94.3	—	—	—
低エコー結節	71	62	26.5-87.1	43.4-94.3	87.1	43.4	1.92
境界不明瞭	58	79	17.4-77.5	38.9-85.0	77.5	85	16.83
内部の血流増加	75	66	54.3-74.2	78.6-80.8	74.2	80.8	14.2

d びまん性疾患に対する有用性

びまん性甲状腺疾患のなかで，特にバセドウ病では甲状腺のびまん性腫大と内部血流の著明な増加がみられる．同じ甲状腺中毒症を呈する無痛性甲状腺炎との鑑別には，図14のように甲状腺動脈の血流解析を行い，V_{max}（最高血流速度）が40〜45 cm/sec以上であればバセドウ病であり，無痛性甲状腺炎ではV_{max}が正常範囲の25 cm/sec以下であり鑑別可能との報告がある[17]．また甲状腺内血流分布の程度（thyroid blood flow：TBF）でみてもバセドウ病で有意に高く，他の甲状腺炎との鑑別に有用である[18]．また，甲状腺機能低下症になった慢性甲状腺炎（橋本病）では，TSHの増加に伴いびまん性の血流増加がみられる[19]．

表2 甲状腺結節で甲状腺癌を疑う超音波所見と臨床所見：システマティックレビューとメタアナリシス
41の研究で合計29,678例の甲状腺結節で検討．

結節の縦横比＞1	(OR：10.15)
境界部低エコー帯の消失	(OR：7.14)
微細石灰化（微細高エコー）	(OR：6.76)
辺縁不整	(OR：6.12)
低エコー腫瘤	(OR：5.07)
充実性腫瘤	(OR：4.69)
腫瘤内血流増加	(OR：3.76)
甲状腺癌の家族歴あり	(OR：2.29)
結節のサイズ＞4 cm	(OR：1.63)
単発性腫瘤	(OR：1.43)
頭頸部への放射線照射歴あり	(OR：1.29)
男 性	(OR：1.22)

（Campanella et al：Eur J Endocrinol, 2014[9]を改変）

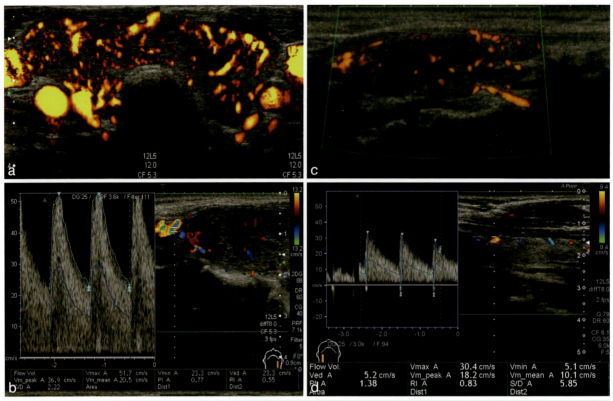

図14 上甲状腺動脈の血流解析による鑑別診断
a, b：バセドウ病．内部の血流はびまん性に増加し，パルスドプラで上甲状腺動脈の V_{max} は 51.7 cm/sec と増加している．c, d：無痛性甲状腺炎．血流の増加は軽度で，低エコー域ではほとんど消失している．パルスドプラでは V_{max} は 30.4 cm/sec と軽度増加している．

文献

1) Namekawa K, Kasai C, Tsukamoto M et al: Realtime bloodflow imaging system utilizing auto-correlation techniques. Ultrasound Med Bilo **Suppl 2**：203-208, 1983
2) 成尾孝一郎，宮本幸夫，多田信平：甲状腺腫瘤性疾患の超音波ドプラー診断―特にカラードプラ法とパワードプラ法との対比検討．日本医放会誌 **59**：3-11, 1999
3) Choi YJ, Yun JS, Kim DH: Clinical and ultrasound features of cytology diagnosed follicular neoplasm. Endocr J **56**：383-389, 2009
4) Papini E, Guglielmi R, Bianchini A et al: Risk of malignancy in nonpalpable thyroid nodules: predictive value of ultrasound and colorDoppler features. J Clin Metab **87**：1941-1946, 2002
5) Rago T, Vitti P: Role of thyroid ultrasound in the diagnostic evaluation of thyroid nodules. Best Prac Res Clin Endocrinol Metab **22**：913-928, 2008
6) Bastin S, Bolland MJ, Croxson MS: Role of ultrasound in the assessment of nodular thyroid disease. J Med Imaging Radiat Oncol **53**：177-187, 2009
7) Appetecchia M, Solivetti FM: The association of color flow Doppler sonography and conventional ultraosonography improves the diagnosis of thyroid carcinoma. Horm Res **66**：249-256, 2006
8) Frates MC, Benson CB, Doubilet PM et al: Can color Doppler sonography aid in the prediction of malignancy of thyroid nodules? J Ultrasound Med **22**：127-131, 2003
9) Campanella P, Ianni F, Rota CA et al: Quantification of cancer risk of each clinical and ultrasonographic suspicious feature of thyroid nodules: a systematic review and meta-analysis. Eur J Endocrinol **170**：R203-211, 2014
10) Fukunari N, Nagahama M, Sugino K et al: Clinical evaluation of color Doppler imaging for the differential diagnosis of thyroid follicular lesions. World J Surg **28**：1261-1265, 2004
11) Miyakawa M, Onoda N, Etoh M et al: Diagnosis of thyroid follicular carcinoma by vascular pattern and velocimetric parameters using high resolution pulsed and power Doppler ultrasonography. Endocr J **52**：207-212, 2005
12) De Nicola H, Szenjnfeld J, Logullo AF et al: Flow pattern and vascular resistive index as predictors of malignancy risk in thyroid follicular neoplasm. J Ultrasound Med **24**：897-904, 2005
13) Iared W, Shigueoka DC, Crisrofoli JC et al: Use of color Doppler Ultrasonography for the prediction of malignancy in follicular thyroid neoplasms. Systematic review and Meta-analysis. J Ultrasound Med **29**：419-425, 2010
14) Moon HJ, Kwak JY, Kim MJ et al: Can vascularity at power Doppler US help predict thyroid malignancy? Radiology **255**：260-269, 2010
15) Morris LF, Ragavendra N, Yeh MW: Evidence-based assessment of the role of ultrasonography in the management of benign thyroid nodules. World J Surg **32**：1253-1263, 2008
16) Tamsel S, Demirpolat G, Erdogan M et al: Power Doppler US patterns of vascularity and spectral Doppler US pa-

rameters in predicting malignancy in thyroid nodules. Clin Radiol 62：245-251, 2007
17) Hiraiwa T, Tsujimoto N, Tanimoto K et al: Use of color Doppler ultrasonography to measure thyroid blood flow and differentiate Graves' disease from painless thyroiditis. Eur Thyroid J 2：120-126, 2013
18) Ota H, Amino N, Morita S et al: Quantitative measurement of thyroid blood flow for differentiation of painless thyroiditis from Graves' disease. Clin Endocrinol 67：41-45, 2007
19) Bogazzi F, Bartalena L, Brogioni S et al: Thyroid vascularity and blood flow are not dependent on serum thyroid hormone levels: studies in vivo by color flow Doppler sonography. Eur J Endocrinol 140：452-456, 1999

CHAPTER II 甲状腺・副甲状腺（上皮小体）の解剖と超音波画像

A 甲状腺・副甲状腺（上皮小体）の解剖

頸部超音波検査の大半はいまだ2次元での画像描出であり，断面画像から3次元解剖をイメージするためには，解剖の理解が役に立つ．

1 甲状腺の解剖（図1,2）

甲状腺は，左右それぞれの側葉が，正中（気管前面）で峡部によって連結されている主に蝶形を呈している．甲状腺が甲状腺軟骨の前面，頭側に伸びるように存在する場合は錐体葉と呼ぶ．4〜6割に認められ，正中ないし，やや左側に多い．錐体葉以外の峡部は，輪状軟骨より尾側方向に第2から3気管軟骨輪の高さに位置する．甲状軟骨は触診や頸部超音波検査で上極を同定する際に，有用なランドマークとなる．両葉の上極が甲状軟骨を挟むように頭側に進展している．両葉は甲状軟骨から第5〜6気管軟骨に位置する．甲状腺の大きさは健常成人で横径1〜2cm，縦径4〜5cm，厚み1〜2cm，重量は約20gである（男性：18〜20g，女性：15〜18g）．一般的に男性は女性に比べ咽頭の位置が低く，甲状軟骨が前方に突出しているために甲状腺の位置が低い．

甲状腺腹側（前面）には，前頸筋群である胸骨甲状筋，胸骨舌骨筋，肩甲舌骨筋があり，そのやや外側に胸鎖乳突筋がある．

a 甲状腺の血管

甲状腺に流入出する血管は，上下の動脈，上中下の静脈である．上甲状腺動脈は，外頸動脈の第1分枝であり，通常内側枝，外側枝，背側枝に分枝している．上甲状腺静脈は，内頸静脈に流入し，甲状腺付近すなわち末梢側では，動脈とほぼ併走している．上甲状腺動静脈3分枝の分岐点に甲状腺の上極が位置しており，超音波検査で上極を描出する際にランドマークとなる．中甲状腺静脈

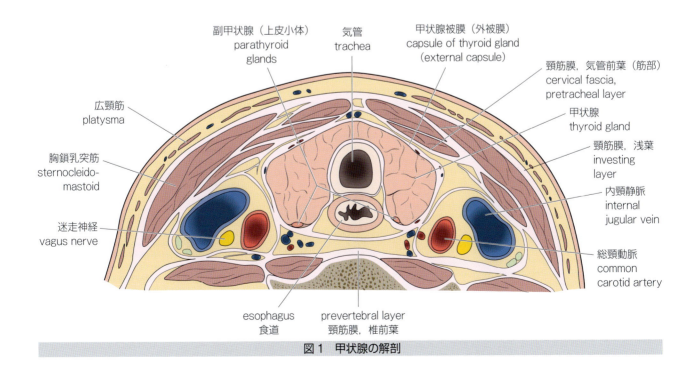

図1 甲状腺の解剖

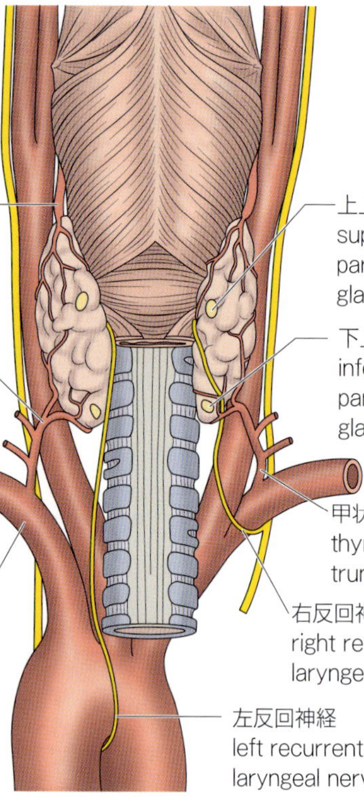

図2 副甲状腺の解剖

（図中ラベル）
- 上甲状腺動脈 superior thyroid artery
- 下甲状腺動脈 inferior thyroid artery
- 左鎖骨下動脈 left subclavian artery
- 上上皮小体 superior parathyroid gland
- 下上皮小体 inferior parathyroid gland
- 甲状頸動脈 thyrocervical trunk
- 右反回神経 right recurrent laryngeal nerve
- 左反回神経 left recurrent laryngeal nerve

輪状軟骨の高さで喉頭に入り，内喉頭筋（甲状披裂筋，輪状甲状筋，後輪状披裂筋，外側輪状披裂筋，横－斜披裂筋，披裂喉頭蓋筋）に分布し，声帯の運動を支配している．左反回神経は，気管食道溝を上行するが，右側では，気管からやや離れて上行する．下甲状腺動脈と交差する点は，それぞれの相互位置関係の把握のみならず，後述する副甲状腺（上皮小体）の位置を手術中に把握する際にも，重要なランドマークとなる．また，右側では，0.5〜1％に非反回下喉頭神経が認められ，この際は，右鎖骨下動脈の起始異常を伴っている．したがって，術前の超音波検査では甲状腺右葉の観察をする際に，総頸動脈が鎖骨下動脈と合流する地点まで観察し，鎖骨下動脈の起始異常の有無を確認しておくとよい．

は，内頸静脈に流入するが，2本に分枝している場合もある．ほぼ半数例で欠損している．下甲状腺動脈は，甲状頸動脈幹から分枝し，甲状腺下部へ外側からほぼ水平に流入し，下甲状腺静脈は，甲状腺下極から分枝を合流させつつ流出し，内頸静脈あるいは腕頭静脈に流入している．超音波検査で甲状腺下極を同定する際に，下甲状腺静脈の分枝合流点が有用なランドマークとなる．最下甲状腺動脈は，腕頭動脈，大動脈弓から分枝し，気管前面を上行し，甲状腺下部に流入する．

b 甲状腺周辺の神経

上喉頭神経は，迷走神経の第1分枝であり，外枝は，甲状腺上極，上甲状腺動静脈に近接して下降し，輪状甲状筋に分布する運動神経である．反回神経は，下降した迷走神経から，右は鎖骨下動脈，左は大動脈弓を反回する形で分枝し，気管，食道，甲状腺に近接して上行し，

② 副甲状腺（上皮小体）の解剖（図2）

副甲状腺は，通常，左右それぞれ上下の2腺ずつ存在し，長径3mm，重量10〜20mg程度で，楕円形で扁平である．上腺は第4咽頭嚢，下腺は第3咽頭嚢からそれぞれ発生する．第3咽頭嚢からは，胸腺も発生し，下腺とともに下降するため，下腺は，下顎角から心嚢までの間に存在する可能性があり，位置異常の頻度が高い．一般的には，甲状腺の背側で，下甲状腺動脈と反回神経の交差点から1〜2cmの範囲内に存在することが多い．また，副甲状腺は数の異常も多く，5〜15％の頻度で5腺以上の過剰腺を認めることが知られている．血流支配は，下甲状腺動脈からの血流を受けることが多いとされるが，そもそも，下甲状腺動脈は上甲状腺動脈との吻合もあるため，両者の血流支配を受けている．

文 献

1) Stewart WB, Rizzolo LJ: Surgery of the Thyroid and Parathyroid Glands, Embryology and Surgical Anatomy of the Thyroid and Parathyroid Glands, Splinger, Berlin, p13-20, 2007
2) Moore KL, Persaud TVN, Torchia MG: The developing human: clinically oriented embryology (9th ed), Saunders, Philadelphia, 2011

B 甲状腺・副甲状腺の超音波画像

① 表示方法（図3）

- 横断像は，断面を被検者の尾側からみた形とし，画像の左側が被検者の右側とする．
- 縦断像は，断面を被検者の右側からみた形とし，画像の左側が被験者の頭側，画像の右側が尾側とする．

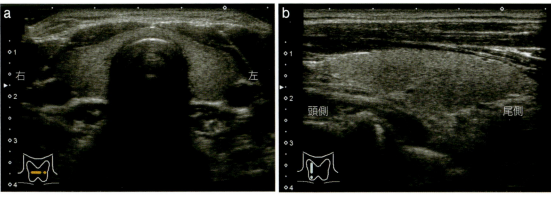

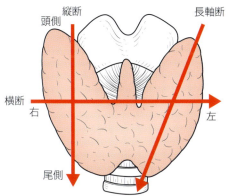

図3　断面像の表示方法
a：横断像，b：縦断像

気管の走行に平行な断面像である．
- 長軸断像は，甲状腺両葉の長軸に平行な断面像で，縦断像に準じて表示する．甲状腺の最大長径を測定し，甲状腺体積を推計する際に用いる．

2　正常甲状腺の超音波画像（図4）

- 正常な甲状腺は，前頸筋群や胸鎖乳突筋よりエコーレベルが高く，内部エコーは均質な像として観察される．
- 横断像にて両葉前面に胸鎖乳突筋や前頸筋群が観察される．甲状腺は，峡部を中心になだらかな山型を呈する．
- 甲状腺の体積は，右葉と左葉と峡部をそれぞれ楕円体として最大長径×横径×厚み×π/6（≒0.52）cm^{3}で算出し，その合計とされる[1]．また計算値と実測値の検討から，片葉の体積を最大長径×横径×厚み×0.7cm^{3}で算出し，右葉と左葉の和を甲状腺体積とする報告もある[2]．その際，峡部と錐体葉は全体の5％以下であるので計算に含めない報告が多いが，誤差の要因となりうるとの報告もある[3]．甲状腺の比重は，ほぼ1.0であることから，体積（cm^3）の代わりに重量（g）で表記してもよい．

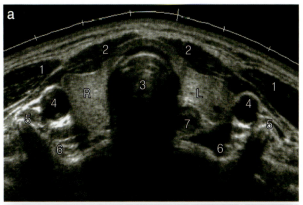

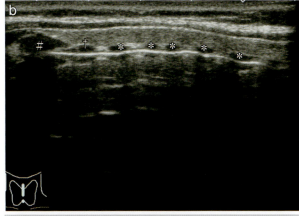

図4　正常甲状腺
a：横断像，b：峡部縦断像
1：胸鎖乳突筋，2：前頸筋群，3：気管，4：総頸動脈，5：内頸静脈，6：頸長筋，7：食道，R：甲状腺右葉，L：甲状腺左葉．
＃：甲状軟骨，†：輪状軟骨，＊：気管軟骨．

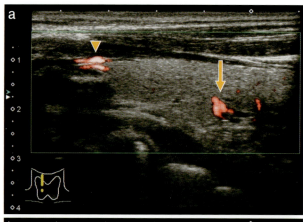
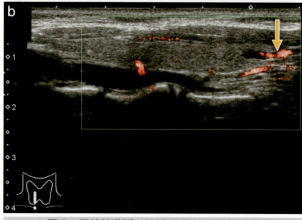

図5 甲状腺動脈と静脈（パワードプラ像）
a：上甲状腺動脈（矢頭）と下甲状腺動脈（矢印），b：下甲状腺静脈（矢印）

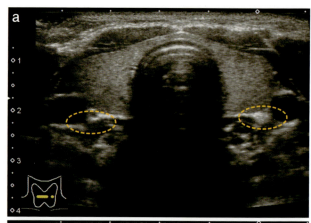
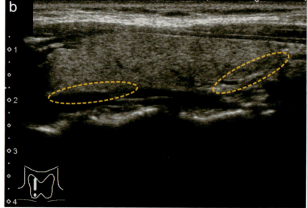

図6 副甲状腺の検索部位
a：甲状腺両葉の背面，b：甲状腺上極と下極の背面

- 気管の前壁は高エコーに描出されるが，峡部の縦断像の観察で，甲状軟骨，輪状軟骨，気管軟骨は低エコーを呈し，気管内腔との境界に高エコー帯がみられる．また，気管内腔に多重反射によるアーチファクトを認める．
- 横断像では，甲状腺の外側にほぼ円形の総頸動脈と，その外側に扁平な内頸静脈が観察される．
- 甲状腺背面には気管，頸長筋が観察される．頸部食道は気管背側の左寄りに位置するが，気管の音響陰影のため，その一部しか甲状腺左葉の背側で観察されない．
- 迷走神経は，内頸静脈の内側背面に静脈に沿って観察されることがあるが，反回神経は観察困難である．
- 上甲状腺動脈は，甲状腺上極から下極側へ向かうのが観察される．下甲状腺動脈は，甲状腺外側の背側から上極側および下極側に分枝するのが観察される．上甲状腺静脈は上甲状腺動脈と併走して観察され，下甲状腺静脈は甲状腺下極から尾側に向かうのが観察される．これらは，Bモード法よりもドプラ法のほうが確認しやすい（図5）．また健常者では，甲状腺内部に血流信号は存在するが少ない．

3 副甲状腺の超音波画像

- 正常の副甲状腺は，扁平な楕円形を呈しており，サイズが小さく，また脂肪組織に富んでいるため，甲状腺や周囲脂肪との間に音響インピーダンスの差がなく，超音波像としては同定することが困難である．
- 正常の副甲状腺の場合，上副甲状腺は甲状腺上極の背面で輪状軟骨下縁付近，下副甲状腺は甲状腺下極の背面から胸腺舌部付近に位置することが多い（図6）．
- 腺腫や過形成などでは明瞭な被膜構造を有し，腺内の脂肪量が減少し均質な細胞成分が増加するため，甲状腺より低エコーレベルの超音波像としてとらえることが可能となる．甲状腺背面との境界に線状の高エコーがみられる．副甲状腺と鑑別が必要なものは，頸部リンパ節，甲状腺結節などがある（「Ⅵ-C-1. 副甲状腺腺腫・過形成・嚢胞」参照）．

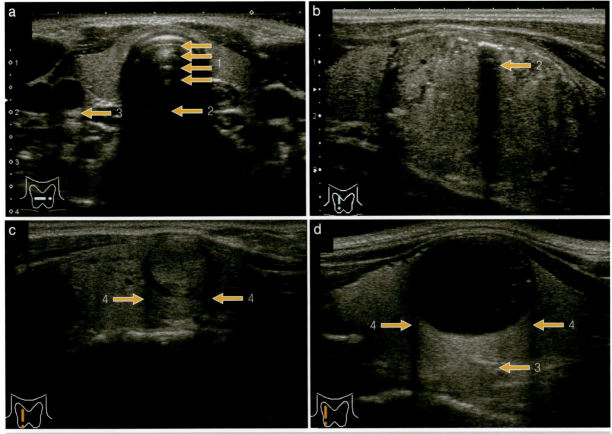

図7 甲状腺超音波画像のアーチファクト（続く）
1. 多重反射：気管内に縞状のエコーがみられる（a）．
2. 音響陰影：気管の内腔および背面（a）や甲状腺結節内の石灰の後方（b）に無エコーの領域がみられる．
3. 後方エコーの増強：総頸動脈（a）や甲状腺囊胞（d，e）の背面に後方エコーの増強がみられる．
4. 外側陰影：腫瘍の外側縁の後方に無エコー帯がみられる（c，d）．

④ 超音波画像のアーチファクト（図7）

正常甲状腺や甲状腺疾患の観察では，以下のようなアーチファクトがみられる．

a 多重反射 [multiple reflexion（多重エコー，multiple echo, reverberation）]

気管軟骨の内部（甲状腺側と気管内腔側の各境界面）で超音波が何回も反射するため，気管内腔に縞状のエコーが等間隔にみられるが，減衰により深部にいくほど小さくなる．そのほか，粘稠なコロイドを貯えた甲状腺囊胞内の微小な粒子で多重反射を起こすとコメットサインが生じる（「e コメットサイン」参照）．

b 音響陰影（acoustic shadow）

気管の内腔および背面や甲状腺結節内に沈着した石灰の後方に生じる，無エコーの帯状の領域をいう．超音波ビームは空気や石灰の内部にはほとんど侵入せず，反射を起こす．その結果，画像では高エコーとその後方の画像欠損の領域を生じる．

c 後方エコーの増強（posterior echo enhancement）

総頸動脈や内頸静脈などの太い血管では，後方エコーの増強がみられる．甲状腺囊胞（図7d, e）や悪性リンパ腫（「Ⅵ-B-6. 悪性リンパ腫」参照）の内部も超音波の減衰が弱いため，同様に後方エコーの増強がみられる．

d 外側陰影（lateral shadow）

表面が平滑で被膜を持つ腫瘍では，球状の組織の側面で超音波ビームが屈折し，外側縁の後方にビームの到達しない領域が生じる．良性結節で多くみられる所見であるが，輪部の不整な悪性腫瘍では認められない．

e コメットサイン（comet tail artifact, "Cat's-eye" artifact）

甲状腺の囊胞内にみられることがある．点状高エコー

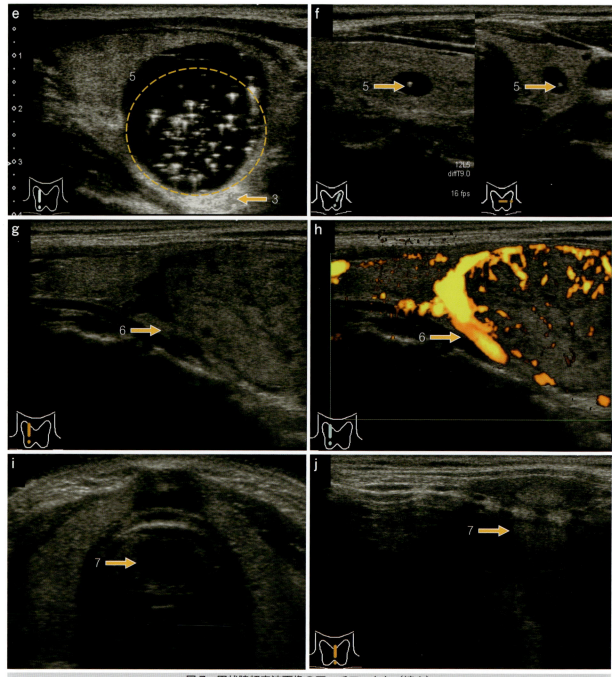

図7 甲状腺超音波画像のアーチファクト（続き）

5. コメットサイン：嚢胞内の点状高エコーの後方に白い縞がみられる（e, f）
6. blooming：腫瘍周囲の血管外に血流信号がみられる（g, h）．
7. ミラーイメージ：気管壁を挟んで上下逆の虚像がみられる（i, j）．

の後方に彗星（comet）のような白い縞がみられ，深部にいくほど小さく，おたまじゃくしの尾のように描出される所見を示す．粘稠なコロイドを貯えた甲状腺嚢胞内の微小な粒子で多重反射を起こすためである．コメットサインを有する嚢胞を「コロイド嚢胞」と表現することがある．臨床的には，図7eのようなコメットサインは石灰沈着ではないことに注意すべきである．

f ブルーミング（blooming）

血流信号が血管外にはみ出す現象で，実際の血流領域を越えて血流信号が表示されることによる．

g ミラーイメージ（鏡面反射，mirror image）

体内に強い反射体が存在するとき，それを鏡にして上下逆の像が出現するものをいう．頸部では，気管壁を挟

んで等距離に鏡に映したような，上下逆の虚像が出現することがある．

文 献
1) 来住野修，山下美奈子，狩野純子ほか：超音波検査における甲状腺体積測定方法についての基礎的検討 第2報．医学検査 45：1753-1757，1996
2) 横澤 保，廣川満良：Basedow 病．甲状腺・副甲状腺超音波診断アトラス，ベクトルコア，東京，p180，2007
3) 石坂香織，西田 睦，佐藤恵美ほか：甲状腺の体積算出に用いる係数の妥当性の検討―Two dimensional 画像と Volume data との対比．超音波検技 35：528-534，2010

C 小児甲状腺

小児に対する甲状腺超音波検査は，成人の場合と異なり機会は少ない．先天性疾患や偶発的に認められるもの，さらには最近では 2011 年，福島原発事故後の放射線の影響を検討するために，約 36 万人の小児の甲状腺超音波スクリーニングが開始され，長期にわたり継続的に実施されることとなったため[1]，小児に対する甲状腺・副甲状腺の解剖や超音波像の特徴を理解しておくことが重要である．

1 甲状腺サイズ，体積

小児の甲状腺体積は，体表面積に相関することが知られており，全年齢を通して，右葉は左葉よりもやや大きい．

福島県での県民健康調査「甲状腺検査」が 2011 年 10 月 9 日より，約 36 万人を対象として超音波検査が開始された．2012 年 3 月 31 日までの 38,063 名の小児の一次検査での超音波検査から甲状腺各葉の横径，縦径，厚みおよび体積を検討した（**表 1，2**）[2]．甲状腺体積は 0～10 歳までは両葉とも，男女ともに指数関数的に増大し，その後数年間は徐々に増加は穏やかになり，10～90％範囲は年齢が上がるほど大きくなり，90％タイル値は 16～19 歳で頭打ちになる（**図 8**）．

甲状腺体積は両葉とも，男女ともに体表面積からは直線的な増加を認めた（**図 8**）．右葉は全年齢を通して左葉よりも大きく（**表 3**），女性のほうが男性よりも大きい傾向が認められた（**表 4**）．

2 先天的異常

a 無形成および低形成

先天性甲状腺機能低下症は，出生 3,000～4,000 に 1 人の割合で認められる．永続性機能低下症の病態として無形成や低形成が知られている．

無形成は，超音波検査で甲状腺組織を全く認めず，放射性ヨウ素の取り込みも全く認めないものである．

低形成の甲状腺は，気管両側に最大径 5 mm 以下で，正常甲状腺よりやや echogenicity が高い構造物として認められる．21 トリソミーの児に認めることが知られている．

b 片葉欠損（図 9）

甲状腺の左右いずれかを認めない比較的まれな先天異常であり，頻度は 0.05％，男女比は 3：1，左右比は 3.6：1 である．

3 隣接臓器との鑑別

a 頸部胸腺

小児においては，頸部に胸腺組織を認めることが多い．通常は，縦隔側から連続する低エコー帯に点状，顆粒状，線状の高エコースポットを伴う構造物として認識できる．胸腺は，胎生 6 週頃に，第 3 咽頭嚢から生じ，頸部を下降し胸部へ至る．したがって，この経路の途中に，胸腺組織を認める可能性がある．実際，縦隔からの連続性がなく頸部に孤立性に遺残している胸腺組織を認めることもある．胸腺組織は，年齢とともに退縮し，超音波画像上は周囲脂肪組織と区別が困難になる[3]．

小児，特に乳幼児では甲状腺周囲に胸腺組織がみえる場合がある．もともと胸腺は成人に比べ，若年者ではまだ萎縮せず著明に発達しており，頸部にも認められるものも少なくない．乳幼児で検査時に泣き叫び，怒責した時に縦隔にあるはずの胸腺が甲状腺付近まで押し上げられ，低エコーのなかに多数の高エコースポットをみると，

表1a 年齢別甲状腺サイズおよび体積（女性）

女性	右葉				左葉				例数（人）
年齢（yo）	横径（mm）	厚み（mm）	縦径（mm）	体積（mL）	横径（mm）	厚み（mm）	縦径（mm）	体積（mL）	
0	5.4-12.0	3.9-10.2	10.0-26.1	0.2-1.4	5.7-13.1	3.3-11.8	9.5-25.6	0.2-1.4	57
1	5.0-11.8	5.1-11.3	10.1-28.3	0.2-1.4	5.6-12.3	4.6-10.7	11.0-26.6	0.2-1.3	321
2	5.7-12.0	5.3-11.0	12.4-32.1	0.3-1.6	5.7-12.2	4.3-10.8	12.9-30.5	0.3-1.6	488
3	5.5-12.3	5.6-11.7	15.9-34.4	0.4-1.8	6.3-12.4	4.6-10.9	14.6-32.6	0.4-1.6	557
4	6.4-12.8	5.7-11.9	17.5-36.6	0.5-2.1	6.7-12.9	4.8-11.0	17.0-33.7	0.5-1.8	669
5	6.9-13.7	5.8-12.0	20.0-37.7	0.6-2.5	7.0-13.4	5.0-11.1	19.2-36.4	0.5-2.1	779
6	7.0-14.7	6.2-12.4	22.0-38.6	0.7-2.8	7.4-14.1	5.0-11.9	20.5-37.9	0.6-2.4	772
7	7.4-15.0	6.4-12.8	23.7-40.0	0.9-3.1	7.5-14.7	5.0-11.7	21.4-38.8	0.6-2.7	936
8	7.7-16.3	6.6-13.6	25.5-40.9	0.9-3.8	7.9-15.4	5.4-12.4	22.4-40.0	0.7-3.0	961
9	7.9-16.5	7.1-14.2	26.5-42.9	1.0-4.4	8.0-15.5	5.7-13.1	23.7-42.0	0.8-3.6	988
10	8.5-17.8	7.4-15.0	28.0-44.9	1.3-4.9	8.5-17.0	6.2-14.0	25.0-43.9	1.0-4.2	1,075
11	8.9-18.9	7.9-15.9	29.5-47.0	1.5-6.1	9.1-18.0	6.9-14.8	26.5-45.6	1.2-4.9	1,049
12	9.7-19.8	8.1-16.7	29.8-47.5	1.7-6.6	9.6-18.4	7.0-15.1	26.8-46.6	1.3-5.3	1,064
13	9.9-19.3	8.2-16.5	29.2-47.7	1.8-6.4	9.9-18.5	7.0-15.3	26.9-46.8	1.4-5.5	1,113
14	9.9-19.9	8.3-16.8	30.5-47.9	1.8-6.8	10.3-18.8	6.7-15.2	27.6-46.5	1.4-5.6	1,122
15	10.2-20.9	8.1-17.1	30.2-48.2	1.9-7.0	10.2-19.7	7.2-15.6	28.9-47.3	1.5-6.2	1,212
16	10.3-21.3	8.0-16.7	31.5-48.4	1.8-7.4	10.3-19.4	7.1-15.4	28.4-47.3	1.5-6.0	1,017
17	10.1-20.9	8.0-16.9	31.8-49.1	1.9-7.1	10.6-19.7	6.9-15.6	28.7-47.7	1.6-6.2	1,170
18	10.3-21.0	8.2-16.6	31.5-48.5	1.8-7.0	10.5-19.7	7.1-15.8	28.8-47.6	1.7-6.0	1,012
19	10.2-22.0	7.6-17.0	32.1-48.2	1.7-7.6	10.7-20.0	6.9-15.8	30.2-48.0	1.7-6.6	632
								計	16,994

数値はそれぞれの2.5－97.5％タイル値を示す．
（文献2より）

表1b 年齢別甲状腺サイズおよび体積（男性）

男性	右葉				左葉				例数（人）
年齢（yo）	横径（mm）	厚み（mm）	縦径（mm）	体積（mL）	横径（mm）	厚み（mm）	縦径（mm）	体積（mL）	
0	5.6-13.4	4.9-12.4	10.5-24.6	0.2-1.3	4.6-11.6	4.0-10.9	11.7-25.7	0.2-1.5	56
1	5.3-12.2	5.0-11.5	11.1-27.7	0.2-1.6	5.5-12.3	4.3-11.2	11.1-28.2	0.2-1.4	368
2	5.7-12.4	5.3-11.8	13.5-31.2	0.3-1.6	6.1-13.0	4.5-11.6	14.2-28.5	0.4-1.5	475
3	6.1-12.2	5.5-12.1	15.6-33.7	0.4-1.9	6.7-12.7	4.5-11.2	15.5-31.5	0.4-1.7	635
4	6.2-12.9	5.4-11.8	18.5-36.9	0.5-2.2	6.9-13.1	4.6-10.9	17.4-34.8	0.4-1.8	650
5	6.6-13.9	6.1-11.7	19.7-37.5	0.6-2.4	7.4-13.9	4.8-11.0	19.0-35.6	0.5-2.2	776
6	7.0-14.6	6.1-12.3	21.1-38.0	0.7-2.8	7.5-14.3	5.0-11.1	19.3-37.0	0.6-2.3	822
7	7.5-15.7	6.1-12.9	22.6-39.8	0.8-3.2	7.9-15.1	5.3-11.4	21.6-38.3	0.7-2.5	985
8	7.8-16.4	6.7-13.5	24.5-40.8	0.9-3.6	8.2-15.6	5.5-12.4	21.7-39.8	0.8-3.0	1,046
9	8.4-17.2	6.6-13.6	25.8-42.2	1.1-4.0	8.7-16.2	5.5-12.4	22.9-40.7	0.9-3.2	1,008
10	8.4-17.9	6.9-14.6	27.2-44.3	1.1-4.8	8.5-16.8	5.9-12.8	23.9-42.1	0.9-3.8	1,080
11	9.0-18.9	7.1-15.3	27.3-45.7	1.3-5.4	9.0-17.6	5.9-14.3	24.7-44.3	1.0-4.7	1,134
12	9.3-19.1	7.6-16.5	27.9-46.7	1.5-6.1	9.8-18	6.7-14.6	26.1-46.0	1.2-5.0	1,115
13	9.8-19.8	8.4-16.9	29.6-47.4	1.8-6.3	9.9-18.0	7.2-15.3	26.6-46.6	1.4-5.4	1,040
14	10.5-20.3	8.7-17.5	31.6-48.2	2.1-7.3	10.2-19.3	7.4-16.0	27.7-47.2	1.5-6.0	1,116
15	10.6-21.5	9.0-17.6	31.6-49.6	2.2-7.7	10.8-19.6	7.6-16.0	29.4-48.1	1.7-6.2	1,164
16	10.4-21.9	8.9-18.6	32.5-50.6	2.2-8.1	10.6-20.0	7.5-16.4	29.1-48.6	1.7-6.9	1,089
17	10.9-22.9	9.0-18.6	32.0-49.6	2.2-8.4	11.0-20.2	8.0-16.5	29.0-48.3	1.9-6.8	1,140
18	11.4-22.5	8.9-18.8	34.1-51.6	2.5-8.5	11.8-20.1	8.1-16.8	30.7-50.2	2.0-7.1	980
19	10.9-22.4	9.2-18.5	33.3-51.1	2.4-8.5	11.4-20.2	8.2-16.7	30.2-49.0	2.0-7.1	554
								計	17,233

数値はそれぞれの2.5－97.5％タイル値を示す．
（文献2より）

表2a 体表面積別甲状腺各葉のサイズおよび体積（女性）

女性	右葉				左葉				例数（人）
体表面積（m²）	横径（mm）	厚み（mm）	縦径（mm）	体積（mL）	横径（mm）	厚み（mm）	縦径（mm）	体積（mL）	
0.3	5.4-	4.9-	12.7-	0.3-	5.5-	7.1-	12.8-	0.4-	3
0.4	5.0-11.7	4.9-11.1	10.2-30.3	0.2-1.5	5.3-12.3	4.1-10.9	10.2-27.0	0.2-1.2	233
0.5	5.6-11.9	5.3-11.4	11.6-30.8	0.3-1.6	5.9-12.2	4.3-10.6	12.7-29.4	0.3-1.4	554
0.6	5.8-12.3	5.6-11.6	15.3-34.9	0.4-2.0	6.4-12.7	4.6-10.9	14.6-33.4	0.4-1.7	866
0.7	6.7-13.4	6.0-11.9	18.5-37.0	0.6-2.3	6.9-13.0	5.0-11.0	18.2-35.9	0.5-2.0	1,059
0.8	7.0-14.4	6.2-12.4	21.9-38.8	0.7-2.8	7.4-13.9	5.0-11.5	21.2-37.4	0.6-2.3	1,185
0.9	7.6-15.4	6.4-12.9	24.8-40.0	0.9-3.2	7.7-14.8	5.1-12.0	22.2-39.4	0.7-2.8	1,193
1.0	8.1-16.2	7.1-13.9	25.8-41.7	1.1-4.0	8.2-15.4	6.0-12.7	22.4-40.4	0.8-3.2	1,142
1.1	8.4-17.2	7.5-14.7	27.8-44.2	1.2-4.5	8.5-16.5	6.0-13.9	24.4-43.2	1.0-3.9	959
1.2	9.1-17.8	7.7-15.6	28.1-45.3	1.4-5.0	9.0-17.0	6.7-14.5	25.2-44.2	1.1-4.4	1,025
1.3	9.5-19.2	8.0-16.1	29.2-46.9	1.6-5.9	9.6-18.3	6.9-15.0	26.7-45.7	1.3-5.1	1,586
1.4	9.7-19.9	8.0-16.3	30.6-47.5	1.8-6.4	10.0-18.6	7.0-15.0	27.9-46.6	1.5-5.3	2,635
1.5	10.4-20.6	8.2-16.9	31.5-48.2	1.9-6.9	10.6-19.5	7.0-15.3	28.7-47.5	1.6-5.9	2,561
1.6	10.6-21.3	8.3-17.0	32.3-49.6	2.0-7.5	10.8-20.0	7.3-15.8	29.2-47.9	1.7-6.3	1,346
1.7	11.0-21.5	8.6-17.6	31.7-48.8	2.3-7.7	11.0-20.9	7.5-16.5	30.0-47.8	1.9-6.8	424
1.8	10.7-22.7	7.9-18.8	29.2-48.5	1.7-9.6	10.7-20.9	7.7-18.8	25.9-48.2	1.4-8.9	166
1.9	7.6-	8.7-	4.7-	0.7-	8.9-	5.3-	19.4-	0.7-	39
2.0	11.8-	8.8-	31.5-	1.7-	9.6-	7.7-	28.1-	1.1-	14
2.1	18.0-	12.8-	40.3-	5.0-	16.2-	14.2-	36.6-	4.4-	3
2.2	NA	NA	NA	NA	NA	NA	NA	NA	0
2.3	NA	NA	NA	NA	NA	NA	NA	NA	1
								計	16,994

数値はそれぞれの2.5-97.5%タイル値を示す．
（文献2より）

表2b 体表面積別甲状腺各葉のサイズおよび体積（男性）

男性	右葉				左葉				例数（人）
体表面積（m²）	横径（mm）	厚み（mm）	縦径（mm）	体積（mL）	横径（mm）	厚み（mm）	縦径（mm）	体積（mL）	
0.2	7.9-	7.4-	21.5-	0.7-	9.2-	5.6-	22.7-	0.6-	2
0.3	5.7-	5.7-	12.2-	0.2-	5.7-	6.0-	13.8-	0.3-	4
0.4	5.3-12.7	4.8-11.2	11.1-27.8	0.2-1.5	5.0-12.1	4.1-10.9	11.3-26.4	0.2-1.4	179
0.5	5.6-12.5	5.1-11.5	12.3-29.3	0.3-1.6	5.8-12.8	4.5-11.3	12.9-28.1	0.3-1.5	538
0.6	6.1-12.4	5.3-12.0	14.7-34.1	0.4-1.9	6.7-12.7	4.4-11.2	15.4-31.0	0.4-1.6	891
0.7	6.4-13.1	5.7-11.8	18.5-36.9	0.5-2.2	7.1-13.2	4.7-11.0	17.8-35.0	0.5-1.9	1,058
0.8	6.9-14.7	6.1-12.0	21.1-38.8	0.7-2.7	7.5-14.3	5.0-11.0	20.0-37.2	0.6-2.3	1,208
0.9	7.6-15.6	6.2-13.2	23.0-39.7	0.8-3.3	8.1-15.1	5.3-11.6	21.3-38.4	0.7-2.6	1,208
1.0	8.1-16.5	6.7-13.0	24.9-41.3	1.0-3.5	8.5-15.9	5.6-12.4	22.4-40.0	0.8-3.0	1,269
1.1	8.3-17.1	7.0-14.1	26.3-42.5	1.1-4.1	8.7-16.2	5.7-13.0	23.4-41.0	0.9-3.5	1,156
1.2	8.9-18.8	7.2-15.0	28.4-44.5	1.3-4.9	8.5-16.6	6.1-13.4	24.7-42.5	1.0-3.9	1,030
1.3	9.2-18.6	7.6-15.4	28.9-45.6	1.4-5.3	9.3-17.5	6.5-14.3	26.1-44.4	1.1-4.6	964
1.4	9.5-19.2	7.6-16.7	27.8-46.8	1.6-6.0	9.7-18.0	6.6-15.0	26.4-45.6	1.2-5.2	975
1.5	10.0-19.8	8.6-16.7	30.0-47.5	1.9-6.7	9.9-18.6	7.4-15.2	27.4-46.8	1.5-5.7	1,315
1.6	10.3-20.6	8.6-17.7	32.2-49.0	2.1-7.3	10.6-19.1	7.6-15.8	29.0-47.7	1.7-6.1	1,787
1.7	11.0-20.9	9.1-17.8	31.0-49.6	2.4-7.5	11.0-19.3	7.9-16.1	29.4-48.4	1.8-6.2	1,628
1.8	11.3-22.4	9.2-18.3	33.6-51.5	2.5-8.5	11.6-20.2	7.9-16.6	29.6-49.4	2.0-7.0	1,124
1.9	11.7-24.3	9.2-18.7	33.4-51.6	2.6-8.9	12.0-21.0	8.4-17.0	29.5-49.2	2.0-7.4	503
2.0	12.3-24.4	10.3-20.1	32.5-54.6	2.9-10.9	11.4-21.4	8.0-18.0	30.6-51.4	2.2-8.2	245
2.1	13.5-25.9	10.1-20.1	33.5-53.2	2.8-10.0	11.3-23.4	7.9-18.5	26.7-51.4	1.8-7.9	85
2.2	7.4-27.8	7.9-21.3	26.1-51.0	1.0-14.6	10.6-21.8	8.2-19.2	27.1-51.3	1.3-10.4	42
2.3	8.3-	11.5-	33.3-	1.9-	7.9-	8.9-	29.9-	1.7-	16
2.4	15.7-	14.8-	33.2-	4.2-	16.9-	9.9-	39.3-	3.4-	3
2.5	16.2-	10.3-	36.6-	3.2-	16.0-	11.8-	34.5-	3.7-	2
2.6	NA	NA	NA	NA	NA	NA	NA	NA	1
								計	17,233

数値はそれぞれの2.5-97.5%タイル値を示す．
（文献2より）

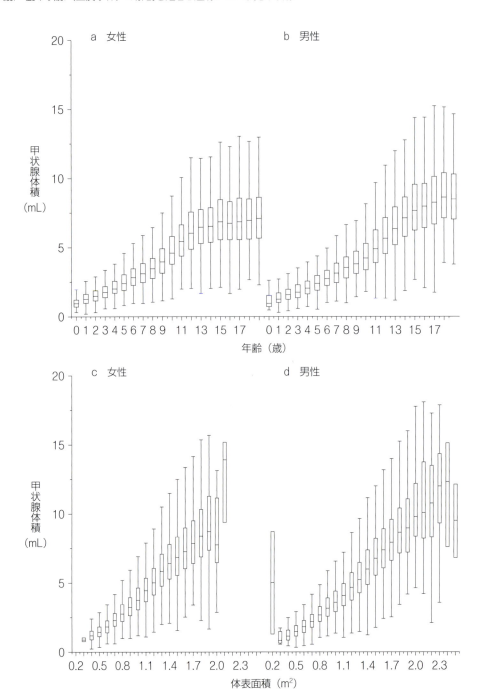

図8　男女別甲状腺体積と年齢・体表面積の関係

(文献2より)

一瞬悪性と勘違いされることがある．図10のような甲状腺下極に近接して存在したり，図11のように甲状腺周囲に近接するだけでなく，甲状腺内に迷入している場合もある[4]．これを甲状腺内異所性胸腺と呼ぶ．

b 甲状腺内異所性胸腺

甲状腺内に孤立して胸腺組織を認めることがある．内部に点状，顆粒状，線状の高エコースポットを認める楕円形，三角形，多角形の低エコー帯として，甲状腺実質内に孤立性に描出される．頻度は約1％で，男女比は1：0.8でやや男性に多く，左右差はない．また，通常の胸腺と同様に，年齢とともに退縮を認める[5]．

甲状腺内異所性胸腺は，甲状腺結節，特に甲状腺乳頭癌と誤認されることがあり，不要な検査・手術を行わないように注意が必要である[6]．甲状腺尾側に甲状腺内異所性胸腺と同様のechotextureを示す胸腺組織を同時に

表3 小児甲状腺各葉の平均サイズ（n=34,227）

	右葉	左葉	p value
横径（mm）	12.8±3.3	12.7±2.9	<0.001
厚み（mm）	11.0±2.7	9.7±2.5	<0.001
縦径（mm）	35.9±7.3	34.2±7.3	<0.001
体積（mL）	2.9±1.7	2.4±1.4	<0.001

（文献2より）

表4 甲状腺の体表面積，体積の男女別比較

	例数（人）	年齢（歳）mean±SD	体表面積（BSA）(m²) mean±SD	甲状腺体積(mL) mean±SD	ANCOVA* mean(mL)95%信頼区間
女性	16,994	11.0±4.9	1.17±0.35	5.2±2.9	5.4 (5.396-5.453)
男性	17,233	10.9±4.9	1.25±0.42	5.4±3.1	5.2 (5.208-5.265)
p-value		0.646	<0.001	<0.001	<0.001**

*：ANCOVA, analysis of covariance ; ** Value-p refers to ANCOVA, adjusted for BSA
（文献2より）

認めることもあり，甲状腺結節との鑑別に参考となる．

c 甲状舌管嚢胞

甲状腺は，胎生4～5週目に原始咽頭の隆起−甲状腺原基として発生する．その後，舌骨，咽頭軟骨の腹側を通って頸部を下降していく．この時，甲状腺は甲状舌管と言われる管腔構造物で舌とつながっている．7週目までに，最終的な形態をとりつつ，通常の位置まで下降する．甲状舌管は，通常，退行変性し，消失する．甲状舌管の近位開口部は，舌背面に舌盲孔として残存する．約50％の頻度で，甲状舌管の遠位端から分化した錐体葉を認める．

甲状舌管の遺残物が残存し，舌内，頸部前方，舌骨の直下に嚢胞を形成することがある．90％は10歳以下で発見されるが，感染，出血がなければほとんどのものは無症状である．甲状腺峡部腹側から頭側に連続する嚢胞性腫瘤として描出される（「VI-A-6. 嚢胞性疾患」を参照）．

d ultimopharyngeal body

副甲状腺は，第3および第4咽頭嚢から胎生第5週に発生するが，この時，第4咽頭弓の腹側部から後鰓体（ultimopharyngeal body）が発生する．これは，甲状腺と癒合し，傍濾胞細胞（C cell）に分化する．

甲状腺気管側から連続する線状高エコー帯を伴った，三角形から多角形の高エコー帯として描出される．甲状腺背側やや頭側の true thyroid fascia から連続する線状

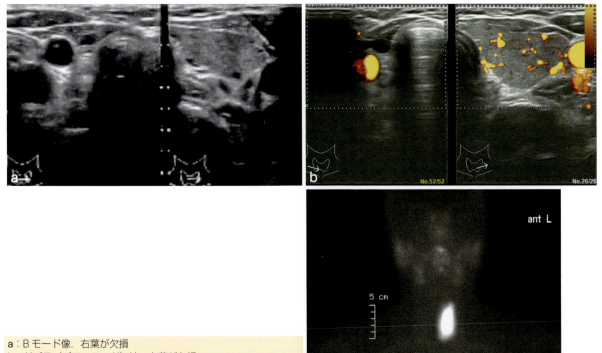

a：Bモード像．右葉が欠損
b：ドプラ（パワーモード）法．右葉が欠損
c：99mTc シンチグラフィ．右葉に集積なし（シンチ検査もあり，成人例を提示）

図9 片葉欠損

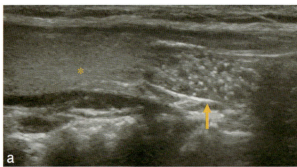
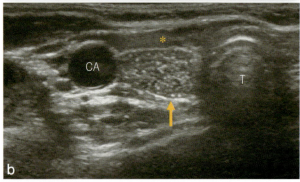

図10　胸腺の超音波像(甲状腺右葉下端に接している胸腺)
a：縦断像
b：横断像
矢印：胸腺，＊：甲状腺右葉，CA：総頸動脈，T：気管
(文献4より)

高エコー帯を伴う多角形の高エコー帯として描出される(図12)．

e コロイド嚢胞 (colloid cyst or cyst with colloid clot)

　学齢期の小児には，数 mm 大のコロイド嚢胞を複数認めることが多い(図13)．ピークは 13～15 歳で，その後頻度が徐々に低下していく[1]．成人でときに認められるような大きなコロイド嚢胞(図14)は少なく，むしろ 5 mm 以下，特に 1～3 mm 大の高エコーを伴うコロイド嚢胞の多発例が多く認められる．高エコー部分に音響陰影(acoustic shadow)を引かず，逆に多重エコー(コメットサイン)を認めることから粘稠な内容液であることが分かる[1,4]．

文　献

1) Suzuki S, Yamashita S, Fukushima T et al: The protocol and preliminary baseline survey results of the thyroid ultrasound examination in Fukushima. Endocrine J 63: 315-321, 2016

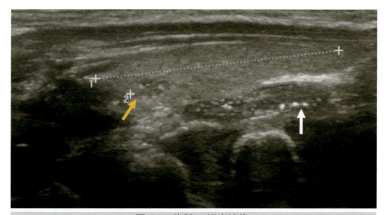

図11　胸腺の超音波像
甲状腺に近接した胸腺(白矢印)，甲状腺内に埋没ないし遺残した胸腺組織(色矢印)
(文献4より)

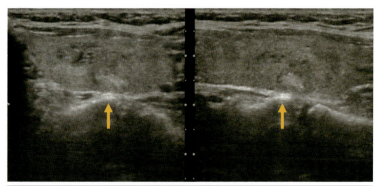

図12　ultimopharyngeal body
甲状腺左葉の超音波像．左が横断像，右が縦断像

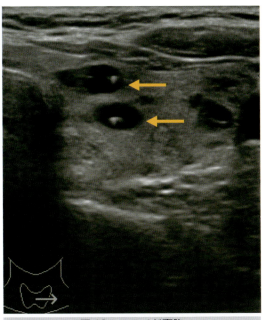

図13 コロイド囊胞
甲状腺左葉．コロイド囊胞（矢印）はコメットサインを認める．

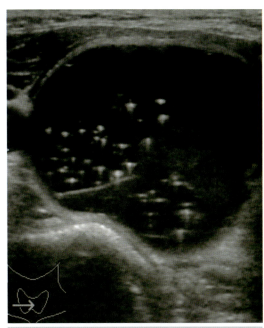

図14 コロイド囊胞例（成人例）
多数の高エコースポット（コメットサイン）を認める．

2) Suzuki S, Midorikawa S, Fukushima T et al; Thyroid Examination Unit of the Radiation Medical Center for the Fukushima Health Management Survey: Systematic determination of thyroid volume by ultrasound examination from infancy to adolescence in Japan: The Fukushima Health Management Survey. Endocrine J **62**：261-268, 2015

3) Gui J, Mustachio LM, Su DM et al: Thymus size and age-related thymic involution: early programming, sexual dimorphism, progenitors and stroma. Aging Dis **3**：280-290, 2012

4) 鈴木眞一：チェルノブイリ原発事故を教訓に開始した福島県小児甲状腺超音波検査の現状と展望．日甲状腺会誌 **3**：24-29, 2012

5) Fukushima T, Suzuki S, Ohira T et al; Thyroid Examination Unit of the Radiation Medical Center for the Fukushima Health Management Survey: Prevalence of ectopic intrathyroidal thymus in Japan: The Fukushima Health Management Survey. Thyroid **25**：534-537, 2015

6) Durmaz E, Barsal E, Parlak M et al: Intrathyroidal ectopic thymic tissue may mimic thyroid cancer: a case report. J Pediatr Endocrinol Metab **25**：997-1000, 2012

甲状腺・副甲状腺疾患の病理

2004年に内分泌腫瘍における世界保健機関（WHO）の組織分類が大幅に改訂された（**表1a**）[1]．これに伴いわが国の「甲状腺癌取扱い規約」も改訂を行い，さらに，2015年に第7版として，細かい修正が加えられた（**表1b**）[2]．

本項では日常の診療で遭遇する頻度の高い甲状腺・副甲状腺の疾患につき，その組織像を概説する．各疾患の病理像は「Ⅵ．疾患別診断」を参照されたい．

表1　甲状腺腫瘍の組織学的分類

a. WHO分類

Thyroid carcinomas
- Papillary carcinoma
- Follicular carcinoma
- Poorly differentiated carcinoma
- Undifferentiated (anaplastic) carcinoma
- Squamous cell carcinoma
- Mucoepidermoid carcinoma
- Sclerosing mucoepidermoid carcinoma with eosinophilia
- Mucinous carcinoma
- Medullary carcinoma
- Mixed medullary and follicular cell carcinoma
- Spindle cell tumour with thymuslike differentiation
- Carcinoma showing thymus-like differentiation

Thyroid adenoma and related tumours
- Follicular adenoma
- Hyalinizing trabecular tumour

Other thyroid tumours

Parathyroid tumours
- Parathyroid carcinoma
- Parathyroid adenoma
- Secondary tumours

（DeLellis RA, Lloyd RV, Heitz PU et al (eds)：Pathology and Genetics of Tumours of Endocrine Organs (World Health Organization Classification of Tumours 8), IARC Press, Lyon, 2004）

b. 甲状腺癌取扱い規約（第7版）における分類

1. **良性腫瘍　Benign tumors**
   a. 濾胞腺腫　Follicular adenoma
   　特殊型　Variants
   　　1）好酸性細胞型濾胞腺腫　Follicular adenoma, oxyphilic cell (oncocytic) variant
   　　2）明細胞型濾胞腺腫　Follicular adenoma, clear cell variant
   　　3）異型腺腫　Atypical adenoma

2. **悪性腫瘍　Malignant tumors**
   a. 乳頭癌　Papillary carcinoma
   　特殊型　Variants
   　　1）濾胞型乳頭癌　Papillary carcinoma, follicular variant
   　　2）大濾胞型乳頭癌　Papillary carcinoma, macrofollicular variant
   　　3）好酸性細胞型乳頭癌　Papillary carcinoma, oxyphilic cell (oncocytic) variant
   　　4）びまん性硬化型乳頭癌　Papillary carcinoma, diffuse sclerosing variant
   　　5）高細胞型乳頭癌　Papillary carcinoma, tall cell variant
   　　6）充実型乳頭癌　Papillary carcinoma, solid variant
   　　7）篩型乳頭癌　Papillary carcinoma, cribriform variant
   　　8）その他の亜型　Other variants
   b. 濾胞癌　Follicular carcinoma
   　浸潤様式からみた分類
   　　1）微少浸潤型濾胞癌　Follicular carcinoma, minimally invasive
   　　2）広汎浸潤型濾胞癌　Follicular carcinoma, widely invasive
   　特殊型　Variants
   　　1）好酸性細胞型濾胞癌　Follicular carcinoma, oxyphilic cell (oncocytic) variant
   　　2）明細胞型濾胞癌　Follicular carcinoma, clear cell variant
   c. 低分化癌　Poorly differentiated carcinoma
   d. 未分化癌　Undifferentiated (anaplastic) carcinoma
   e. 髄様癌　Medullary carcinoma
   　付）混合性髄様・濾胞細胞癌　Mixed medullary and follicular cell carcinoma
   f. 悪性リンパ腫　Lymphoma

3. **その他の腫瘍　Other tumors**

4. **分類不能腫瘍　Unclassified tumors**

5. **腫瘍様病変　Tumor-like lesions**

（甲状腺外科研究会（編）：甲状腺癌取扱い規約，第7版，金原出版，p15，2015）

A 甲状腺疾患

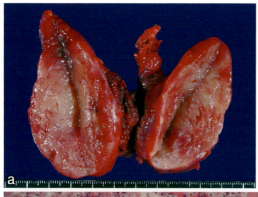

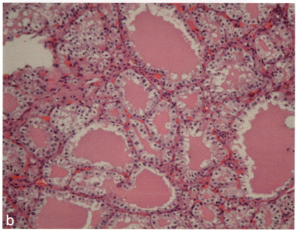

図1 バセドウ病
a：赤色調を示し，両葉が顕著に腫大している．
b：治療後のため特徴的な変化に乏しいが，コロイドに吸収空胞が認められる．

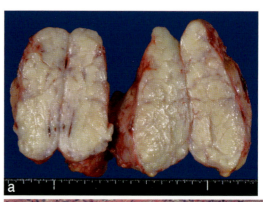

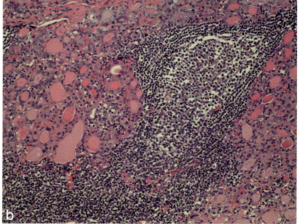

図2 慢性甲状腺炎（橋本病）
a：割面は白色，分葉状を示す．
b：リンパ濾胞を伴うリンパ球浸潤がみられる．濾胞は萎縮性で好酸性変化を示す．

1 バセドウ病

肉眼的には両葉が腫大しており，血流が多く全体に赤色調を呈する（図1a）．病勢および治療の程度により組織像は多彩である．機能亢進を示している活動性の高い症例では，高円柱状の濾胞上皮が内腔に向かって偽乳頭状に増殖する像を呈する．上皮に接した部分では，コロイドに吸収空胞が認められる．ときに好酸性の上皮細胞がみられる．間質には種々の程度の慢性炎症性細胞浸潤や線維化をみる．しかし，実際は術前に抗甲状腺薬を投与して甲状腺機能は正常化しているため，こうした特徴的な組織像を示す例は少ない（図1b）．バセドウ病として切除された症例の多くは，正常あるいは腺腫様甲状腺腫の組織所見を呈している．

2 慢性甲状腺炎（橋本病）

肉眼的にはバセドウ病同様両葉が腫大し，割面では白色，分葉状を示す（図2a）．組織学的には，病勢により炎症細胞浸潤の程度に大きく相違がみられる．典型例では濾胞形成を伴うリンパ球・形質細胞の浸潤が認められ，種々の程度の線維化を伴う．浸潤リンパ球はB細胞，T細胞がほぼ半々である（正常末梢血は8：2）．濾胞は萎縮性でコロイドは減少している．濾胞上皮にはミトコンドリアが大量に蓄積しており，膨化し好酸性を示す（図2b）．核には大小不同や異型性，明瞭な核小体が認められ，細胞診上，一見乳頭癌と混同する症例がある．遷延化した例では広汎に線維化を生じることがある．組織学的に橋本病と鑑別を有するものに悪性リンパ腫（特にMALTリンパ腫）とRiedel甲状腺炎がある．前者との

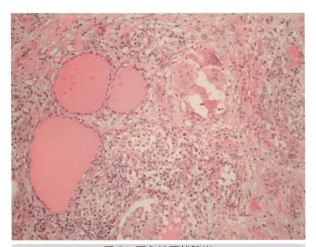

図3 亜急性甲状腺炎
濾胞が破壊消失した部分に多核巨細胞，炎症細胞浸潤がみられる．

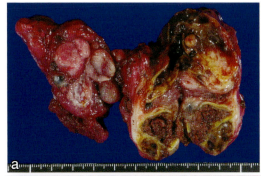
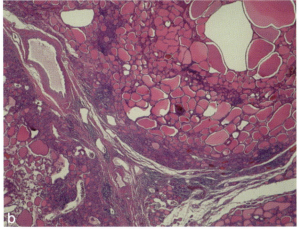

図4 腺腫様甲状腺腫
a：両葉にわたる多結節性病変である．被膜状の線維化がみられる．
b：大小の濾胞が密集し，多結節性病変を形作っている．

鑑別は「⑪悪性リンパ腫」の項を参照のこと．Riedel甲状腺炎は甲状腺外に線維化が広がり硝子化が目立つこと，甲状腺濾胞を欠くこと，好酸性上皮細胞が出現しにくいことが橋本病と区別する点である．

また，近年では膵，胆管をはじめとする自己免疫性炎症性疾患において免疫グロブリンG（IgG）4との関連が注目されているが，甲状腺においても慢性甲状腺炎のなかで線維化の進行の顕著な例において，IgG4との関連が指摘されている．

3 亜急性甲状腺炎

活動性の病変では濾胞の破壊がみられ，これを処理する形で多核の目立つ大型の巨細胞を伴う異物肉芽腫が形成される（図3）．周囲にはリンパ球，形質細胞，好酸球の浸潤をみる．時を経て修復期になると，肉芽腫を置換する形で線維化がみられるようになる．

4 腺腫様結節・腺腫様甲状腺腫

濾胞上皮の過形成性病変である．肉眼的には，大きさのさまざまな結節の集合よりなる（図4a）．これを反映し，組織上は大小の濾胞が密に増生している像を示す（図4b）．しばしば囊胞変性，線維化，石灰化，骨化，出血といった二次的な変化を示す．さまざまな丈の異型性の乏しい上皮で構成される．

上皮が濾胞内腔に偽乳頭状に増殖することがあり（Sanderson polster），これの目立つ例は以前"乳頭腺腫"と呼ばれていたこともあるが，現在ではこの疾患名は用いられない．腺腫様甲状腺腫の一部で被膜の形成をみる結節が形成されることがあるが，これを腺腫様甲状腺腫に生じた濾胞腺腫とするか，腺腫様甲状腺腫の一部とするかは意見の分かれるところである．なお，過形成性の病変が甲状腺全体ではなく単結節状の場合は腺腫様結節と呼ぶ．

濾胞腺腫や濾胞癌との鑑別がしばしば問題となるが，こうした"真の腫瘍"では，腫瘍内部が比較的均一であり，明瞭な被膜の形成があるという点で区別される．また，乳頭癌とはその特徴的な核所見で鑑別しているが，腺腫様甲状腺腫の一部でも核溝や核内封入体が観察されることがあり，細胞診での判定に苦慮する場合がある．

5 濾胞腺腫

被膜に囲まれた腫瘤を形成し，大きさの一様な濾胞の増殖よりなる（図5a）．症例により構成される濾胞の大きさは異なり，正常濾胞性，大濾胞性，小濾胞性などと分類される．腺腫様甲状腺腫と同様に出血や線維化といった変化を生じることがある．被膜に硝子化や石灰化をきたす例もしばしば経験される．

本腫瘍の特殊型で好酸性細胞型，淡明細胞型があり，

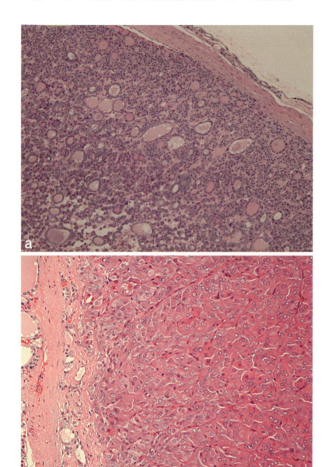

図5　濾胞腺腫
a：線維性の被膜で囲まれた腫瘤で，小型濾胞の増殖よりなる．
b：好酸性細胞が索状に配列し腫瘤を形成している．

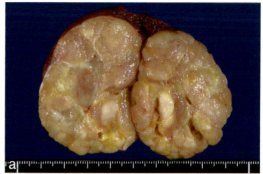
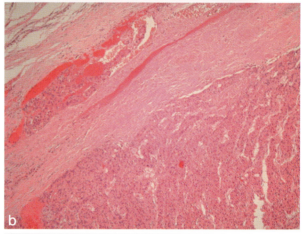

図6　濾胞癌
a：充実性の腫瘤であり，被膜を越えて浸潤している．広汎浸潤型である．
b：被膜内の血管内に腫瘍が入り込んでいる（脈管浸潤像）．本例は微少浸潤型である．

前者はミトコンドリアを多量に含む好酸性顆粒状を示す濾胞上皮で構成される（図5b）．これには核の腫大や異型性の目立つ例も多いが，良悪性の判断は通常の濾胞癌と同様の基準で行う．構造異型や細胞異型が顕著であるにもかかわらず浸潤像を認めない腫瘍を異型腺腫と呼び，濾胞腺腫の亜型に含める．

6　濾胞癌

基本構造は濾胞腺腫と同様であるが，被膜浸潤，脈管浸潤，あるいは甲状腺外への転移の少なくとも1項目を確認することで濾胞癌と診断される．濾胞の大きさは比較的小型であることが多い．浸潤様式により微少浸潤型（肉眼的に浸潤は明らかでないが，組織で浸潤が見出されたもの）と広汎浸潤型（肉眼的に浸潤が明らかであるもの，あるいは組織で広く浸潤所見がみられたもの）に分類するが，これは予後と相関するため重要である．被膜浸潤（図6a）は腫瘍が完全に被膜を貫通したものをいう．腫瘍内部と同様の組織像を示す小型結節が腫瘍近傍の被膜外に認められた場合（sattelite nodule，衛星結節）も被膜浸潤とする．一方，脈管浸潤（図6b）は被膜内，あるいはその近傍の非腫瘍部の血管について判定する．脈管内に存在する腫瘍細胞周囲に内皮細胞が覆っているものを確実な脈管浸潤像とする．濾胞腺腫と同様に好酸性細胞型，淡明細胞型といった亜型が知られている．

7　乳頭癌

肉眼的には，白色で不均質な割面を示す腫瘍である（図7a, b）．組織学的にはすりガラス状の核で，コーヒー豆のような核溝や細胞質が核内に陥入した，核内細胞質封入体といった特徴的な形態を有する上皮細胞が乳頭状に増殖する腫瘍であり（図7c），通常は濾胞構造を示す部分と混在している．砂粒小体と呼ばれる微細な石灰化を認める（図7d）が，これが超音波画像で認められる微細多発高エコーにあたるものかどうかは議論のあるところである．

嚢胞を形成することはまれでない．ときに扁平上皮化

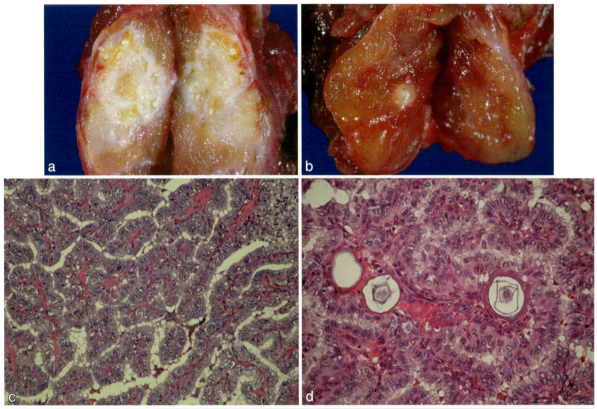

図7　乳頭癌
a：境界不鮮明な白色結節である．粒状の箇所は石灰化である．
b：微小乳頭癌である．aの対側に認められた．
c：円柱状異型細胞が乳頭状構造を示し増殖している．
d：上皮下に同心円状の石灰化（砂粒小体）が認められる．

生を生じる．濾胞型（濾胞状構造のみからなる），被包型（被膜に囲まれている），びまん性硬化型（リンパ球浸潤や線維化が顕著で多数の砂粒小体を認める），高細胞型（腫瘍細胞の高さが幅の2倍以上），篩（・モルラ型）（家族性大腸ポリポーシスの一部分症としてもみられ，濾胞状・篩状構造を示す）などの亜型が知られている．なお，最大径10 mm以下の微小癌の大部分は乳頭癌である．

8　髄様癌

カルシトニン分泌を特徴とするC細胞を発生母地とする腫瘍である．散発性のものと遺伝性のものがあり，わが国では遺伝性が40％を占める．遺伝性髄様癌には，多発性内分泌腫瘍症（multiple endocrine neoplasia：MEN）2A型，2B型のほか，甲状腺髄様癌のみを発症する家族性甲状腺髄様癌（FMTC）がある．肉眼的には黄色の境界明瞭な結節である（図8a）．家族性に発生するものは両葉に微小な腫瘍が多発する傾向にあり，同時にC細胞の過形成も認められる．髄様癌の組織は構築（充実性，索状，島状，濾胞状，乳頭状），細胞形態（多角形，紡錘形，円形，小細胞，大細胞）いずれも多様である（図8b）．したがって，さまざまな腫瘍との鑑別が問題となるが，髄様癌の診断の確定には免疫染色を行い，腫瘍細胞がカルシトニン陽性となることが必要である．

9　低分化癌

乳頭癌・濾胞癌といった分化型の癌と未分化癌の中間的な形態および悪性度を示す腫瘍を，低分化癌として「甲状腺癌取扱い規約」[2]に取り上げた．浸潤性が顕著な腫瘍であり（図9a），索状，充実性（図9b），島状といった形態を呈する．分化型の癌と低分化癌が混在している場合は低分化癌に分類する．

10　未分化癌

壊死の目立つ充実性腫瘍で，組織学的には多型性が顕著で接着性の不良な異型細胞の充実性増殖よりなる（図10）．好中球やリンパ球などの細胞浸潤を伴う．先行病変と考えられている分化癌（乳頭癌・濾胞癌）を同時に認めることがあるが，こうした場合，分化型の腫瘍の周

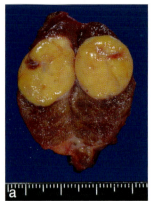

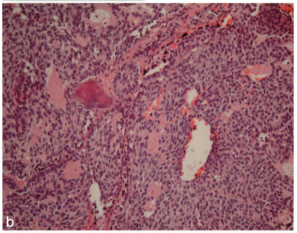

図8　髄様癌
a：黄色で境界明瞭な結節である． b：紡錘形細胞の索状配列よりなるタイプである．小石灰化がみられる．

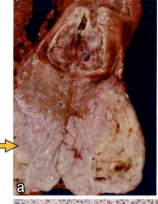

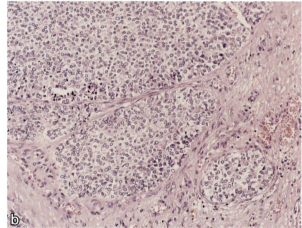

図9　低分化癌
a：境界不明瞭な結節であり，浸潤性の高さがうかがわれる（矢印）． b：核/細胞（N/C）比の高い細胞が充実性に増殖している．濾胞癌が低分化になったものか．

囲には卵殻状などの粗大石灰化を示す被膜が観察されることが多い．平滑筋肉腫をはじめとするさまざまな肉腫との鑑別を要する例がある．免疫染色上，ケラチンを証明することで診断がつくとされているが，実際は染色されない例も多数ある．最近ではPAX8（paired box 8）が核に陽性となることで甲状腺濾胞上皮由来を推定できうるとされている．なお，サイログロブリン（thyroglobulin：Tg），thyroid transcription factor（TTF-1）は陰性となる．免疫染色上，Ki-67は高い陽性率を示し，p53も多数の腫瘍細胞で染色される．

⑪ 悪性リンパ腫

肉眼的には光沢のある灰白色充実性の腫瘤である（図11a）．リンパ節の悪性リンパ腫の分類は多岐にわたるが，甲状腺を含めた節外性の悪性リンパ腫はlow-gradeの辺縁帯型（marginal zone lymphoma，図11b）とhigh-gradeのびまん性大細胞型（diffuse large B-cell lymphoma，図11c）とに大別される．

前者は一般にはMALT（mucosa associated lymphoid

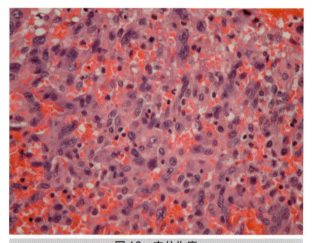

図10　未分化癌
小型異型細胞が明らかな構造を示さず増殖している．出血，炎症細胞浸潤を伴う．

tissue）リンパ腫と呼ばれるが，甲状腺に"mucosa"はなく，慣用的にこの名称が用いられている．甲状腺においてはこの2者の移行型をmixed typeとし，3型に分類する見方もある．以前はfollicular lymphomaに分類されていたものの大部分はMALTリンパ腫である．少数の例外を除いてB細胞型である．MALTリンパ腫と

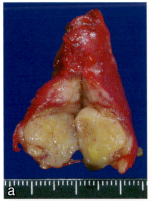
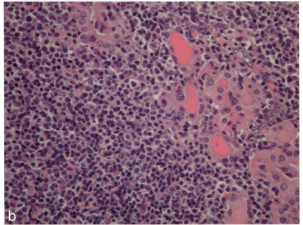
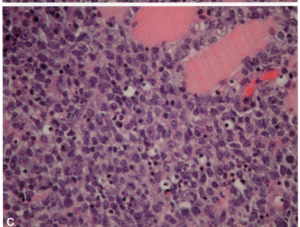

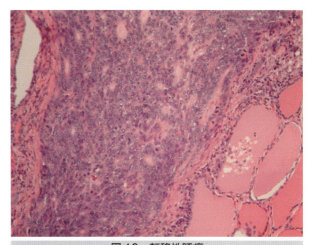

図12 転移性腫瘍
大腸癌（中分化型腺癌）の甲状腺転移である．

図11 悪性リンパ腫
a：灰白色の結節が形成されている．これはびまん性大細胞型であった．
b：MALT型．形質細胞に類似した小型細胞の増殖がみられる．濾胞には萎縮，破壊が認められる（lymphoepithelial lesion）．
c：びまん性大細胞型．大型異型リンパ球の密な増殖がみられる．筋線維（前頸筋）を破壊している．

橋本病の鑑別は，濾胞上皮内へのリンパ球の浸潤性破壊性増殖（lymphoepithelial lesion）や濾胞内へのリンパ球浸潤（packing）といった増殖リンパ球の浸潤能の有無，および免疫染色による免疫グロブリン短鎖（κ，λ）のmonoclonalityや遺伝子再構成の確認で行う．穿刺吸引細胞診（FNAC）のみでは慢性甲状腺炎との鑑別は困難であり，生検は必須となる．

12 転移性腫瘍

　甲状腺内に他臓器の腫瘍が転移することは比較的まれである．原発巣としては頭頸部癌，腎癌，消化管癌（図12），肺癌，乳癌，悪性黒色腫などの報告がみられる．甲状腺内に扁平上皮癌が認められた場合，甲状腺原発であると予後が絶対的に不良であるため，頭頸部に原発巣がないかどうか詳細に検索する必要がある．組織学的には両者の鑑別は不可能である．また，淡明細胞よりなる腫瘍が認められた場合は，頻度の低い甲状腺原発の淡明細胞型濾胞癌よりも腎細胞癌の転移の可能性も考えるべきである．

B 副甲状腺疾患

1 副甲状腺腺腫

　充実性の腫瘤である（図13a）が，腫瘍割面では囊胞化，線維化，石灰化，出血などといった変性像がしばしば観察される．組織学的には，多くの過形成と異なり通常単結節であり，主細胞の充実性，索状，濾胞状増殖

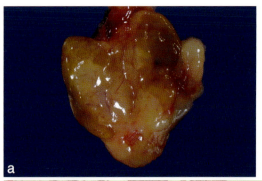

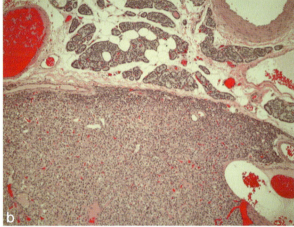

図13 副甲状腺腺腫
a：黄色調の光沢のある腫瘤である.
b：主細胞の増殖よりなる腫瘤であり，近傍には normal rim と呼ばれる萎縮した非腫瘍成分（脂肪を混在している）をみる.

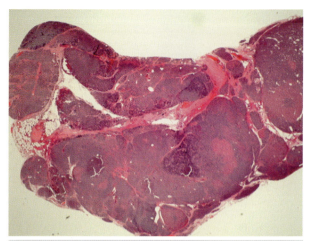

図14 副甲状腺過形成
大小の結節が癒合した形態を示す.

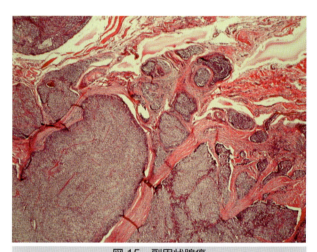

図15 副甲状腺癌
線維化を伴いつつ周囲に向かい浸潤性に増殖している．死亡例.

よりなる．濾胞状構造を示すものでは甲状腺組織と類似し，鑑別のため Tg の免疫染色を要することがある．結節内には脂肪をほとんど認めない．腺腫では腫瘤の周囲に normal rim と呼ばれる非腫瘍性の萎縮した副甲状腺組織が認められ，これが古くから腺腫の診断に重要とされている（図13b）．しかし，normal rim は全例に認められるわけではなく，さらに過形成では押し潰された結節が normal rim と紛らわしい場合があり，判定には慣れが必要である．腺腫では核の多型性がむしろ癌よりも多く認められる傾向がある．

② 副甲状腺過形成

原発性（散発性，MEN の 1・2 型，MEN 以外の家族性副甲状腺機能亢進症）と続発性副甲状腺機能亢進症があるが，肉眼的にも，組織学的にも鑑別はできない．複数の腺の腫大が認められる場合は，特に散発性では病期が進むにつれてその大きさに差がみられるようになる．組織学的には，脂肪織を混じ通常多結節状構造を示す（図14）が，びまん性の増殖パターンを呈する場合もある．主細胞が充実性，索状，濾胞状などの配列をとることが一般的であるが，好酸性細胞の結節が混在することもある．核は円形で異型性は目立たない．

副甲状腺過形成と腺腫の組織学的な鑑別は困難であることが知られている．結節の多発している場合は過形成を考えるが，びまん性構造を示している場合は腺腫と区別ができない．

単腺病変の場合は，臨床的に過形成と腺腫で取り扱いに明確な違いがないため，現実的には両者を厳密に鑑別する意義は乏しい．

③ 副甲状腺癌

原発性副甲状腺機能亢進症のうち，副甲状腺癌の占める割合は 0.5～5％と頻度はさまざまである．これは人種の違いということより，その定義の運用の差異によるものと予想される．これまでは1973年に発表された Schantz と Castleman の criteria[3] が用いられていた．すなわち，

厚い fibrous band，核分裂像，被膜浸潤（図15），脈管侵襲といった所見の有無を総合的に判断する方法である．しかし，fibrous band と核分裂像は腺腫でも少なからず認められる所見であり，癌に特異的ではない．最新の WHO 分類では被膜浸潤，脈管侵襲像を癌の指標とすることとなった．定義が明瞭となったことで，施設ごとの癌の頻度の差が縮小されるかもしれない．

文献

1) DeLellis RA, Lloyd RV, Heitz PU et al (eds)：Pathology and Genetics of Tumours of Endocrine Organs (World Health Organization Classification of Tumours 8), IARC Press, Lyon, 2004
2) 甲状腺外科研究会（編）：甲状腺癌取扱い規約，第7版，金原出版，東京，p15, 2015
3) Schantz A, Castleman B: Parathyroid carcinoma. A study of 70 cases. Cancer 31：600-605, 1973

C 超音波ガイド下穿刺吸引細胞診（FNAC）

穿刺吸引細胞診（fine needle aspiration cytology：FNAC）は，病変部より採取した細胞が組織型に近い形で確認できることが最大の利点である．また，合併症や侵襲が少なく繰り返し行うことが可能なことから，甲状腺腫瘍の良悪性の鑑別に必要不可欠な検査方法として確立されている．現在は FNAC は超音波ガイド下で行われる．

超音波ガイド下穿刺吸引細胞診（ultrasound-guided FNAC：US-guided FNAC）の長所は，針先が目的部位に刺入されたことを目視しながら細胞を選択的に採取できる点である．そのため，基本となる B モードの画像診断を理解する必要がある．また，穿刺後の検体処理が細胞診成績を左右する大きな要因を持つことから，細胞採取後の固定まで迅速で丁寧な操作が求められる．

1 適応

「V. 診断の進め方　C. 結節性病変」を参照．

2 穿刺部位

穿刺部位の適切箇所は腫瘍形状により異なる．結節性病変の共通点としては，腫瘍細胞の増殖が強い部分は低エコー部として描出される場合が多く，たとえ同一結節であっても，充実性低エコー部への穿刺が正確な組織推定を導きやすい．

穿刺部位に関する注意点を以下に示す．
① 囊胞性部分と充実性部分が混在する結節では，充実性部分を穿刺する．
② 高エコーを認める周囲に低エコー部がある場合は，その低エコー部を穿刺する．
③ 微細多発高エコーがみられる場合は，その部位を穿刺する．
④ 悪性リンパ腫を考える場合は，最も低エコーの部分を穿刺する．
⑤ 未分化癌などの腫瘍周囲への浸潤傾向や圧排増殖傾向の強い腫瘍は，中心部が壊死を伴うことから細胞が得られない場合があるため，腫瘍辺縁部を穿刺する．

3 禁忌と合併症

禁忌としては，甲状腺機能亢進状態のバセドウ病，副甲状腺癌を疑う場合，皮膚に感染を伴う場合である．また，副甲状腺腫瘍に対しても，原則として行うべきではない．

合併症としては，疼痛，出血，皮下出血などがあげられる．出血をきたしやすいケースとして，抗凝固薬などを内服中の患者は十分な止血処置をとるようにする．また，まれに穿刺の刺激から穿刺部周囲や甲状腺の急激なびまん性腫大をきたす場合がある．その場合は出血の有無を画像で確認後，慎重な経過観察が必要である．

4 準備

a インフォームドコンセント

検査施行前に，被検者に検査目的，方法，合併症などについて，文書を用いて十分な説明を行うことが望ましい．

b 探触子（プローブ）と穿刺器具の準備

穿刺時に必要なものを表2に示す．
感染症予防として穿刺時に使用するプローブにはカバーを装着する（図16a, b）．カバーとプローブの間にエアーが入らないように，ゼリーを入れる．

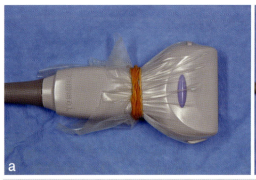
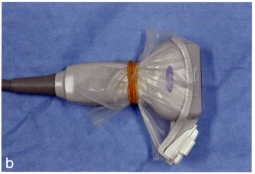

図16 探触子（プローブ）カバー
a：交差法に用いる場合，b：平行法に用いる場合

表2　穿刺時に必要なもの

- 注射針（22 G 前後），粘性の囊胞液やコロイドは 18～20 G を使用
- 10～20 mL のシリンジ
- 吸引ピストル（10 mL もしくは 20 mL）
- 消毒用品（イソジン，アルコールなど）
- 止血用品（ガーゼ，絆創膏など）
- 探触子（プローブ）カバー
- エクステンションチューブ（針と吸引シリンジの間に使用）
- 滅菌ゼリー

表3　固定操作準備品

湿固定用器具	・スライドガラス ・95％エタノールもしくは細胞固定用滴下液など ・染色バット（固定用アルコールを入れるもの）
乾燥固定用器具	・スライドガラス ・ドライヤー（冷風を使用） ・スライドガラス立て
針洗浄用器具	・デキストラン加乳酸リンゲル液，生理食塩水，液状細胞診保存液など ・針洗浄用スピッツ ・メンブレンフィルター機器（施設による）

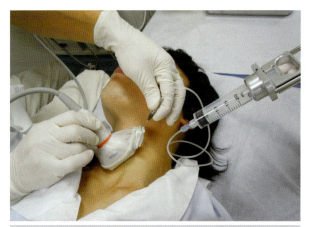

図17　エクステンションチューブ使用時
平行法穿刺時

穿刺方法には交差法と平行法がある（後述）．介助者がいる場合は，吸引ピストルに装着したシリンジと穿刺針の間にエクステンションチューブを装着し，介助者が陰圧をかける（図17）．この方法は穿刺者に針先の感覚がわかりやすく，小さな腫瘤にも穿刺しやすい．エクステンションチューブを使用する場合は，硬くて細いものが適する．また，シリンジ，チューブともロック式のものが陰圧をかけやすい．

平行法を用いる場合は交差法よりも穿刺距離が長いため，100 mm 前後の穿刺針の装着が必要となる．

c　細胞固定操作の準備

細胞固定に必要な器具，薬品を表3に示す．

5　穿刺手技

穿刺方法としてエコー面に垂直に針を穿刺する交差法（図18a）とエコー面に平行に穿刺する平行法（図18b）があり，交差法の針先は腫瘍内に点状に確認され（図19a），平行法では穿刺経路と針先が確認できる（図19b）．また，両者の利点と欠点を表4に示す．

a　交差法穿刺手技

①消毒後，画面をみながら針先を確認し，目的部位に進める．
②針先を回転する動きを加え，細胞塊を切り取る操作後にピストルを吸引し陰圧をかける．極端な上下動の操作は針先を確認できないので望ましくない．
③陰圧を解除後，針を抜去し止血する．

b　平行法穿刺手技

①消毒後，画面に表示される穿刺ガイドラインを安全なルートに設定する．

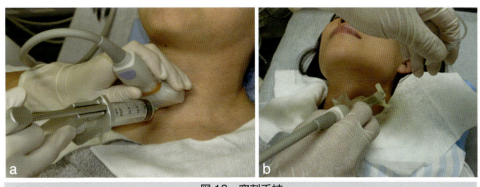

図18 穿刺手技
a：交差法穿刺時，b：平行法穿刺時

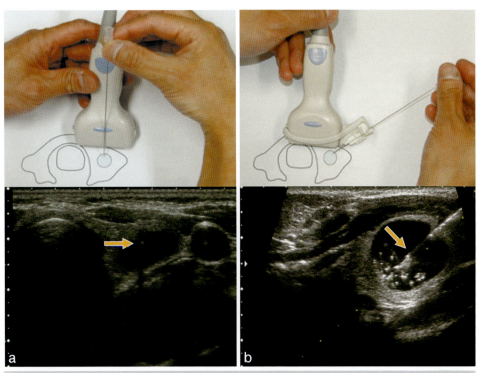

図19 穿刺時針先写真
a：交差法．針先は矢印の先に細長い点状に確認される．
b：平行法．針先はガイドラインに沿って右上から嚢胞内腔に入っているのが確認される．

表4 交差法と平行法の利点と欠点

	交差法	平行法
利点	・針の刺入長が短い ・針先の自由度がある ・剛性が強い短針が利用できる	・穿刺した針先を常に確認できる ・確実に目的部位に穿刺可能 ・小さな腫瘍を狙いやすい
欠点	・針先の確認が難しく，手技に熟練度を必要とする	・針の刺入長が長い ・穿刺針が長いため，しなりやすい ・体表（皮膚）に近い部位では死角ができる場合がある

②針先を確認しながら，ガイドラインに沿って進める．このとき，ゆっくり回転しながらドリル状に進めるとラインから外れにくい．
③針先を目的部に進めた後，針を回転させ針先で細胞塊を切り取り陰圧をかける．このとき前後の大きな動きは出血をきたしやすいので望ましくない．
④陰圧を解除後，針を抜去し止血する．

両方法とも吸引時の血液の多量の混入はその後の検体処理を困難にするので，陰圧のかけ方には注意を要する．

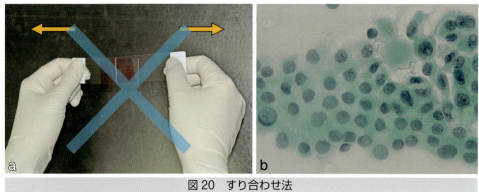

図20 すり合わせ法

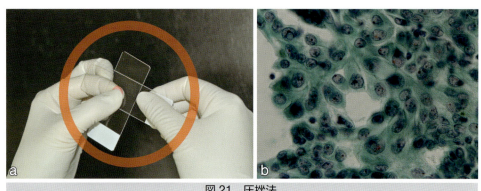

図21 圧挫法

6 検体処理方法

検体処理方法は塗抹と針洗浄法などで行い，迅速に処理し固定を行う．

甲状腺FNACでは，甲状腺組織の多様な変化からコロイド，嚢胞液といった液体成分や血液の混入が他臓器に比べ多い．このため穿刺時の多量な血液混入検体を適切に処理することが難しく，固定操作不良から「検体不適切」と診断される場合が多い．細胞診成績を大きく左右する要因は検体処理である．

a 穿刺吸引材料の塗抹

①穿刺針内に吸引された細胞をスライドガラス2枚の間に吹き出す．このとき穿刺針を一度シリンジからはずし，シリンジに空気を入れた後，再度針を装着し1回で吹き出す．やむを得ず血液混入量の多い場合にはスライドガラスからはみ出る量の血液は滴下せず，塗抹できず残った場合は凝固する前に検体を針洗浄操作へまわす．

②圧挫後，すぐに1枚を95％アルコールへ没入し，絶対に乾燥させてはいけない．もう1枚は急速冷風乾燥する．この際，自然乾燥は細胞を変性させるので行わない．

表5 すり合わせ法と圧挫法（合わせ法）の比較

	すり合わせ法	圧挫法（合わせ法）
細胞の変性	・乾燥しやすい	・湿固定に適す
細胞集塊の構造	・構造破壊が起こる	・構造の重積をみやすい
核所見	・核の膨化で観察困難	・クロマチンがみやすい

1) 注意点

スライドガラスのすり合わせ法は，スライドガラスを左右に引いてずらす際に，細胞形態や構造が破壊されやすく，細胞診断を困難にする（図20a, b）．細胞像の形態や構造を観察するためには，スライドガラスをずらさず，指で押さえたのみの圧挫法が望ましい（図21a, b，表5）．

2) 末梢血が多い場合の塗抹標本作製例[1]

末梢血が混入した場合は，吹きつけ直後にスライドガラスを立てて血液成分を下方に流す（図22a）．流れない場合はスライドガラスを台の上に軽く叩きつけ，血液を流し落とす．細胞成分の多くは最初に塗抹された部分に残っているので肉眼でも顆粒状物質として確認でき（図22b），余分な血液を拭き取った後（図22c），圧挫法にて標本作製する（図22d）．

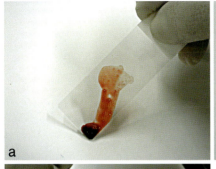
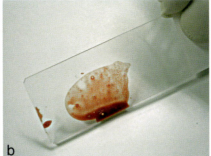
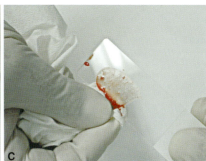
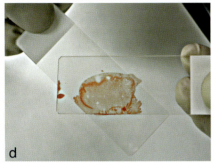

a：スライドガラスを立て，血液を下方に流す．
b：粒子状の細胞を確認する．
c：余分な血液を拭き取る．
d：圧挫法（合わせ法）で作製する．

図22　末梢血の多い場合の塗抹法

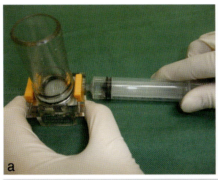
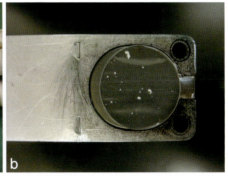

図23　針洗浄標本の作製
a：針洗浄液を筒に入れ，下からの陰圧でフィルターを通過させる．
b：フィルター上に細胞塊が確認できる．

b　針洗浄標本の作製例

　塗抹後の穿刺針内やシリンジ内に吸引された血液には細胞が残っている場合が多く，直接塗沫標本の作製のみにとどまらず，針洗浄標本の作製を行うことで細胞採取不良から起こる「検体不適正」の診断は避けられる．

　デキストラン加乳酸リンゲル液，液状細胞診保存液，生理食塩水などで洗浄後，遠心沈殿法で沈渣を塗抹するか，洗浄液そのものをフィルター法でろ過し固定する（図23）[2]．針洗浄液は，先に述べた三者のなかで生理食塩水が最も細胞変性をきたしやすいので，その場での検体処理が望ましく長時間の保存には適さない[3]．

　直接塗抹時に多くの血液がスライドにのった場合，細胞の観察は困難となる（図24）．

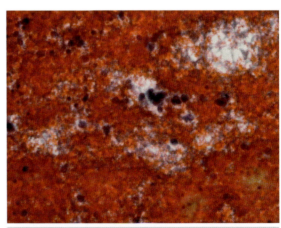

図24　多量の血液混入による不適切な検体
多くの血液の混入で細胞像が確認できない．

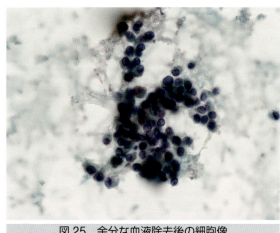

図 25　余分な血液除去後の細胞像

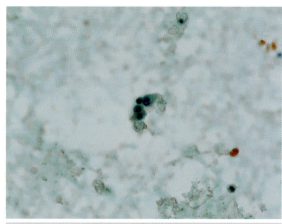

図 27　直接塗抹標本
細胞量は少なく診断困難．

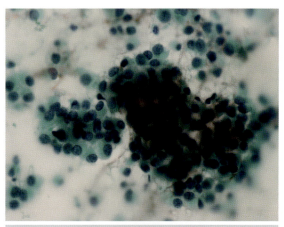

図 26　針洗浄標本の細胞像
フィルター法にて血液を除去した適正な検体．

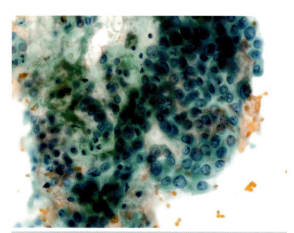

図 28　フィルター法標本（針洗浄液）
細胞量は多く診断可能となる（写真は乳頭癌）．

　標本の血液除去操作やフィルター法を行った同一検体の細胞像を示す．余分な血液を拭き取った標本（図 25）や，針洗浄後にフィルター法を用いた標本（図 26）は，上皮細胞の採取量も多く診断可能となる．

　さらに，石灰化物の穿刺や細胞量が少ない場合，直接塗抹標本には細胞は少ないが（図 27），針洗浄後，フィルター法を用いた集細胞処理では，上皮細胞が認められる場合も多い（図 28）．

文　献

1) 廣川満良, 前川観世子：病理医による穿刺吸引細胞診外来. 病理と臨 26：354-360, 2008
2) 北村隆司, 佐々木栄司：穿刺吸引針洗浄法と細胞像. 病理と臨 23：605-610, 2005
3) 大野幸代, 渡辺庸一：細胞洗浄液の検討—低分子デキストラン加乳酸リンゲル液の有用性について—. 日臨細胞会誌 48：274-279, 2009

CHAPTER IV 甲状腺超音波における用語

1 形状（shape）

腫瘤の形状とは，腫瘤全体から受ける形の印象（概観）のことをいう．形状判定は，その腫瘤を最も表している断層像で行う．

形状は，整（regular）と不整（irregular）の2つの型に大きく区分される．

形状整とは，断面が円形（round-shaped），楕円形（oval-shaped）などのものを指し，それ以外の多角形（polygonal），分葉形（lobulated），カリフラワー状（cauliflower-shaped）は形状不整に区分される（図1）．

2 境界部（境界，辺縁，周辺）

日本超音波医学会では，腫瘤と非腫瘤部分の境（interface）を「境界（border）」，腫瘤内の外側域で境界の近傍を「辺縁（margin）」，腫瘤近傍の非腫瘤部分を「周辺（periphery）」という用語で表している．したがって，境界が不明瞭な場合は，辺縁や周辺もあいまいとなる（図2）．

境界部（boundary zone, boundary, limits）は，明瞭性（明瞭・不明瞭）と性状（平滑・粗雑）を確認し，明瞭平滑や明瞭粗雑，不明瞭粗雑などと表現する．境界部の明瞭性および性状は，腫瘍の周囲組織への浸潤を表現するうえで重要である．

境界部低エコー帯は通常「ハロー（halo）」とも呼ばれ，腫瘤の被膜に相当する．被膜のない腫瘤であっても，周囲の正常組織が圧迫された場合は同様の所見を呈することがあり，偽被膜（pseudocapsule）などと呼ぶことが多い．

ちなみに，甲状腺やその他の臓器では，ハローは境界部低エコー帯として用いることが多いが，乳腺の場合はハローというと境界部高エコー像を指し，脂肪組織への癌の浸潤を示している．

3 内部エコー（internal echoes）

甲状腺の内部エコーとは，びまん性疾患の場合は甲状腺実質，腫瘤性病変の場合は腫瘤内部のエコーのことを指す．そして，エコーレベルやその均質性を表現する．内部エコーのありなしは，腫瘤内部が充実性であることを示すエコー，すなわち，speckle echoes（スペックル像）の有無を表現している．

a エコーレベル（echo level, echogenicity, エコー輝度）

超音波像におけるエコーレベルは，CTやMRIの信号強度とは異なり，相対的評価を表現するものである．そのため，原則として同一深度の隣接する正常甲状腺組織や健側の正常甲状腺組織と比較した場合の相対的な輝度によって表現することが望ましい．特に皮下組織や甲状腺自体による超音波ビームの減衰が強い場合は，同一深度の隣接する組織と直接比較してエコーレベルを表現するべきである．同一深度の比較対象となる正常甲状腺組織がない場合には，甲状腺腫瘤のエコーレベルを前頸筋群と比較して表現することもある．なお，両側甲状腺のびまん性疾患のように適当な比較対象がない場合は，検者が経験的に想定する正常甲状腺のエコーレベルと比較して，甲状腺のエコーレベルを記載することも多い．

以下にエコーレベルの基本的な表現を列挙する．

1) 高エコーレベル（hyperechoic）
同一深度の周囲組織よりも高いエコーレベルをいう．石灰化のように特に高いエコーレベルを表現する場合は，strong echoes（きわめて高いエコーレベル）という語を用いる．微小石灰化に対して，点状高エコーという表現が用いられることも多い．

2) 等エコーレベル（isoechoic）
同一深度の周囲組織と同じエコーレベル

3) 低エコーレベル（hypoechoic）
同一深度の周囲組織よりも低いエコーレベル

4) 無エコー（anechoic, echo free）
speckle echoesが認められず，内部エコーのない状態．

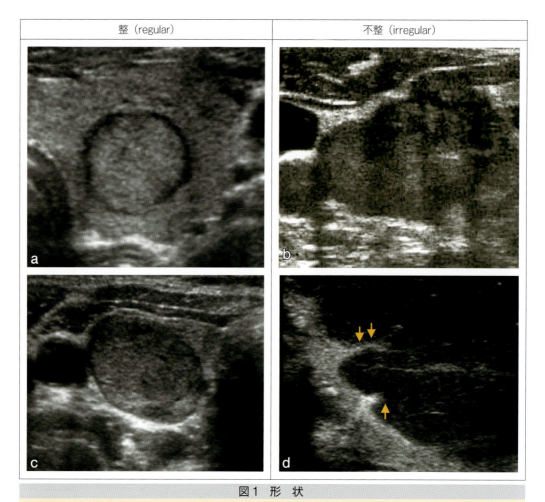

図1 形状
a：円形
b：多角形（polygonal）
c：類円形
d：切れ込み

嚢胞性病変に対して用いることが多い．

echogenicity はエコーレベル（エコー輝度）の高さといった意味であり，echogenic といった場合は，通常はエコーレベルが高いこと，つまり hyperechoic な状態を示す．語源的には「エコー源性の」という意味であり，speckle echoes を有すること，すなわち無エコー以外のすべての状態を示すとする見解もある．

b 均質性（homogeneity）

内部のエコーの均質性を示し，均質（homogeneous）と不均質（heterogeneous）で表現する．甲状腺実質エコーの性状に関しては，粗いざらざらした感じを表現する粗雑（coarse internal echoes）という表現も用いられている．

4 エコーパターン（echo pattern）

古典的には，内部エコーは次の3型に分類される．
1）嚢胞パターン（cystic pattern）：内部エコーがない状態
2）混合パターン（mixed pattern）：cystic pattern と solid pattern とが混在する状態
3）充実パターン（solid pattern）：エコーレベルにかかわらず，内部エコーがある状態

嚢胞パターンとは，厳密には内部エコーが無エコーであり，かつ後方エコーの増強と外側陰影を伴うものを指す．嚢胞パターンを呈するもののすべてが組織学的に cystic であるわけではない（pseudo cystic pattern）．充実性のものであっても，内部が音響学的に均質であれば後方エコーを認め，嚢胞パターンを呈することもある．

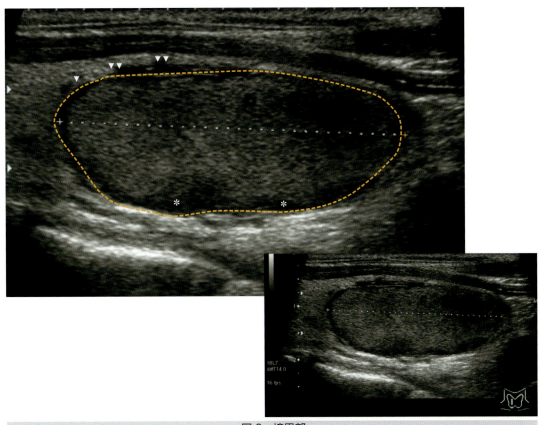

図2 境界部
囲み：境界，矢頭：周辺，＊：辺縁

⑤ 後方エコー（posterior echo）

腫瘤後方に認められるエコーレベルのことで，同じ深さに存在する周囲組織のエコーレベルと比較して表現する．後方エコーは腫瘤内部での超音波の減衰の程度により生じる．囊胞などでは後方エコーが増強するが，これは超音波ビームの減衰が弱いため，STC（TGC）カーブにより，かえって増強して描出されたり，あるいは囊胞のレンズ効果により，超音波ビーム自体が増強されるため生ずるアーチファクトである．コメットサインは多重反射によるアーチファクトであるが，擬似的に後方エコーが増強しているかのごとく描出される．逆に，減弱する場合は，超音波ビームが腫瘤内を伝播する際にエネルギーが腫瘤に吸収されて熱エネルギーに変換されたり，腫瘤の表面で超音波ビームが強く反射するために，透過する超音波ビームが減弱するために起こる現象で，いわゆる音響陰影と呼ばれるアーチファクトは，後者の極端な場合の現象であるといえる．

後方エコーは，増強（accentuating），不変（no changing, no posterior features），減弱（attenuating），消失（shadowing）に分けられる．

CHAPTER V 診断の進め方

A 総論

1 甲状腺超音波診断の進め方

甲状腺は視診・触診の可能な唯一の内分泌腺である．したがって，理学所見が甲状腺疾患の診断に重要であるが，皮下組織厚や胸鎖乳突筋の発達の程度，甲状腺の存在する相対的位置などにより，その視診・触診所見は大きく影響を受ける．これに対して，甲状腺機能や病態の評価は血中甲状腺ホルモン（thyroid stimulating hormone：TSH）や抗甲状腺抗体の測定に負うところが多く，これらは客観性と定量性に富んでいる．

一方，超音波検査をはじめとする甲状腺の画像診断は大きさを客観的に評価可能である．また，甲状腺は良悪性を問わず結節性病変の多い臓器であり，これらの点で画像診断は重要な意味を持っている．

甲状腺疾患における超音波検査は，他の画像診断法に比べより低侵襲でより簡便であり，画像診断の第一選択となっている[1]．これは，広周波数帯域を用いた高分解能の超音波断層装置が普及し，その診断能が格段に向上したことによる．また，超音波ドプラ法の進歩により低血流量・低流速の血流表示が可能となり，正常甲状腺の血流状態をも描出できる装置が広く一般臨床で使用されるようになった．これらの装置を使用することによりリアルタイムで腫瘍の血行動態を観察し，血流状態を介した甲状腺機能の評価を行うことが可能となった．さらに，超音波エラストグラフィ（イメージングと定量）の臨床応用が大きく進展したことが超音波断層検査の臨床的有用性をより高めている．

超音波検査は，甲状腺病変の存在診断のみならず，質的診断や機能診断にもきわめて有効であるが，その診断的価値は使用する装置の性能のみならず，術者の技量に負うところも大きい．したがって，その適応と限界を正しく理解して診断を進めることがきわめて重要である．

甲状腺の超音波検査を用いたスクリーニング[2]の位置づけは，東日本大震災にともなう福島第一原発事故後被災当時18歳以下の県民すべてについて甲状腺超音波検査を施行するに至り，新たな展開をみた．詳細については別項を参照されたい．

実際に受診者が精査施設で甲状腺超音波検査施行に至るプロセスを図示した（**図1**）．

病歴の聴取や理学所見が重要であることはいうまでもない．臨床的に甲状腺機能異常に基づく症状が存在する場合，甲状腺機能が異常値を呈している場合は，全例超

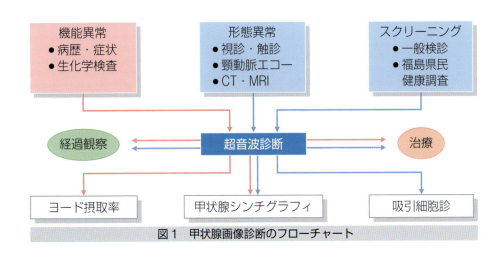

図1　甲状腺画像診断のフローチャート

音波検査の対象となる．

2 超音波検査の適応

日常臨床における甲状腺超音波検査の適応を項目別に解説する．

a 視診触診で甲状腺に形態学的異常を認める場合

1）びまん性腫大

超音波検査が普及するまでは，甲状腺の大きさの評価は「七條の分類」に代表されるように触診と視診の組み合わせを中心になされてきた．熟練した甲状腺専門医の理学所見による評価は臨床的に有用であるが，検者間の表現の相違や甲状腺の性状により実際の大きさとの乖離が生じる点が問題であった．

一方，超音波検査では容易に客観的な甲状腺の大きさの測定が可能である．甲状腺のびまん性腫大を疑うときは，まず甲状腺峡部厚を測定する．3 mm 以上の場合はびまん性腫大が存在する可能性が大きいと考えられ，甲状腺全体の大きさの測定が必要となる（p. 15 参照）．表在用高周波探触子（プローブ）は，びまん性腫大が存在すると視野幅が不足することが多い．2画面の合成や，走査方向へプローブを移動し画像処理を行って得られる合成画像が用いられるが，その精度は術者の技量に依存する点に留意する必要があるため，視野幅の広いプローブを用いた計測が望ましい．

2）結節性病変

甲状腺における結節性病変の存在診断は縦隔内に伸展した場合を除き，超音波検査のみで十分といえる．

b 甲状腺機能異常を認める場合

1）甲状腺中毒症

バセドウ病，破壊性甲状腺炎，機能性甲状腺結節（AFTN）の鑑別が必要となる．

2）甲状腺機能低下症

慢性甲状腺炎（橋本病）によるものが大部分を占める．血流状態は甲状腺機能低下の程度［TSH による血管内皮増殖細胞（VEGF）活性化］に依存して増加することに留意する．特発性粘液水腫は甲状腺の著明な萎縮をきたす．

c 他の画像診断で甲状腺に異常を認める場合

1）頸動脈エコー

超音波検査による動脈硬化の指標として，頸動脈エコーが実地医家まで含めてルーチンの臨床検査として定着している．そのため，総頸動脈が甲状腺に隣接していることとあいまって，嚢胞をはじめとする良性病変を含めた異常所見が高頻度で指摘されるようになった．これらの甲状腺病変のうち精査が必要な症例はごく一部に限定されるので，その的確な選別が臨床上きわめて重要である[3]．

2）PET

癌検診の一環として全身の PET 検査が広く施行されるようになった．癌の早期発見を前提として行われる検査であるため，病変を指摘された被験者に誤解が存在することが多い．甲状腺の結節性病変は良悪性にかかわらず，取り込み陽性となることに留意し，超音波検査による精査を行う必要がある．

3）CT・MRI

CT・MRI の解像力が向上し，しかも検査に要する時間が以前に比較し飛躍的に短縮しているため，広範囲の撮像を行うことが多くなった．そのため，他の病変の検索目的で CT・MRI が施行された際，偶発的に甲状腺に異常を指摘される症例が増加している．臨床的に精査の不必要な場合が多くみられ，CT・MRI 所見による甲状腺超音波検査をはじめとする精査の適応基準が重要となる．

d 原因不明の頸部リンパ節腫大

微小甲状腺乳頭癌が原病巣である可能性が想定されるため，超音波検査で甲状腺病変の有無を確認する．結節性病変が存在する場合は良悪性の鑑別が必要となる．

3 質的診断

a びまん性病変

超音波断層像で大きさ，形，内部エコーの性状，血流などに注目する．バセドウ病，慢性甲状腺炎（橋本病），単純性甲状腺腫などの鑑別が必要となる．高速フーリエ変換（FFT）を用いた動脈血流波形解析をはじめとする血流評価は重要であるが，甲状腺機能にも依存することに留意する．また，TSH や刺激自己抗体による甲状腺刺激状態では，VEGF を介して内皮細胞の増殖が生じ，

その結果として血流増加をきたすことを理解しておくことが必要となる．亜急性甲状腺炎や無痛性甲状腺炎，腺腫様甲状腺腫は，局所病変のみならず，びまん性腫大もきたすことに留意する必要がある．詳細は各項を参照されたい．

b 結節性病変

良悪性の鑑別診断が重要となる．乳頭癌は典型的超音波所見を呈する場合，組織型まで診断可能である．日本超音波医学会の結節性甲状腺腫の診断基準に則り診断を進める（p. 49 参照）．囊胞性病変の有無と大きさ別の結節性病変の取り扱いはフローチャート（p. 49）を参照されたい．

ただし，濾胞性腫瘍については良悪性の鑑別困難な症例が少なからず存在し，その場合には血流評価や組織弾性評価がある程度有用である．詳細は各項を参照されたい．

甲状腺癌は圧倒的に低悪性度群が多く，全体としてみると微小癌のうちに早期発見すべき意義は少ない．すなわち，遠隔転移やリンパ節転移，甲状腺外浸潤を疑うような場合以外には微小癌を診断して治療する臨床的有用性は乏しいといえる．一方，遠隔転移やリンパ節転移，甲状腺外浸潤の可能性を疑って診断を進めるにはあらかじめ良悪性の鑑別診断がなされていないときわめて効率が悪いという側面も存在する．

文　献

1) 貴田岡正史：甲状腺疾患の診断と治療のポイント―甲状腺疾患の超音波診断．内科 80：851-856，1997
2) 貴田岡正史ほか：超音波断層法による甲状腺のマススクリーニング．日超医論文集 57：623-625，1990
3) 貴田岡正史（責任編集）：頸動脈エコー時の甲状腺形態異常のみかた，メディカルレビュー社，東京，2014

B　びまん性病変

びまん性病変における超音波検査の意義は，甲状腺重量の推定，結節性病変の有無の確認，内部の性状やドプラ所見による病態の推定である．びまん性病変をきたす疾患には，単純性甲状腺腫，慢性甲状腺炎（橋本病），バセドウ病，無痛性甲状腺炎，亜急性甲状腺炎，アミロイド甲状腺腫，悪性リンパ腫，びまん性硬化型乳頭癌などがあげられる．腺腫様甲状腺腫（多結節性甲状腺腫）はびまん性甲状腺腫をきたしうる病態ではあるが，結節性病変として扱う．

甲状腺の大きさは体格や体型によるが，成人では甲状

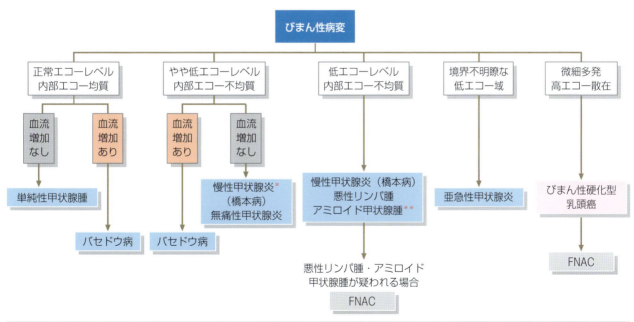

図2　びまん性病変の超音波診断フローチャート

＊：機能低下の例では血流が増加することがある
＊＊：脂肪沈着があれば高エコーレベルを示すことがある

腺峡部，片葉の厚さ，重量がそれぞれ 4 mm, 20 mm, 20 g 以上であれば明らかなびまん性腫大があると考えられる．

1 超音波検査による診断

甲状腺内部の均質性とエコーレベル，血流の多寡に基づく診断フローチャートを図 2 に示す．

正常エコーレベルで内部エコーが均質の場合は単純性甲状腺腫，バセドウ病が該当する．

やや低エコーレベルで内部エコーが不均質の場合は橋本病，無痛性甲状腺炎，バセドウ病が該当する．いずれも未治療のバセドウ病では血流の増加がみられることが多い．また，橋本病で機能低下をきたす症例では上昇した甲状腺刺激ホルモン（TSH）の刺激により血流が増加する．

内部エコーがさらに不均質に低下している例では橋本病，悪性リンパ腫，アミロイド甲状腺腫が考えられる．

ただし，アミロイド甲状腺腫に高度の脂肪沈着を伴う場合は，皮膚に近い部分の内部エコーレベルは高く，深部減衰がみられる．

亜急性甲状腺炎ではびまん性に腫大した甲状腺の内部に境界不明瞭な低エコー域が散在する．これは圧痛を示す部位に一致する．甲状腺全体に微細多発高エコーがみられる場合は，びまん性硬化型乳頭癌を鑑別する必要がある．

2 その他の検査

超音波検査のほかに TSH，遊離 T_4（FT_4），遊離 T_3（FT_3），抗 TSH 受容体抗体などの抗甲状腺自己抗体，場合によっては核医学検査，穿刺吸引細胞診（FNAC）などの所見を加えて確定診断に至ることになる．びまん性硬化型乳頭癌，悪性リンパ腫，アミロイド甲状腺腫が疑われる場合は FNAC の適応である．

C 結節性病変

甲状腺腫を診断する方法としては，触診，超音波検査，CT，MRI，FDG-PET などがあり，びまん性と結節性に鑑別される．初診時，甲状腺腫瘍（結節）の診断としては，病歴の聴取や身体所見，血液検査と同時ないしは直後に超音波検査を施行し，その後精密検査としての穿刺吸引細胞診（fine needle aspiration cytology：FNAC）を施行し診断する．病歴としては放射線被曝，良性甲状腺腫瘍の存在，多発性内分泌腫瘍症 2 型（MEN 2）や家族性非髄様癌性甲状腺癌（familial non-medullary thyroid carcinoma：FNMTC）の家族歴などを聴取する[1]．

身体所見としては，甲状腺結節の触知はもちろんのこと，特に悪性を疑うものとして，結節の周囲組織への固定，リンパ節腫脹，声帯の麻痺（嗄声），4 cm 以上の結節，呼吸困難，嚥下困難，咳嗽，硬い結節，腫瘍の急激増大などがある[1]．さらに，血液検査では遊離 T_4（FT_4），遊離 T_3（FT_3），甲状腺刺激ホルモン（TSH）を測定し，TSH が低値または FT_4，FT_3 が高値の場合は機能性甲状腺結節（AFTN）を考慮し，超音波検査を行う．また CEA（carcinoembryonic antigen）ないしカルシトニンが高値を示していれば髄様癌を疑い，超音波検査，FNAC を行う（表 1）．

超音波検査はまず B モードでびまん性か結節性かを判断し（びまん性の場合は「V-B. びまん性病変」参照），結節性の場合には，囊胞性病変，充実性病変および甲状腺外腫瘤や頸部リンパ節の腫脹の場合によってそれぞれの方針に従う（図 3）．

表 1 超音波検査を勧める病歴，身体所見，血液検査

1. 病 歴
放射線被曝 ・良性甲状腺腫瘍の存在 ・甲状腺癌家族歴（MEN 2，FNMTC）
2. 身体所見および症状
結節の周囲組織への固定，リンパ節腫脹，声帯の麻痺（嗄声），4 cm 以上の結節，呼吸困難，嚥下困難，咳嗽，硬い結節，腫瘍の急激増大
3. 血液検査
TSH ↓ and/or　FT_3（FT_4）↑：AFTN CEA　and/or カルシトニン↑：甲状腺髄様癌

1 結節が囊胞性病変の場合

囊胞内に充実部分がない場合には，20 mm 以下では

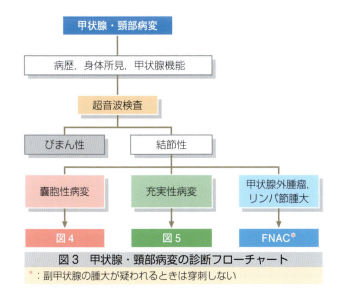

図3 甲状腺・頸部病変の診断フローチャート
*：副甲状腺の腫大が疑われるときは穿刺しない

う場合はFNACを行う．充実部分が10 mm以下では，充実部分の形状不整，微細多発高エコー，血流増加のうち複数の所見が存在するような場合にFNACを行う．充実部分が10 mmを超え形状不整，微細多発高エコー，血流増加のいずれかの所見が存在する場合にFNACを勧める．それ以外は経過観察とする．

嚢胞最大径が20 mmを超える場合にはすべてFNACを勧める（**図4**）．

2 結節が充実性病変の場合

5 mm以下は経過観察を基本とするが，頸部リンパ節転移や遠隔転移が疑われた場合やCEA，カルシトニンが高値で髄様癌を疑う場合にはFNACを行う．また，ハイリスク甲状腺癌の手術歴や嗄声などの症状を認めた場合にもFNACを行うことがある．

5 mmを超え10 mmまでは，甲状腺結節（腫瘤）超音波診断基準（**表2**）[2)]に照らし合わせて，悪性を強く疑う場合に穿刺する．すなわち，7項目（形状，境界明瞭性，平滑性，内部エコーレベル，内部の均質性，内部微細高エコー多発，境界部低エコー帯）のうち，ほとん

経過観察する．20 mmを超える場合は圧迫症状軽減のための穿刺吸引も考慮する．

嚢胞内に充実部分がある場合には，最大断面で充実部分が占める割合を50％以上と50％未満に分け，前者は後述の充実性病変のフローチャートに従う（**図5**）．後者では，嚢胞最大径が5 mm以下では全例経過観察．嚢胞最大径が5 mmを超え20 mmまでは，壁外浸潤を疑

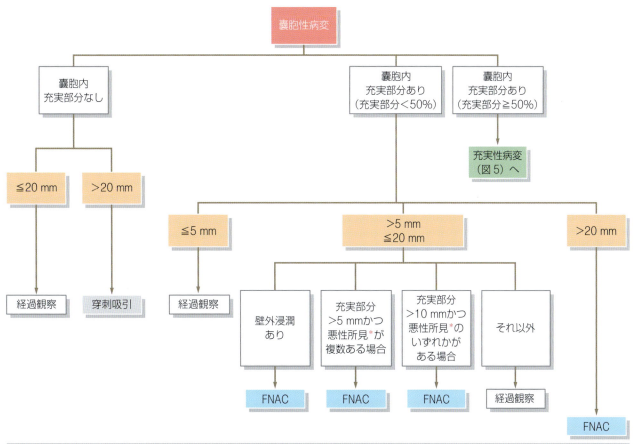

図4 嚢胞性病変の超音波診断フローチャート
*：充実部分の形状不整，微細多発高エコー，血流増加

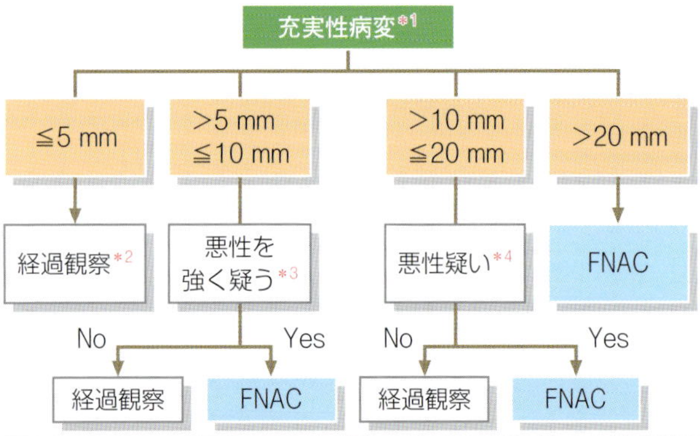

図 5 充実性病変の超音波診断フローチャート

*1: 多発性結節に関しては，個々の結節に対し，囊胞，充実性結節の基準に従う．しかし，spongiform pattern や honeycomb pattern を呈するいわゆる過形成結節（腺腫様結節，腺腫様甲状腺腫）は，20 mm までは超音波のみで経過観察するが，20 mm を超えたら一度は確認のために FNAC を施行する．
*2: 頸部リンパ節転移や遠隔転移が疑われた場合や CEA，カルシトニンが高値で髄様癌が疑われる場合には穿刺する．
*3: 甲状腺結節超音波診断基準に照らし合わせて，悪性を強く疑う場合（ほぼ全項目が悪性に該当する場合）．
*4: 甲状腺結節超音波診断基準に照らし合わせて，いずれかの所見が 1 項目でも悪性であった場合や，ドプラ法で結節内への血流（貫通血管）を認めた場合．

表 2 甲状腺結節（腫瘤）超音波診断基準

	＜主＞				＜副＞	
	形状	境界の明瞭性・性状	内部エコー		微細高エコー	境界部低エコー帯
			エコーレベル	均質性		
良性所見	整	明瞭平滑	高～低	均質	（－）	整
悪性所見	不整	不明瞭粗雑	低	不均質	多発	不整/なし

付記
1. 超音波所見として客観的評価のなかから有用性が高い（明らかなもの）を「主」とした．また，悪性腫瘍の 90％を占める乳頭癌において特徴的であるが，主所見に比べ有所見率の統計学的差異が低い所見を「副」とした．
2. 内部エコーレベルが高～等は良性所見として有用である．
3. 粗大な高エコーは良悪性いずれにもみられる．
4. 所属リンパ節腫大は悪性所見として有用である．
5. 良性所見を呈する結節の多くは，腺腫様甲状腺腫，濾胞腺腫である．
6. 悪性所見を呈する結節の多くは，乳頭癌，濾胞癌，髄様癌，悪性リンパ腫，未分化癌である．
7. 良性所見を呈しうる悪性疾患は，微少浸潤型濾胞癌および 10 mm 以下の微小乳頭癌・髄様癌・悪性リンパ腫である．
   (1) 微少浸潤型濾胞癌は，良性所見を示すことが多い．
   (2) 10 mm 以下の微小乳頭癌は，境界平滑で高エコーを伴わないことがある．
   (3) 髄様癌は，甲状腺上極 1/3 に多く，良性所見を呈することがある．
   (4) 悪性リンパ腫は，橋本病を基礎疾患とすることが多く，境界明瞭，内部エコー低，後方エコー増強が特徴的である．
8. 悪性所見を呈しうる良性疾患は，亜急性甲状腺炎，腺腫様甲状腺腫である．
   (1) 亜急性甲状腺炎は，炎症部位である低エコー域が悪性所見を呈することがある．
   (2) 腺腫様甲状腺腫では，境界部エコー帯を認めない場合や境界不明瞭なことがある．

（日本超音波医学会用語・診断基準委員会：超音波医 38：667-668, 2011[2]）

どの項目が悪性に該当する場合である．

10 mm を超え 20 mm までは，甲状腺結節（腫瘤）超音波診断基準に照らし合わせて，いずれかの所見が 1 項目でも悪性であった場合や，ドプラ法で結節内への血流（貫通血管）を認めた場合に FNAC を施行する．

20 mm を超えた充実性の結節では，すべての症例にFNAC を一度は行う．多発性結節に関しては，個々の結節に対し，囊胞，充実性結節の基準に従う．しかし，spongiform pattern や honeycomb pattern を呈するいわゆる過形成結節（腺腫様結節，腺腫様甲状腺腫）は，基本的には 20 mm までは超音波のみで経過観察するが，20 mm を超える場合は FNAC の適応とする（図 5）．

③ 頸部リンパ節腫大，甲状腺外腫瘤がある場合

ただちに FNAC を施行する．しかし，明らかに機能性の副甲状腺腫とわかる場合には，播種などを考慮して FNAC を施行しない（図 3）．非機能性副甲状腺囊胞の場合には，穿刺して囊胞内容液が無色透明であることから診断がつくこともある．

④ 良悪性の鑑別診断

精査基準として提示した診断基準とフローチャートをもとに結節の診断を行う．実際のイメージトレーニングとして超音波画像の典型例を示す[3]．

1) 良性と思われる超音波画像（図 6）
2) 鑑別困難な超音波画像（中間型）（図 7）
3) 悪性と思われる超音波画像（図 8）

【考 察】

結節と言っても，充実性，囊胞性，混合性と分けられ，混合性も，囊胞部分が優位なものと充実性部分が優位なものとに分けられる．

囊胞が優位なものを「囊胞内結節」，充実部分が優位なものを「囊胞を伴う充実性結節」と呼ぶ．前者は，囊胞性病変のなかで扱い，後者は充実性結節と同じフローチャートで扱うこととした．囊胞で充実部分のないものは，単純性囊胞ないしコロイド囊胞（colloid cyst or cyst with colloid clot）であり，後者は内部に高エコースポット（コメットサイン）が単発ないし多発していることから，B モード像でも容易に診断が可能なものである．これらの大半が良性とされていることから，超音波

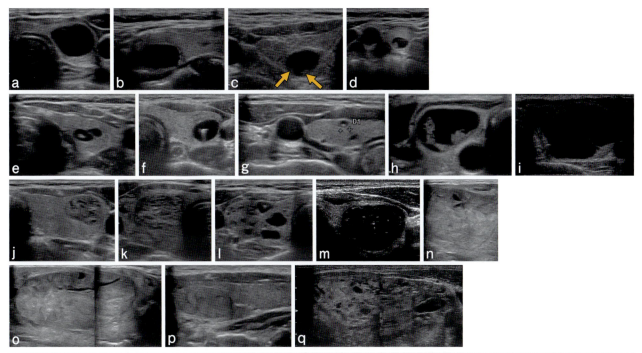

図6 良性と思われる超音波（Bモード）像（文献3より）

a：嚢胞．b：嚢胞．c：嚢胞；嚢胞内にわずかにデブリスを認める（矢印）．d：嚢胞内結節；嚢胞内にわずかに壁在小結節を認める．e：コロイド嚢胞；嚢胞内の高エコーはコメットサインである．f：コロイド嚢胞；嚢胞内にコメットサインを認める．g：コロイド嚢胞；嚢胞内にコメットサインを認める．h：嚢胞内結節；嚢胞内にデブリスと一部結節を伴う．i：嚢胞；隔壁を伴っている．j：腺腫様結節；spongeformないしhoneycombパターンを呈する．k：腺腫様結節；spongeformないしhoneycombパターンを呈する．l：多発嚢胞；大小の嚢胞が散在し，コロイド嚢胞も認める．Swiss cheese様ともいう．m：コロイド嚢胞；嚢胞内に多発の高エコースポットを認めるが，これはすべてコメットサインである．内容がかなり粘稠であることがうかがえる．n：腺腫様結節；ほぼ等エコーで一部嚢胞を伴っている．o：腺腫様結節；等エコーの巨大な結節があり，境界部低エコー帯は認めない．p：腺腫様結節；等エコー結節が多発，腺腫様甲状腺によく認められる．q：腺腫様甲状腺腫（腺腫様結節）；等〜高エコーの結節で内部に粗大石灰化や小嚢胞を多数認めるが，境界部低エコー帯はない．

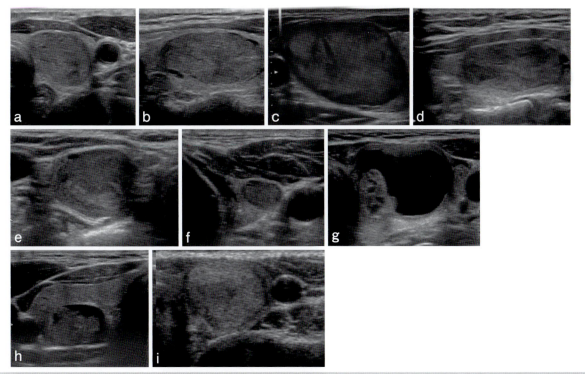

図7 鑑別困難な超音波（Bモード）像（中間型）（文献3より）

a：濾胞性腫瘍．b：濾胞性腫瘍．c：濾胞性腫瘍；境界部低エコー帯が不整で内部エコーも不均質，ドプラ法で貫通血管あり（図なし），濾胞癌も疑われた．エラストグラフィではGrade2で濾胞腺腫を疑った．病理標本では好酸性濾胞腺腫であった．d：濾胞性腫瘍；内部エコーが不均質（等〜低）．e：濾胞性腫瘍；内部エコーが不均質（高〜等）．f：濾胞性腫瘍；低エコーが強く，境界部低エコー帯もやや不整で濾胞癌も否定できず．内部血流も豊富であったがエラストグラフィでは軟であり，結局機能性結節（濾胞腺腫）であった．g：嚢胞内結節；壁在結節があり，充実部分の形状不整，血流も認められた．h：嚢胞内結節；液体部分が少なく大半が充実部分である．充実部分が10 mmを超えているのでFNACの対象となる．i：濾胞型乳頭癌；形状整，内部エコーは等〜低で不均質，境界部低エコー帯（ハロー）が不整，ドプラ法でも貫通血管を認め，細胞診で乳頭癌と診断された．

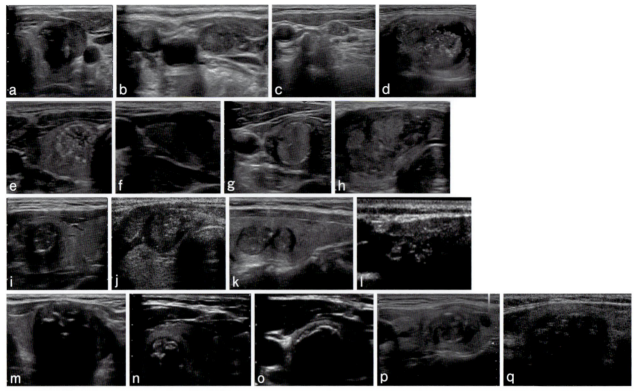

図8 悪性を疑う超音波（Bモード）像（文献3より）
a：乳頭癌．b：乳頭癌リンパ節転移像；左頸動脈両側に腫大リンパ節を認める（左上内深頸リンパ節）．リンパ門を認めず，内部エコーは不均質．c：乳頭癌リンパ節転移像；左上内深頸リンパ節腫脹，内部に微細高エコー多発を認める．d：嚢胞内乳頭癌；嚢胞内の充実部分は形状不整，充実部分は10 mm以上，内部エコー不均質，微細高エコー多発を認める．ドプラ法でも充実部分に著明な血流増加を認める．e：乳頭癌；形状不整，境界不明瞭で内部エコー不均質，微細高エコー多発．f：乳頭癌；形状不整，低エコー強いが，ドプラ法では血流増加あり，境界不明瞭・粗雑，境界部低エコー帯なし，甲状腺被膜浸潤（EX1）を疑う．g：乳頭癌；形状不整，内部エコー不均質，内部高エコー多発，境界部低エコー帯不整を認める．h：乳頭癌；形状不整，内部不均質，内部高エコー多発，境界部低エコー帯不整を認める．i：乳頭癌；微細高エコー多発，境界部低エコー帯不整．j：乳頭癌；微細高エコー多発，境界部低エコー帯不整．k：乳頭癌；上方の結節で最大径6.6 mm，しかし形状不整，境界不明瞭・粗雑，低エコー，内部エコー不均質，微細高エコー多発．l：乳頭癌；微細高エコー多発．m：乳頭癌；微細高エコー多発．n：乳頭癌；微細高エコー多発．o：乳頭癌；粗大高エコーであるが細胞診で乳頭癌と診断された．p：濾胞癌；微細高エコー多発，内部エコー不均質，形状不整，境界不明瞭・粗雑．骨転移を認める濾胞癌であった．q：乳頭癌；微細高エコー多発（一部粗大混在），形状不整，境界不明瞭粗雑，内部エコー不均質，内部低エコー，後方エコー著明に減弱，境界部低エコー帯なし．

所見のみで細胞診をする必要のないものの1つである[4]．

充実部分を伴う嚢胞（嚢胞内結節）では，後述する充実性結節でも10 mm以下は抑制的に取り扱うとするコンセプトから，改訂第2版よりさらなる改訂を行った．すなわち嚢胞内結節に関しても，10 mm以下では壁外浸潤などきわめて強く悪性を疑う場合にのみFNACを勧めることとしている．嚢胞壁内への進展では腫瘍は限局しているものの，悪性となった場合，基本的には嚢胞の最大径を腫瘍径としstagingを行う．壁外への浸潤はまれであるが認めた場合にはたとえ微小癌でも現行の診療ガイドラインからは手術適応になりうる[1]ので細胞診を勧める．

マススクリーニングの超音波検査では，嚢胞内結節の取り扱いは困難な場合も多く，その場合は充実性結節と同様に5 mm以上で二次的検査を行い，そこで図4のような鑑別を行うことも考えられる[5,6]．嚢胞内結節における壁外浸潤を超音波画像で判断するのは，現時点では医師による判定（可能なら超音波専門医）が望ましい．

充実性結節では，5 mm以下は経過観察としている．生涯臨床癌とならず，剖検例で発見されるような癌が乳頭癌では11.3～35.4％に認められ[7,8]，その大半が5 mm以下，特に1～2 mm以下で多発であることから，積極的に診断する意義は低いものと考え経過観察としている．微小癌での検討では5 mm以下と5 mmを超えるものでは，前者が有意に被膜外浸潤，リンパ節転移が少なく[9]，再発率も有意に低率となる[10]ことからも，5 mm以下の充実性結節ではFNACをせず経過観察を行うという方針に対し妥当性の根拠となる．

成人を対象とした米国甲状腺学会（ATA）のガイドライン（2015）では，10 mm以下ではたとえ悪性を強く疑う超音波所見でもFNACを勧めないとしている[11]が，この根拠になったわが国の微小癌の非手術的経過観察例[12～14]でも，すべてFNACをしたうえで，十分なインフォームドコンセントのもとに行われている．また，リ

ンパ節転移や被膜外浸潤を疑う場合には微小癌でも絶対的手術適応とされており[1]，本ガイドブックでもリンパ転移や遠隔転移はもちろんのこと，5 mm から 10 mm では強く悪性を疑うもののなかには被膜外浸潤の可能性が多く含まれることを想定し FNAC を勧めている．ATA 以外のガイドラインでも本ガイドライン同様，1 cm 以下では超音波で悪性を疑う場合には細胞診を勧めている[15,16]．

また，10 mm から 20 mm では，濾胞腺腫や腺腫様結節と考えられるものでは FNAC を勧めない．ただし，ドプラ法で貫通血管を認める場合，濾胞型乳頭癌を否定する目的で FNAC を一度は勧める．

文 献

1) 日本内分泌外科学会・日本甲状腺外科学会（編）：甲状腺腫瘍診療ガイドライン，2010 年版，金原出版，東京，p34-40, 2010
2) 日本超音波医学会用語・診断基準委員会：甲状腺結節（腫瘤）超音波診断基準．超音波医 38：667-668, 2011
3) 鈴木眞一：一般臨床における甲状腺結節の精査基準．実臨床に役立つ頸動脈エコー時の甲状腺形態異常のみかた—診断の実際と精査の基準—，貴田岡正史（編），メディカルレビュー社，東京，p 38, 2014
4) Bonavita JA, Mayo J, Babb J et al: Pattern recognition of benign nodules at ultrasound of the thyroid: which nodules can be left alone? AJR Am J Roentgenol 193：207-213, 2009
5) Suzuki S, Yamashita S, Fukushima T et al: The protocol and preliminary baseline survey results of the thyroid ultrasound examination in Fukushima. Endocr J 63：315-321, 2016
6) Suzuki S: Childhood and Adolescent Thyroid Cancer in Fukushima after the Fukushima Daiichi Nuclear Power Plant Accident：5 Years On. Clin Oncol 28：263-271, 2016
7) Harach HR, Franssila KO, Wasenius V-M: Occult papillary thyroid carcinoma of the thyroid. A "Normal" finding in Finland. A systematic autopsy study. Cancer 56：531-538, 1985
8) Yamamoto Y, Maeda T, Izumi K et al: Occult papillary carcinoma of the thyroid. A study of 408 autopsy cases. Cancer 65：1173-1179, 1990
9) Lim DJ, Baek KH, Lee YS et al: Clinical, histopathological, and molecular characteristics of papillary thyroid microcarcinoma. Thyroid 17：883-888, 2007
10) Noguchi S, Yamashita H, Uchino S et al: Papillary microcarcinoma. World J Surg 32：747-753, 2008
11) Haugen BR, Alexander EK, Bible KC et al：2015 American Thyroid Association Management Guidelines for Adult Patients with Thyroid Nodules and Differentiated Thyroid Cancer. The American Thyroid Association Guidelines Task Force on Thyroid Nodules and Differentiated Thyroid Cancer. Thyroid 26：1-133, 2016
12) Ito Y, Uruno T, Nakano K et al: An observation trial without surgical treatment in patients with papillary microcarcinoma of the thyroid. Thyroid 13：381-387, 2003
13) Miyauchi A: Clinical Trials of Active Surveillance of Papillary Microcarcinoma of the Thyroid. World J Surg 40：516-522, 2016
14) Sugitani I, Toda K, Yamada K et al: Three distinctly different kinds of papillary thyroid microcarcinoma should be recognized: our treatment strategies and outcomes. World J Surg 34：1222-1231, 2010
15) Pacini F, Castagna MG, Brilli L et al: Thyroid cancer: ESMO Clinical Practice Guidelines for diagnosis, treatment and follow-up. Ann Oncol 23 (Suppl 7)：vii 110-119, 2012
16) Gharib H, Papini E, Paschke R et al: American Association of Clinical Endocrinologists, Associazione Medici Endocrinologi, and EuropeanThyroid Association Medical Guidelines for Clinical Practice for the Diagnosis and Management of Thyroid Nodules. Endocr Pract 16 (Suppl 1)：1-43, 2010

CHAPTER VI 疾患別診断

A 甲状腺中毒症をきたす疾患

A-1 バセドウ病

1 甲状腺中毒症とは

甲状腺中毒症とは，血中甲状腺ホルモン濃度が上昇し，それによる症状をきたす病態を指す．原因疾患は表1に示すとおり多岐にわたり，甲状腺自体のホルモン合成分泌過剰が原因であるものを甲状腺機能亢進症という．無痛性甲状腺炎や亜急性甲状腺炎は，炎症による甲状腺組織破壊のために血中に甲状腺ホルモンが漏れ出してくるものであり，破壊性甲状腺中毒症ともいわれる．わが国ではバセドウ病による甲状腺中毒症が最も多く，無痛性甲状腺炎が約10〜30％，亜急性甲状腺炎が約10％を占める[1〜3]．

2 疾患の特徴

バセドウ病は，英語圏ではグレーブス病（Graves' disease）と呼ばれるが，甲状腺中毒症の原因疾患として最も頻度の高い自己免疫疾患である．甲状腺刺激活性を持つ抗甲状腺刺激ホルモン（TSH）受容体抗体（TRAb）によって甲状腺機能が亢進し，びまん性甲状腺腫をきたす．甲状腺外症状として眼球突出などの眼症状，脛骨前粘液水腫などの皮膚症状を伴うことがある．幅広い年齢層に発症するが，女性には男性の約4倍多くみられる．

遊離 T_3（FT_3），遊離 T_4（FT_4）の上昇，TSH の抑制に加えて TRAb の検出によって診断されることが多いが，未治療バセドウ病の約3〜4％の症例では TRAb が陰性であることに注意を要する．TSH が抑制された状態で

表1　甲状腺中毒症を呈する疾患

Ⅰ）甲状腺自体の機能亢進による疾患
1）甲状腺刺激物質の存在
・バセドウ病
・絨毛性疾患
・妊娠甲状腺中毒症
2）機能性甲状腺結節（AFTN）
・プランマー病
・中毒性多結節性甲状腺腫（TMNG）
3）TSH 不適合分泌症候群（SITSH）
・TSH 産生腫瘍
・甲状腺ホルモン不応症（下垂体性）
Ⅱ）甲状腺機能亢進以外の疾患
1）甲状腺ホルモンの漏出
・亜急性甲状腺炎
・無痛性甲状腺炎
2）甲状腺以外からの甲状腺ホルモンの供給
・thyrotoxicosis factitia
・異所性甲状腺
・卵巣甲状腺腫
・甲状腺癌転移

放射性ヨウ素の取り込みがびまん性に亢進していればバセドウ病と確定診断できる．

3 超音波診断（図1, 2）

バセドウ病は TRAb によって甲状腺中毒症を引き起こす疾患なので，前述の検査成績を根拠に診断されるものである．バセドウ病の診断における超音波検査の意義は，びまん性甲状腺腫の大きさの評価[4,5]，結節性病変合併の診断[6〜9]，破壊性甲状腺中毒症との鑑別に集約される．

甲状腺腫の大きさは症例ごとにさまざまである．正常甲状腺と変わらないものから，数百 mL のものまである．種々の程度に腫大した甲状腺腫が描出され，超音波による甲状腺体積測定は，甲状腺腫大の評価や，放射性ヨウ素内用療法での投与量の決定に有用である．内部エコー

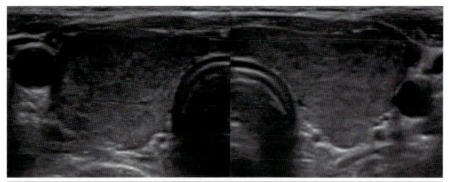

図1 未治療バセドウ病甲状腺の横断像
甲状腺機能検査の成績はFT₃ 27.7 pg/mL, FT₄ 7.8 ng/dL以上, TSH 0.01 μU/mL以下, TRAb 29.0 IU/L.
甲状腺はびまん性に腫大し, 内部は正常甲状腺に比べてやや低エコーである.

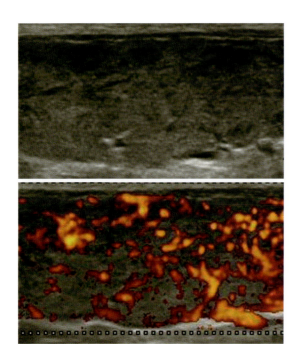

図2 同一症例の左葉縦断像とパワードプラ像
甲状腺内血流の増加を認める.

は不均質で, エコーレベルが低下することが多い. びまん性甲状腺腫をきたすもう1つの疾患は慢性甲状腺炎(橋本病)であるが, 甲状腺の大きさや内部の性状からはバセドウ病と鑑別できないことがしばしばある. びまん性甲状腺腫のなかに結節性病変を合併していても触診では検出できないことがある. したがって, 超音波検査で結節合併の有無を確認することは治療方針を決めるうえでも重要である.

未治療のバセドウ病では, びまん性に著明な血流信号の増加を認める. 超音波ドプラ法を用いたバセドウ病と無痛性甲状腺炎の鑑別については多くの報告がある[10~12]. Uchidaら[11]は, 上甲状腺動脈の最高血流速度を測定し45 cm/secをカットオフ値とすると, 感度83.7%, 特異度92.3%で未治療バセドウ病と破壊性甲状腺中毒症を鑑別できると報告している. ドプラ法で甲状腺内の血流信号の多寡をみる方法は簡便であり, 典型的な未治療バセドウ病では甲状腺内部の血流信号の増強がみられ, 無痛性甲状腺炎では破壊巣において, 血流信号が消失する.

4 治療法の選択

バセドウ病の治療には薬物治療, 放射性ヨウ素内用療法, 手術の3つの方法がある. 初めて診断された時にはまず薬物治療でFT₃, FT₄の正常化をはかるが, 薬物治療で寛解が期待しにくい症例, 抗甲状腺薬の副作用などのため薬物治療が困難な例などでは, 放射性ヨウ素内用療法または手術を選択する. 超音波検査によって甲状腺腫の大きさを評価すること, 手術適応になる結節性病変の有無を確認することが治療方針の決定に重要な情報を提供する.

文献

1) 日本甲状腺学会(編):バセドウ病の診断基準. バセドウ病治療ガイドライン, 南江堂, 東京, p 2-6, 2011
2) 吉村 弘:甲状腺ホルモン異常のアプローチ. 日内会誌 103:855-861, 2014
3) 上條桂一:無痛性甲状腺炎. 日臨(別冊):430-433, 2006
4) Szebeni A, Beleznay E: New simple method for thyroid volume determination by ultrasonography. J Clin Ultrasound 20:329-337, 1992
5) Miccoli P, Minuto MN, Orlandini C et al: Ultrasonography estimated thyroid volume; a prospective study about its reliability. Thyroid 16:37-39, 2006
6) Ozaki O, Ito K, Kobayashi K et al: Thyroid carcinoma in Graves' disease. World J Surg 14:437-441, 1990

7) Belfiore A, Russo D, Vigneri R et al: Graves' disease, thyroid nodules and thyroid cancer. Clin Endocrinol 55: 711-718, 2001
8) Kim WB, Han SM, Kim TY et al: Ultrasonographic screening for detection of thyroid cancer in patients with Graves' disease. Clin Endocrinol 60: 719-725, 2004
9) Ukase K, Noh JY, Kunii Y et al: Prevalence of malignant tumors and adenomatous lesions detected by ultrasonographic screening in patients with autoimmune thyroid diseases. Thyroid 21: 37-41, 2011
10) Hari Kumar KVS, Pasupuleti V, Jayaraman M et al: Role of thyroid Doppler in differential diagnosis of thyrotoxicosis. Endocr Prac 15: 6-9, 2009
11) Uchida T, Takeno K, Goto M et al: Superior thyroid artery mean peak systolic velocity for the diagnosis of thyrotoxicosis in Japanese patients. Endocrine J 57: 439-443, 2010
12) Hiraiwa T, Tsujimoto N, Tanimoto K et al: Use of color Doppler ultrasonography to measure thyroid blood flow and differentiate Grave's disease from painless thyroiditis. Eur Thyroid J 2: 120-126, 2013

A-2 慢性甲状腺炎（橋本病）

1 疾患の特徴

a 概念

1912年，橋本策博士により struma lymphomatosa として中年女性のびまん性甲状腺腫の病理組織が報告されたのが最初である[1]．橋本病は自己免疫性甲状腺疾患で，慢性甲状腺炎とも呼ばれ，臓器特異的な自己免疫疾患のなかで最も頻度の高い疾患である．

橋本病の抗原はサイログロブリン（Tg）と甲状腺ペルオキシダーゼ（thyroid peroxidase：TPO）であることが知られており，これらに対する自己抗体の存在の証明は後述する橋本病の診断にきわめて有用である．病理学的には甲状腺内へのリンパ球浸潤により甲状腺濾胞上皮の萎縮や変性，濾胞構造の破壊，リンパ濾胞の形成，間質の線維化が特徴的な所見である（図1）．

また橋本病の甲状腺は，触診で硬く，びまん性に腫大していることが典型的であるが，発症初期では抗サイログロブリン抗体（TgAb）や抗 TPO 抗体（TPOAb）のみ陽性となり，触診上は硬くないことや，びまん性腫大を認めず正常甲状腺に近い症例もある．このような症例では，病理所見として散在性に甲状腺内へのリンパ球浸潤を少数認める程度である．

一方，高度に甲状腺濾胞細胞の萎縮・変性や濾胞構造の破壊が認められるようになると，最終的に甲状腺ホルモンが低下し，甲状腺機能低下症を呈すると考えられている（図2）．

多彩な病態の変化の過程や治療とともに触診所見にも変化が認められ，甲状腺の片葉のみに腫大所見を認めて結節性病変が疑われたりする症例や萎縮しているような症例もある．

b 疫学や遺伝性

成人男性に比べて成人女性に好発し，成人女性の30人に1人は橋本病（発症初期を含む）が存在するとされ，きわめて高頻度な疾患である[2]．久山町や札幌での甲状腺機能低下症の有病率を検討した報告では，男性は0.24〜0.4％で女性は0.7〜0.85％となっている[3]．近年の人間ドック受診者における抗甲状腺自己抗体（TgAb あるいは TPOAb）の保有率の検討では，男性は11％で女性が25.2％と，きわめて高頻度に抗甲状腺自己抗体を保有していることが示された[4]．また家族内発症がしばしば認められ，遺伝的な要素も発症に関与しているものと考えられている．遺伝的な要素としては，HLA（DRB4*0101）や cytotoxic T lymphocyte antigen-4（CTLA-4）の遺伝子多型が橋本病の発症との関連性が示唆されている[5]．

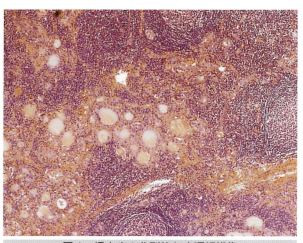

図1 橋本病の典型的な病理組織像

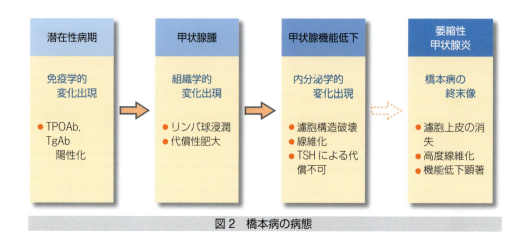

図2 橋本病の病態

c 臨床診断

日本甲状腺学会（http://www.japanthyroid.jp/）より橋本病の診断ガイドラインが示されている（表1）．

臨床所見ではびまん性甲状腺腫を呈するバセドウ病を除外する必要がある．典型的な橋本病では，硬くそして表面は不整で凸凹に触知するため，一般に軟らかく触知するバセドウ病とは異なる．また，先述のように多様な病態を呈する橋本病は典型的な触診所見を認めないことがあるため，他の臨床所見も重要である．橋本病では病態の進行により甲状腺ホルモンの低下を呈するため，易疲労感，寒がり，発汗減少，便秘，脱毛などの甲状腺機能低下症状が出現する．

検査所見においては，抗甲状腺自己抗体（TgAbあるいはTPOAb）が陽性であることは非常に重要な位置づけとなっていて，各々の抗体の橋本病診断の感度および特異度は，TgAb（97.3％および93.9％），TPOAb（74.7％および93.9％）と非常に優れている[6]．

表1 慢性甲状腺炎（橋本病）の診断ガイドライン（日本甲状腺学会）

a）臨床所見
  1. びまん性甲状腺腫大
    ただしバセドウ病など他の原因が認められないもの
b）検査所見
  1. 抗甲状腺マイクロゾーム（またはTPO）抗体陽性
  2. 抗サイログロブリン抗体陽性
  3. 細胞診でリンパ球浸潤を認める

1）慢性甲状腺炎（橋本病）
  a）およびb）の1つ以上を有するもの

付記
1. 他の原因が認められない原発性甲状腺機能低下症は慢性甲状腺炎（橋本病）の疑いとする．
2. 甲状腺機能異常も甲状腺腫大も認めないが抗マイクロゾーム抗体およびまたは抗サイログロブリン抗体陽性の場合は慢性甲状腺炎（橋本病）の疑いとする．
3. 自己抗体陽性の甲状腺腫瘍は慢性甲状腺炎（橋本病）の疑いと腫瘍の合併と考える．
4. 甲状腺超音波検査で内部エコー低下や不均一を認めるものは慢性甲状腺炎（橋本病）の可能性が強い．
  〈http://www.japanthyroid.jp/doctor/guideline/japanese.html〉

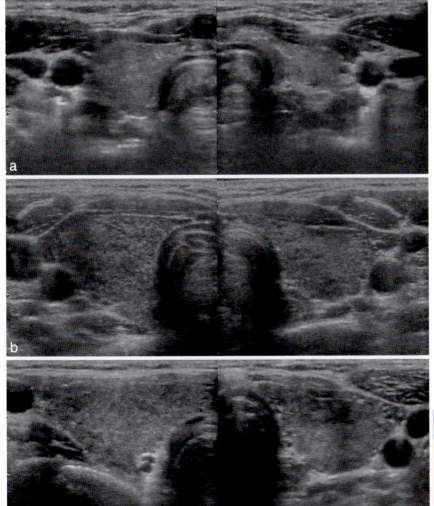

図3 軽度（早期）の橋本病（Bモード像）
a：甲状腺の腫大は認められないが，内部エコーに軽度の不均質さが認められる．
b：甲状腺腫大はほとんど認められないが，小さな低エコー領域（hypoechoic spot）が散見される．
c：軽度の甲状腺腫大と一部に不均質な内部エコーが認められる．

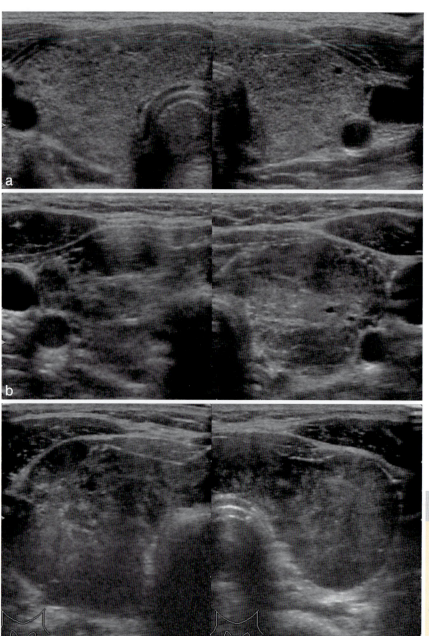

図4 びまん性腫大を伴う橋本病（Bモード像）
a：甲状腺のびまん性腫大と，小さな低エコー領域が甲状腺全体に認められる．
b：内部エコーレベルが低下した領域が広がり，分葉状構造を認める．右葉腹側の低エコー領域も嚢胞ではなく，橋本病の病理学的変化が著しい領域と考えられる．
c：内部エコーレベルが全体的に低下し，前頸筋群や胸鎖乳突筋とほぼ同じエコーレベルとなっている．橋本病による病理学的変化の進行が疑われる．

橋本病が病理組織から発見された経緯を考えると，穿刺吸引細胞診（FNAC）や生検により甲状腺内へのリンパ球浸潤を同定することはきわめて有用ではあるが，線維化が進行した甲状腺からはFNACにて適切な標本が得られなかったり，生検においても患者への侵襲が大きいため，TgAbおよびTPOAbが陰性で橋本病が疑われる症例に対して施行される．

甲状腺超音波検査は，CTやMRIなどに比べ甲状腺内部の状況を詳細に観察することが可能であり，画像診断において最も有用な検査である．

② 超音波診断

a 特徴的な超音波像

典型的な橋本病の超音波像として以下の特徴があげられる．

①辺縁が鈍化し表面が凹凸で分葉状構造を反映
②びまん性に腫大
③内部エコーレベルがびまん性に低下し粗雑，エコーも不均質なことが多い

しかし，病態と同様に橋本病の超音波像は多彩であり，すべての特徴を兼ね備えているわけではないため，超音

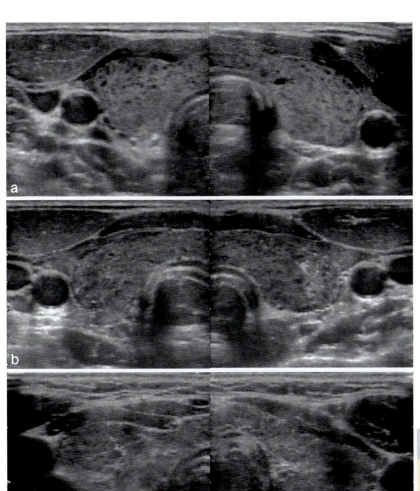

図5 びまん性腫大を伴わない橋本病（Bモード像）
a：甲状腺のびまん性腫大はほとんど認めないが，峡部の軽度肥厚を認める．内部には小斑状の低エコー領域の散在が認められる．
b：内部エコーレベルは全体的にやや低下しており，小斑状の低エコー領域の散在も認められる．
c：内部エコーレベルが全体的に低下し，分葉状となっている．

波診断には注意を要する．

　早期の橋本病や抗甲状腺自己抗体低力価の橋本病では図3のような超音波像を呈することが多く，特徴的な所見に乏しいことがあるが，内部エコーの低下はリンパ球浸潤，濾胞構造の破壊，間質の線維化などの病理学的変化が内部エコーレベルの低下として描出され，病態の進行に伴って不均質さが顕著となってくる．

　典型的な超音波像は，抗甲状腺自己抗体が高力価であったり甲状腺機能低下症例や甲状腺ホルモン補充量の多い病態の進行した橋本病症例で観察されることが多く，図4のような超音波像を呈する．また，内部が分葉状構造を呈してきたり斑状に内部エコーレベルの低下が認められていた際には，腫瘍との鑑別が必要となることがある．

　図4と同じような病態の進行した橋本病症例での超音波像において，明らかなびまん性甲状腺腫大を認めないこともしばしば観察されるが，内部エコー所見を軸として総合的に判断することで超音波診断が可能である（図5）．末期の橋本病ではリンパ球浸潤，濾胞構造の破壊，間質の線維化などの病理学的変化が著明となるとともに，甲状腺が萎縮してくることがある（図6a）．その場合は，高度の甲状腺機能低下症となっていることが多いため，一層の注意を要する．また，甲状腺ホルモン補充療法を受けた患者では，甲状腺は高度に萎縮してくることも多い（図6b）．

　多彩な超音波断層像を呈する橋本病であるが，甲状腺の局所のみに低エコーや高エコー性の結節様所見を認めることがある．低エコー領域は病理学的にも局所的なリンパ球浸潤などを反映しているものと考えられ，甲状腺機能としては正常であることがほとんどである（図7a, b）．一方，甲状腺全体が橋本病により低エコーとなっている症例において，一部に高エコー結節状超音波所見を呈する場合がある（図7c）．これは"white knight"とよばれ，橋本病における再生結節と考えられており，

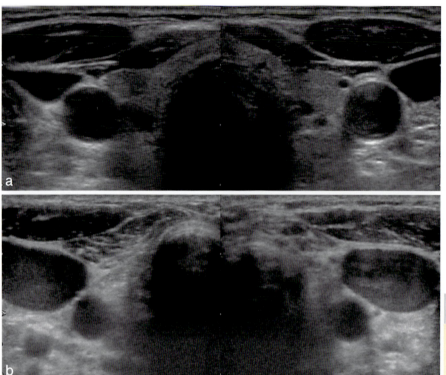

図6 萎縮をきたした末期橋本病（Bモード像）

a：両葉の萎縮をきたし，内部エコーレベルも低下している．
b：甲状腺ホルモン補充療法中の橋本病症例．甲状腺は高度に萎縮している．

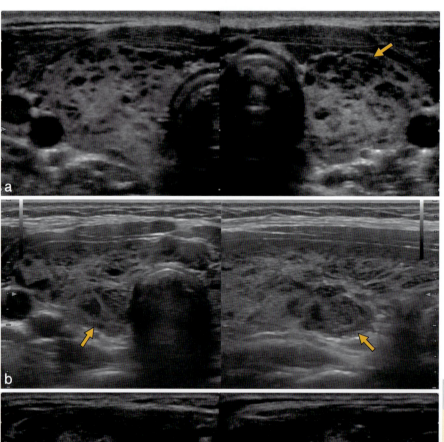

図7 結節様所見を呈する橋本病（Bモード像）

a：境界明瞭な低エコー斑が両葉に散在しているとともに，左葉腹側には低エコー斑が集簇し，結節様となっている（矢印）．
b：左；右葉横断像，右；右葉縦断像．右葉背側に結節状の低エコー領域を認める（矢印）．
c：左；右葉横断像，右；右葉縦断像．橋本病により全体が低エコーとなった甲状腺に境界が比較的明瞭な高エコー結節状所見を認める（矢印）．いわゆる "white knight" とよばれる橋本病における再生結節であり，超音波所見にて良性と判断可能．

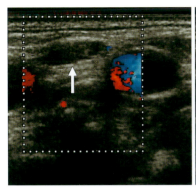
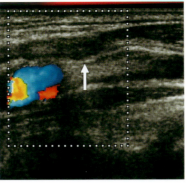

図8 橋本病で認められた頸動脈周囲のリンパ節腫大（ドプラ法）
頸動脈周囲に扁平なリンパ節腫大を認め，ドプラ法にて血流を認めていない．

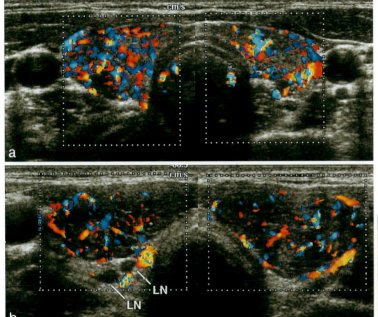

図9 血流亢進所見を認めた橋本病（ドプラ法）
a：TSHが50 μU/mLを超えるような著明な甲状腺機能低下状態の症例．甲状腺内全体の血流が著明に亢進している．
b：TSHが軽度から中等度高値となっている甲状腺機能低下状態の症例．甲状腺全体に中等度の血流亢進を認めている．
LN：リンパ節腫大

細胞診を要しない良性所見とされている[7]．

橋本病では頸動脈や傍気管リンパ節などの甲状腺周囲のリンパ節腫大がしばしば認められ，超音波検査の際に気づかれることがある（図8）．多くは扁平な形状で小さく，リンパ節内部に血流所見を認めない（図8，図9b）．このような甲状腺周囲のリンパ節腫大を伴う橋本病は，病態的にも超音波所見的にも比較的進行していることが多い．

橋本病における血流の程度は甲状腺機能状態，特に甲状腺刺激ホルモン（TSH）と相関する．一般にTSHは血管内皮細胞増殖因子（VEGF）を増加させることが知られており[8]，橋本病の病態が進行し甲状腺機能低下状態に陥ることによりTSHが高値となり，図9のように甲状腺内の血流が増加する．バセドウ病の血流所見と類似するため鑑別を要する．

一方，早期の橋本病で超音波像も乏しい症例（図10a）や，甲状腺機能低下症に対する甲状腺ホルモン補充により正常甲状腺機能となりTSH値が正常化しているような症例（図10b）では，ドプラ法で血流はほぼ認めないか，乏しいことが多い．ただし，橋本病の末期では甲状腺組織が著しく荒廃しているため，甲状腺機能低下によりTSHの高値を認めても血流は乏しいことが多いので注意を要する．

b 超音波における鑑別診断

1）萎縮性甲状腺炎，特発性粘液水腫

原発性甲状腺機能低下症を呈し甲状腺を触知しないものは萎縮性甲状腺炎と呼ばれる．橋本病の末期の病態とも考えられており，図11のような超音波像を呈する．

また，皮下や間質にグリコサミノグリカンが沈着し，非圧痕性浮腫（non-pitting edema）を生じる．原発性甲状腺機能低下症の原因が不明のものを特発性粘液水腫と呼び，10％程度に阻害型抗TSH受容体抗体が存在する．超音波像は，多くの場合著しい萎縮を認める．

2）悪性リンパ腫

甲状腺悪性リンパ腫は基礎疾患として橋本病が存在し

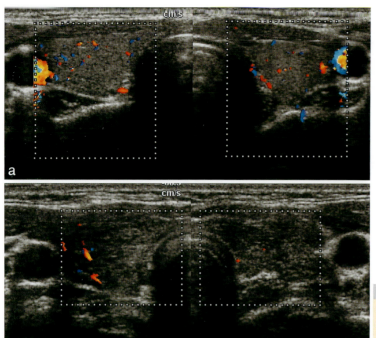

図10 血流亢進所見の乏しい橋本病（ドプラ法）
a：早期の橋本病で超音波像も乏しく，血流亢進所見は認められない．
b：甲状腺ホルモン補充により正常甲状腺機能となっている症例で血流所見は乏しい．

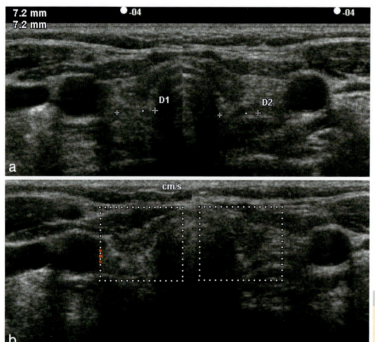

図11 萎縮性甲状腺炎
a：Bモード像．甲状腺の萎縮所見と内部エコーレベルの著明な低下が認められる．
b：ドプラ法で血流が認められない．

ていることがほとんどで，橋本病の経過で最も注意すべき合併症の1つである．橋本病の経過中に急激な甲状腺腫大をきたした場合は念頭に置くべき疾患である．疾患の特徴や特徴的な超音波像は「Ⅵ-B-6．悪性リンパ腫」において詳細に記載されており，参照していただきたい．

3）無痛性甲状腺炎

甲状腺破壊により一過性の甲状腺中毒症を認め，甲状腺部に痛みを有しないものを無痛性甲状腺炎という．橋本病を背景として惹起されることが多い．「Ⅵ-A-3．破壊性甲状腺炎」において超音波像などが詳細に記載されており，参照していただきたい．

4）バセドウ病

びまん性甲状腺腫大を認める疾患のうちで，超音波像において橋本病と鑑別する必要がある疾患にバセドウ病がある．図9aに示したようなTSHの著明高値を呈している橋本病では，カラードプラ像がバセドウ病と類似する．臨床症状や甲状腺機能検査にて鑑別できる．特徴的な超音波像などは「Ⅵ-A-1．バセドウ病」を参照し

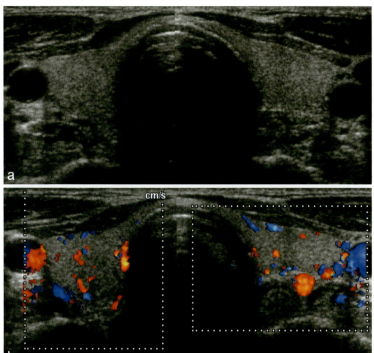

図12 アミロイドーシス
軽度の甲状腺機能低下症を認める.
a：Bモード像としては正常甲状腺に近い.
b：ドプラ法でごく軽度の血流亢進を認める.

ていただきたい．

5）単純性甲状腺腫

びまん性甲状腺腫を認めるが，甲状腺は硬くなく，正常甲状腺機能で抗甲状腺自己抗体が陰性であれば，単純性甲状腺腫と診断する．超音波像ではびまん性甲状腺腫大を認めるが腫瘍はなく，内部エコーの異常所見を認めず，甲状腺表面の凹凸を認めない．

6）結節性甲状腺腫

橋本病で分葉状構造が強い症例や片葉性にのみ腫大所見を認める症例では，結節性甲状腺腫と鑑別が必要である．

7）アミロイドーシス（図12）

アミロイドーシスではアミロイドの甲状腺への沈着により甲状腺機能低下症となることがある．超音波像では甲状腺は正常から軽度腫大を呈する．甲状腺へのアミロイドの沈着の程度が大きければ甲状腺機能は低下し，超音波像における内部エコーは低エコーへ変化する．また，一方でアミロイドーシスは亜急性甲状腺炎に類似した臨床経過を呈することがあり，亜急性甲状腺炎様症候群と呼ばれている[9]．

3 治療法の選択

橋本病は甲状腺機能異常が生じなければ治療は必要ないが，潜在性を含め甲状腺機能低下症に対しては，甲状腺ホルモン（レボサイロキシン）の補充療法を行い，TSH値が正常範囲内で推移するよう補充量を調節する．未治療や補充量不足による甲状腺機能低下症では動脈硬化や心筋梗塞のリスクが増加し，補充量の過量により甲状腺機能亢進をきたすと心房細動や骨粗鬆症のリスクが増加する．甲状腺ホルモン補充の必要性のある橋本病の超音波像では図4～6のような所見を認めることが多い．また，TSH高値による血流の亢進所見を認めることが多い．

文 献

1) Hashimoto H: Zur Kenntniss der lymphomatösen Veränderung der Schilddrüse (Struma lymphomatosa). Arch Klin Chir 97：219-248, 1912
2) Amino N, Tada H, Hidaka Y et al：2001. Chronic (Hashimoto's) thyroiditis. Endocrinology, 4th ed, DeGroot LJ, Jameson JL (eds), WB Saunders, Philadelphia, p1471-1480, 2001
3) 芦澤潔人：甲状腺疾患の疫学．甲状腺疾患（最新医学別冊，新しい診断と治療のABC 25），森 昌朋（編），最新医学社，大阪，p39-47, 2004
4) 宮崎朝子，志村浩己，堀内里枝子ほか：人間ドック全受診者に対する甲状腺超音波健診の結果と結節性病変の経年的変化．人間ドック 25：789-797, 2010
5) Terauchi M, Yanagawa T, Ishikawa N et al: Interactions of HLA-DRB4 and CTLA-4 genes influence thyroid function in Hashimoto's thyroiditis in Japanese population. J Endocrinol Invest 26：1208-1212, 2003
6) Kasagi K, Kousaka T, Higuchi K et al: Clinical significance of measurements of antithyroid antibodies in the diagnosis of Hashimoto's thyroiditis: comparison with histological findings. Thyroid 6：445-450, 1996

7) Bonavita JA, Mayo J, Babb J et al: Pattern recognition of benign nodules at ultrasound of the thyroid: which nodules can be left alone? AJR Am J Roentgenol 193 : 207-213, 2009
8) Sato K, Yamazaki K, Shimizu K et al: Stimulation by thyroid-stimulating hormone and Grave's immunoglobulin G of vascular endothelial growth factor mRNA expression in human thyroid follicles *in vitro* and flt mRNA expression in the rat thyroid *in vivo*. J Clin Invest 96 : 1295-1302, 1995
9) Ikenoue H, Okamura K, Kuroda T et al: Thyroid amyloidosis with recurrent subacute thyroiditis-like syndrome. J Clin Endocrinol Metab 67 : 41-45, 1988

A-3 破壊性甲状腺炎

破壊性甲状腺炎のなかには，急性化膿性甲状腺炎，亜急性甲状腺炎，無痛性甲状腺炎や，アミオダロン，インターフェロンなどによる薬剤性甲状腺炎などがあり，バセドウ病との鑑別が臨床的に重要な病態である（「Ⅵ-A-1．バセドウ病」の項を参照）．各疾患の臨床診断はガイドラインにも示されており[1]，その特徴的な臨床症状と身体所見によって多くは診断可能であるが，一部の例では困難な場合がある．

一方，近年ドプラ機能を備えた超音波診断装置によって，より詳細な血流情報から鑑別診断が容易となってきた．ここでは，種々の破壊性甲状腺炎の臨床像と特徴的な超音波所見について述べる[2]．

表1　亜急性甲状腺炎の診断ガイドライン

a）臨床所見
　有痛性甲状腺腫
b）検査所見
　1．CRPまたは赤沈高値
　2．遊離T_4高値，TSH低値（0.1 μU/mL 以下）
　3．甲状腺超音波検査で疼痛部に一致した低エコー域

1）亜急性甲状腺炎
　a）およびb）のすべてを有するもの
2）亜急性甲状腺炎の疑い
　a）とb）の1および2
除外規定
　橋本病の急性増悪，嚢胞への出血，急性化膿性甲状腺炎，未分化癌

付記
1. 上気道感染症状の前駆症状をしばしば伴い，高熱をみることもまれではない．
2. 甲状腺の疼痛はしばしば反対側にも移動する．
3. 抗甲状腺自己抗体は原則的に陰性であるが，経過中弱陽性を示すことがある．
4. 細胞診で多核巨細胞を認めるが，腫瘍細胞や橋本病に特異的な所見は認めない．
5. 急性期は放射性ヨード（またはテクネシウム）甲状腺摂取率の低下を認める．

（日本甲状腺学会：甲状腺疾患診断ガイドライン2013）

A-3-1 亜急性甲状腺炎（subacute thyroiditis）

1 疾患の特徴

甲状腺に何らかの原因で炎症が発生し，そのため甲状腺組織の破壊が起こり，血中へ甲状腺ホルモンが一過性に漏出し甲状腺中毒症を示す病態である．病因としては流行性耳下腺炎，インフルエンザ，Coxsackieウイルス，アデノウイルス，Epstein-Barr（EB）ウイルスなどの上気道感染が先行する場合が多く，ウイルス感染が原因とされている[3]．ヒト白血球抗原（human leukocyte antigen：HLA)-Bw35との関連が報告され，遺伝的素因の関与も示唆されている．発症年齢は30～60歳に多く，男女比は1：10と女性に多い．

主要症状としては，発熱，片側性の前頸部の疼痛とともに，動悸，体重減少，発汗過多などの甲状腺中毒症状を呈する．経過途中でクリーピング現象と呼ばれるように，発症初期は一側葉に限局した炎症，疼痛が経過とともに対側葉にも出現してくることがある[4,5]．初期の1～2ヵ月間はこの中毒症状を呈するが，その後徐々に甲状腺ホルモンは低下していき，一過性に甲状腺機能低下症が起こった後に正常化する．

一般検査所見としては，C反応性蛋白（CRP）陽性，赤沈亢進，白血球増加，肝機能（AST，ALT）の軽度増加がみられる．甲状腺機能異常としては，遊離T_3（FT_3），遊離T_4（FT_4）の高値，TSH測定感度以下が認められる．通常，抗TSH受容体抗体（TRAb）は陰性である．放射性ヨウ素の甲状腺への取り込みは著明に抑制されている．なお本症の診断ガイドラインについては2013年に日本甲状腺学会より発表されている[1]（表1）．

2 超音波診断

超音波画像上，圧痛，硬結部位に一致して低または無エコー域がまだら状あるいは地図状にみられる（図1，2）[4,5]．低エコー域の境界は不明瞭で，内部エコーは不均質である．経過とともにまだら状の低エコー域が融合してくる．また圧痛を伴う低エコー域が対側葉に出現することがある（クリーピング現象）．さらに，臨床症状の改善後もこの低エコー域は残存することが多く炎症が完治していない場合があるので，ステロイド治療の中止時期には注意が必要である（図3）．また頸部リンパ節の腫大を認める．ドプラ法では中毒症状の時期には低エコー域内の血流はほとんどみられず，バセドウ病との鑑別診断に有用である[6]．逆に修復期にはTSHの上昇に伴い一過性に血流の増加を示す．穿刺吸引細胞診（FNAC）や病理組織像では，肉芽腫性病変や大型の多核巨細胞の出現が特徴的である（図4）．

Ⅵ 疾患別診断／A. 甲状腺中毒症をきたす疾患

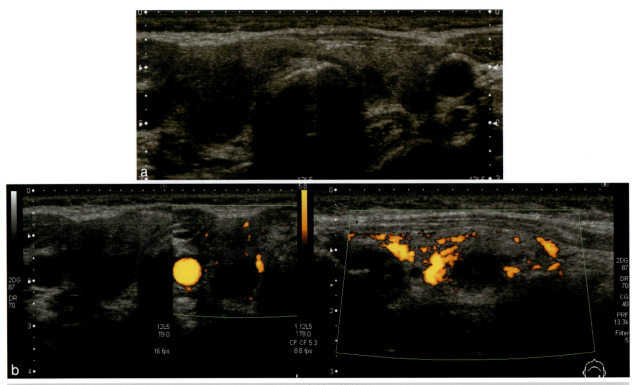

図1　亜急性甲状腺炎
a：Bモード像，b：ドプラ（パワーモード）法
甲状腺全体がびまん性に腫大し，右葉に境界不明瞭な低エコー領域を認め，この部位に一致して圧痛を認めた．この部位では血流が欠如しているのが特徴的である．

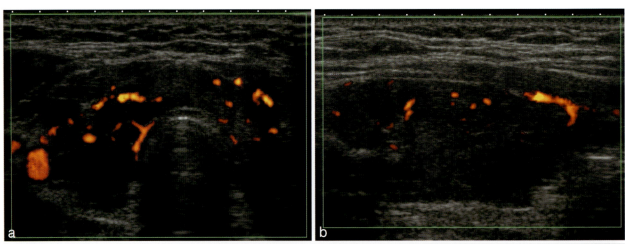

図2　亜急性甲状腺炎［ドプラ（パワーモード）法］
a：横断像，b：縦断像
右葉下極寄りに限局した低エコー域を認め，ドプラ（パワーモード）法ではその部位の血流は消失していた．

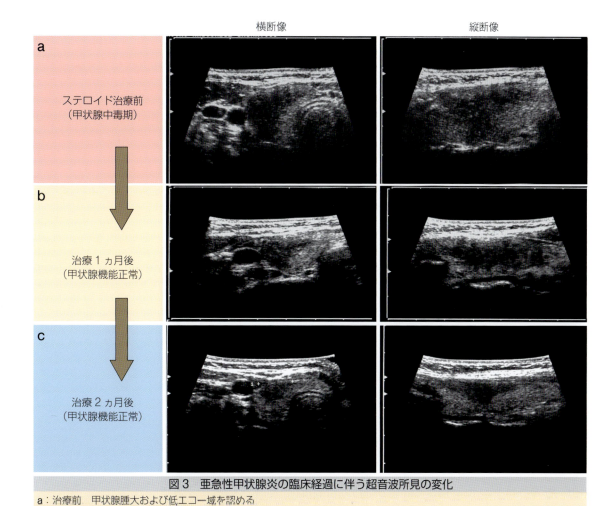

図3 亜急性甲状腺炎の臨床経過に伴う超音波所見の変化
a：治療前．甲状腺腫大および低エコー域を認める．
b：治療1ヵ月後．低エコー域は縮小．
c：治療2ヵ月後．低エコー域はさらに縮小し，甲状腺腫大も改善．

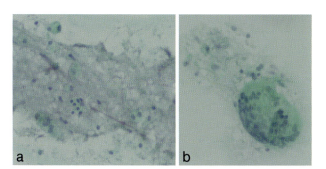

図4 亜急性甲状腺炎の穿刺吸引細胞診所見
炎症性細胞のほか，多核巨細胞の出現を認める（b：強拡大）．

③ 治療法の選択

発熱，痛みが軽度なときは非ステロイド抗炎症薬を用いるが，抗菌薬は無効である．炎症が著明なときはステロイドが著効を示す．ステロイドの減量の目安として，炎症所見の推移だけでなく，超音波画像での低エコー域の縮小の程度と血流の回復を確認しながら行うことが重要である．治癒するまで約2ヵ月間かかることが多い．本症の再発はほとんどないとされているが，最近，平均観察期間13.6年で再発率1.6％との報告がある[6]．

A-3-2 無痛性甲状腺炎 [painless thyroiditis]

① 疾患の特徴

自己免疫異常が急に増強し，甲状腺濾胞細胞の破壊が亜急性に起こり，その結果甲状腺ホルモンが血中に漏出して起きる甲状腺中毒症である．慢性甲状腺炎（橋本病）を背景とすることが多い．本症の頻度はバセドウ病に次いで多く，甲状腺中毒症の約10～15％を占める．橋本病を反映して女性に多く起こるが，分娩後やステロイドの内服中止，あるいはCushing症候群の術後に起こる場合もある．またアミオダロンやインターフェロンなどによる薬剤性甲状腺機能障害の形で起こる場合もある．

表2 無痛性甲状腺炎の診断ガイドライン

a) 臨床所見
1. 甲状腺痛を伴わない甲状腺中毒症
2. 甲状腺中毒症の自然改善（通常3ヵ月以内）

b) 検査所見
1. 遊離 T_4 高値
2. TSH低値（0.1 μU/mL以下）
3. 抗TSH受容体抗体陰性
4. 放射性ヨード（またはテクネシウム）甲状腺摂取率低値

c) 診断
1) 無痛性甲状腺炎
   臨床所見および検査所見のすべてを有するもの
2) 無痛性甲状腺炎の疑い
   臨床所見のすべてと検査所見の1〜3を有するもの

d) 除外規定
   甲状腺ホルモンの過剰摂取を除く

付記
1. 慢性甲状腺炎（橋本病）や寛解バセドウ病の経過中発症するものである
2. 出産後数ヵ月でしばしば発症する
3. 病初期の甲状腺中毒症が見逃され，その後一過性の甲状腺機能低下症で気づかれることがある
4. 抗TSH受容体抗体陽性例がまれにある

（日本甲状腺学会：甲状腺疾患診断ガイドライン2013）

表3 バセドウ病と無痛性甲状腺炎との鑑別

	バセドウ病	無痛性甲状腺炎
甲状腺機能	機能亢進（軽度〜著明）	機能亢進（軽度）
甲状腺腫	びまん性（中等度）	びまん性（軽度）
甲状腺自己抗体	TRAb（+）	TPOAb（+），TgAb（+）
甲状腺ホルモン	遊離T_3/遊離T_4>3.1	遊離T_3/遊離T_4<3.1
放射性ヨード摂取率	高値	低値
超音波所見	びまん性腫大（中等度）	びまん性腫大（軽度）低エコー域の存在
ドプラ法	びまん性に血流信号豊富	低エコー域に血流信号なし
治療	抗甲状腺薬	無治療

臨床上，甲状腺組織の破壊による甲状腺中毒症は一過性であり，引き続いて甲状腺機能低下症が起こるが，この低下症も内因性TSHの上昇によって短期間に回復することが多く，永続性の甲状腺機能低下症の発症は5%以下である．全経過は通常3ヵ月以内である．

主要症状である甲状腺中毒症状は亜急性甲状腺炎と同様であるが，軽度の場合が多い．中毒症状の後，一過性機能低下症を経て回復という経過を呈する点では亜急性甲状腺炎とよく似ているが，病名のごとく痛みや炎症反応を伴わないのが相違点である．内分泌検査ではFT_3, FT_4高値，TSH測定感度以下，TRAbは陰性，放射性ヨウ素の甲状腺への取り込みは著明に抑制されている（診断ガイドライン[1]を参照）（表2）．ほとんどの症例で抗甲状腺ペルオキシダーゼ抗体（TPOAb）や抗サイログロブリン抗体（TgAb）が陽性であり，関節リウマチ，Sjögren症候群，全身性エリテマトーデスなどの全身性自己免疫疾患に合併することもある．まれにバセドウ病の寛解中や治療中に自然発症することもあり，また一過性にTRAbが弱陽性になることがあるため，バセドウ病との鑑別が困難な場合もある．主な鑑別点を表3にあげる．

② 超音波診断

甲状腺の大きさは正常から軽度のびまん性腫大が認められる．橋本病を背景にしていることが多いため，超音波像も内部エコーレベルの低下，内部エコーの不均質がみられる[7]．炎症部位に一致してあらたな低エコー域を認めることが多い．ドプラ法ではこの部位では血流がほとんど認められず，未治療のバセドウ病との鑑別診断に有用である[7,8]（図5）．アミオダロン誘発性の甲状腺中毒症は一過性の破壊性甲状腺炎がほとんどで（タイプⅡ），甲状腺の腫大は軽度であり，低エコー域や血流分布の異常を認めない場合が多い（図6）．欧米ではバセドウ病タイプの甲状腺機能亢進症を呈する場合（タイプⅠ）もあるが，日本ではその頻度は少ない[9]．

③ 治療法の選択

無治療で経過観察していくが，甲状腺中毒症状が強い場合は一時期β遮断薬を投与することがある．

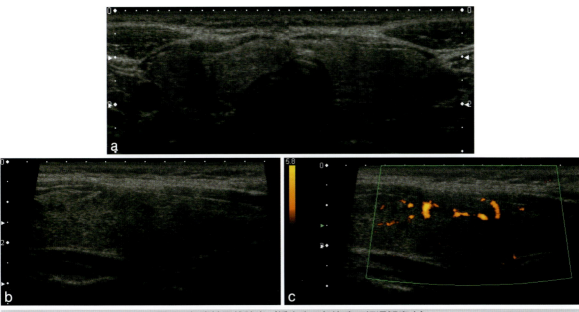

図5 無痛性甲状腺炎（橋本病で無治療で経過観察中）
a：Bモード（横断）像，b：Bモード（縦断）像，c：ドプラ（パワーモード）法
甲状腺のサイズはほぼ正常範囲であったが，内部エコーは不均質で右葉に低エコー域を認めた．ドプラ（パワーモード）上，全体の血流はほぼ正常であり，低エコー域の部分に一致して血流の消失を認めた．

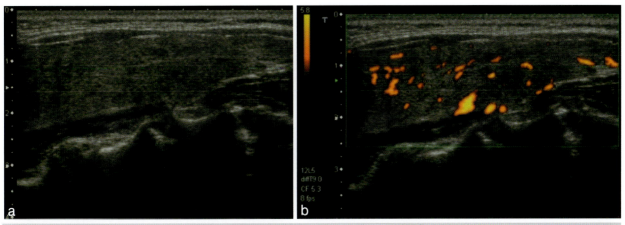

図6 無痛性甲状腺炎（アミオダロン治療後）
a：Bモード（縦断）像，b：ドプラ（パワーモード）法
甲状腺の腫大は軽度で内部エコーも均質であり，ドプラ（パワーモード）上も血流分布は正常であった．確定診断のため甲状腺ヨウ素摂取率（24時間）を測定したところ，0.7％と抑制されていたため，無痛性甲状腺炎と診断した．その後経過観察のみで3ヵ月後には甲状腺機能は正常となった．

A-3-3 慢性甲状腺炎（橋本病）の急性増悪（acute exacerbation of Hashimoto's thyroiditis）

1 疾患の特徴

慢性甲状腺炎（橋本病）の経過中にきわめてまれに，甲状腺部の疼痛と炎症反応（発熱，赤沈亢進，CRP陽性），放射性ヨウ素摂取率の低値，一過性の甲状腺中毒症状など，亜急性甲状腺炎に類似した病態を呈する場合がある[10, 11]．40～60歳代の女性に多い．甲状腺機能は発症時甲状腺中毒症が多いが，機能低下の状態もある．

亜急性甲状腺炎と異なる点として，上気道感染が先行することはなく，甲状腺の疼痛は甲状腺全体に広がり全体が腫大する点，TPOAbとTgAbが強陽性であること，一過性の甲状腺中毒症状に続いて急速にあるいは再発を繰り返しながらゆっくりと甲状腺機能低下症に移行することがあげられる．またステロイド治療を行っても薬の

表4 橋本病の急性増悪と亜急性甲状腺炎との鑑別

	橋本病の急性増悪	亜急性甲状腺炎
年齢	51.8±12（22〜80）	30〜50
男：女	1：13.6	1：3-6
発症時の甲状腺機能	さまざま	正常〜機能亢進
甲状腺腫	硬くびまん性	硬く結節（硬結）あり
甲状腺自己抗体価	非常に高値	陰性か，一過性に弱陽性
痛みの発作の反復	36.2%に起こる	まれ
ステロイドの効果	効果あり	非常に効果あり
回復後の甲状腺腫	多くはびまん性に残存	多くは消失
永続性機能低下症になる確率	高い（60%）	低い（5〜15%）
病理所見	リンパ球浸潤 線維化	甲状腺濾胞構造の破壊と炎症 多核巨細胞の出現

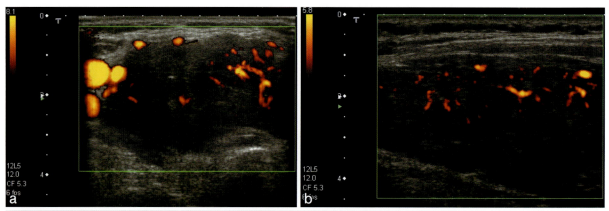

図7 橋本病の急性増悪［カラードプラ（パワーモード）像］
a：横断像，b：縦断像
著明な甲状腺のびまん性腫大と内部エコーの低下を認める．ドプラ（パワーモード）法では内部の血流の増加は軽度である．

減量に伴い再び症状の悪化を認め，治療に抵抗性であることが多い（表4）．

② 超音波診断

図7は橋本病で加療中に痛みを伴い甲状腺が腫大した症例の超音波像である．甲状腺全体の腫大と内部エコーレベルの低下と不均質が目立つ．内部の血流は全体に低下していることが多い．

③ 治療法の選択

副腎皮質ホルモンにより治療が奏効するが，しばしば減量により増悪を繰り返すことがあるため，注意が必要である．

A-3-4 急性化膿性甲状腺炎（acute suppurative thyroiditis）

① 疾患の特徴

多くは第3あるいは第4鰓囊の遺残による下咽頭梨状窩瘻という先天性の奇形が原因で，この瘻管が甲状腺の近傍（あるいは内部）に開口して感染を引き起こし，甲状腺に炎症が波及するまれな疾患である．先天奇形をもとに発生するため，発症年齢は小児〜若年者に多く（平均7.5〜15歳，2/3が小児，1/3が成人），左側に起こることがほとんどである（約90%）．

臨床症状としては，病変に一致した部位に発赤，腫脹，疼痛，嚥下痛などが起こる．上気道感染が先行することが多く，起炎菌は連鎖球菌，ブドウ球菌，大腸菌などが多く，瘻孔を通じての感染であるので口腔内の常在菌を含む混合感染であることが多い．亜急性甲状腺炎と誤診

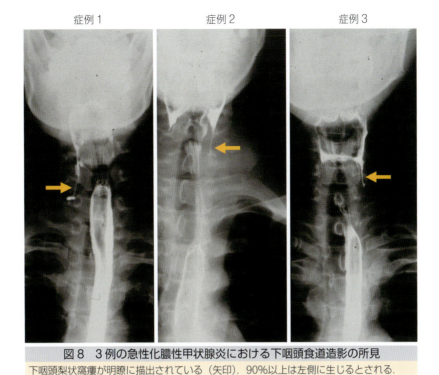

図8 3例の急性化膿性甲状腺炎における下咽頭食道造影の所見
下咽頭梨状窩瘻が明瞭に描出されている（矢印）．90％以上は左側に生じるとされる．

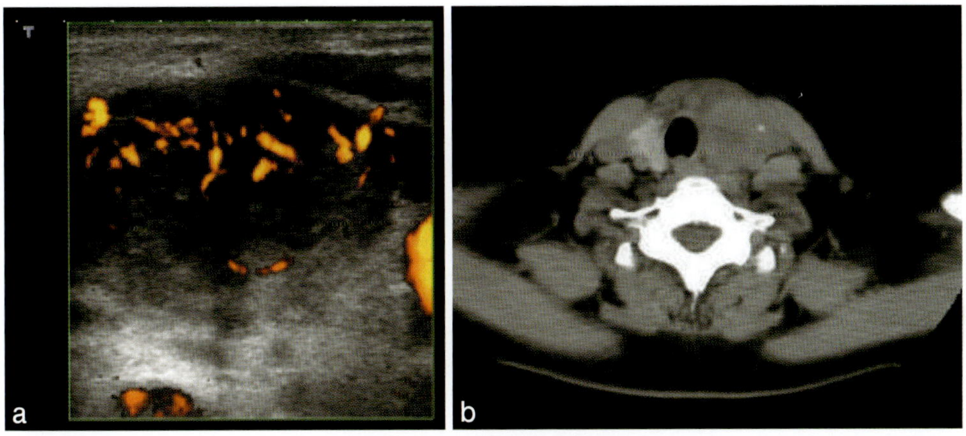

図9 急性化膿性甲状腺炎
a：ドプラ（パワーモード）法，b：CT像
甲状腺右葉に内部不均質な低エコー域が広がっており，甲状腺と前頸筋との境界は不明瞭となっている．

されステロイド治療をされると，炎症が急激に悪化する場合があるので注意が必要である．検査所見としては急性の化膿性炎症の程度に応じて白血球数の増加，CRP陽性，赤沈の亢進がみられる．甲状腺機能は正常であることが多いが，ときに破壊性甲状腺炎が強いと一過性に甲状腺中毒症を呈する．

確定診断には下咽頭梨状窩瘻を証明するために通常下咽頭食道造影が行われる（図8）．瘻管の描出率は約50％で，炎症が強い急性期では浮腫のため瘻管の描出が困難な場合も多いので，炎症が鎮静化してから行う．FNACでは膿汁，多数の白血球がみられる．膿汁の細菌培養で感染を確認する．

2 超音波診断

甲状腺周囲から内部にわたり広範囲に境界不明瞭な低エコー領域を認め，甲状腺被膜が不明瞭となる（図9）[12,13]．超音波所見だけからは，亜急性甲状腺炎，未分化癌，広汎浸潤型濾胞癌の甲状腺被膜外浸潤との鑑別が困難な場合もあるが，本疾患は若年者に多いこと，炎症を反復すること，病変の主体が甲状腺外で上極よりに認められる点が特徴的である．

炎症の範囲を解剖学的に把握するには頸部CT検査のほうが優れている．膿瘍を形成すると空気や嚢胞形成などの所見もみられる[13]．

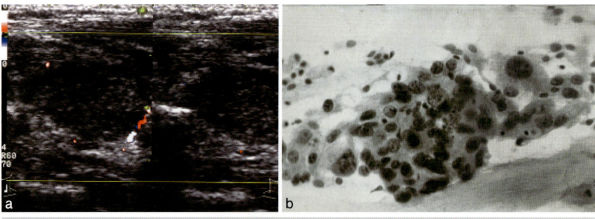

図10 肺癌からの転移性甲状腺癌
a：Bモード像（右側）とドプラ法（左側），縦断像，b：細胞診所見
左葉下極寄りに低エコーの結節性病変を認めた．ドプラ法では結節内部の血流信号はほとんど認められなかった．細胞診では核の大小不同を伴った異型性の強い細胞の集簇を認め，切除した肺癌の病理組織でみられた細胞と合致した所見であった．

3 治療法の選択

外科的に切開排膿し，抗菌薬の全身投与を行うが，繰り返す例では炎症が鎮静化した後に外科的に瘻管切除術を施行する．また瘻孔に対して直接化学焼灼する方法も試みられている[14]．

A-3-5 甲状腺癌による破壊性甲状腺炎

甲状腺原発の悪性腫瘍あるいは他臓器癌からの甲状腺への転移により，まれに破壊性甲状腺炎をきたして甲状腺中毒症状を呈する場合がある．原発性の場合は未分化癌や悪性リンパ腫の報告が多く，転移性の場合は乳癌，肺癌，腎癌からの転移が多い．超音波像では甲状腺内部は低エコーで不均質となり，甲状腺内にびまん性に浸潤している場合や結節状に認める場合などさまざまな像を呈する．図10は肺の腺癌から甲状腺への転移例の超音波所見を呈する[15]．詳細については「VI-B-7．転移性腫瘍」を参照していただきたい．

文献

1) 日本甲状腺学会：甲状腺疾患診断ガイドライン 2013. www.japanthyroid.jp/
2) 笠木寛治，岩田政広：甲状腺・頸部の超音波診断，第2版，金芳堂，京都，2005
3) Desailloud R, Hober D：Viruses and thyroiditis: an update. Virology J **6**：5, 2009
4) 森 弘毅，吉田克己：亜急性甲状腺炎・無痛性甲状腺炎．日臨 **63**（増刊10）：122-126, 2005
5) Hiromatsu Y, Ishibashi M, Miyake I et al: Color Doppler ultrasonography in patients with subacute thyroiditis. Thyroid **9**：1189-1193, 1999
6) Nishihara E, Ohye H, Amino N et al: Clinical characteristics of 852 patients with subacute thyroiditis before treatment. Intern Med **47**：725-729, 2008
7) Kurita S, Sakurai M, Kita Y et al: Measurement of thyroid blood flow area is useful for diagnosing the cause of thyrotoxicosis. Thyroid **15**：1249-1252, 2005
8) Miyakawa M, Tsushima T, Onoda N et al: Thyroid ultrasonography related to clinical and laboratory findings in patients with silent thyroiditis. J Endocrinol Invest **15**：289-295, 1992
9) Bogazzi F, Bartalena L, Brogioni S et al: Color Doppler sonography rapidly differentiates type I and type II amiodarone-induced thyrotoxicosis. Thyroid **7**：541-545, 1997
10) Ishihara T, Mori T, Waseda N et al: Histological clinical and laboratory findings of acute exacerbation of Hashimoto's thyroiditis: comparison with those of subacute glanulomatous thyroiditis. Endocrinol Jpn **34**：831-841, 1987
11) Shigemasa C, Ueda Y, Mitani Y et al: Chronic thyroiditis with painful tender thyroid enlargement and transient thyrotoxicosis. J Clin Endocrinol Metab **70**：385-390, 1990
12) Hatabu H, Kasagi K, Yamamoto K et al: Acute suppurative thyroiditis associated with piriform sinus fistula: sonographic findings. Am J Roentgenol **155**：845-847, 1990
13) Masuoka H, Miyauchi A et al: Imaging studies in sixty patients with acute suppurative thyroiditis. Thyroid **21**：1075-1080, 2011
14) Miyauchi A, Inoue H, Tomoda C et al: Evaluation of chemocauterization treatment for obliteration of pyriform sinus fistura as a route of infection causing acute suppurative thyroiditis. Thyroid **19**：789-793, 2009
15) Miyakawa M, Sato K, Hasegawa M et al: Severe thyrotoxicosis induced by thyroid metastasis of lung adenocarcinoma. Thyroid **11**：883-888, 2001

A-4 腺腫様結節・腺腫様甲状腺腫

1 疾患の特徴

a 概念

甲状腺内に腫瘤を形成する良性疾患のほとんどは腺腫様結節・腺腫様甲状腺腫と濾胞腺腫である．腺腫様結節・腺腫様甲状腺腫の本体は過形成（結節性過形成）であり，甲状腺細胞がモノクローナルに増殖した真の腫瘍性病変である濾胞腺腫とは基本的に異なる疾患であるが，病理組織診断においても鑑別困難な症例もある[1]．腺腫様結節・腺腫様甲状腺腫という呼称は病理学的診断名であり，超音波検査所見を記載する際には，結節性甲状腺腫（nodular goiter），多結節性甲状腺腫（multiple nodular goiter）として表記されている場合もある．その成因は不明である場合が多いが，甲状腺ホルモン合成障害に関係しているもの[2]（サイログロブリン遺伝子異常症，ヨウ素有機化障害，ヨウ素濃縮障害，Pendred 症候群[3]）や，Cowden 症候群[4,5]，下垂体腫瘍によるもの［甲状腺刺激ホルモン（TSH）産生腫瘍，成長ホルモン（GH）産生腫瘍］などが知られており，患者背景を確認することが重要である．

b 臨床所見

一般外来を受診した患者のなかで甲状腺結節性病変がみつかる頻度は約 4.5％といわれ，そのうち腺腫様甲状腺腫は 33％を占めると報告されている[6]．年齢別では，全年齢層にわたってみられ，性別では女性が多く，男性の 3〜10 倍である．超音波機器の精度が発達した今日，小さな結節性病変がみられることは多いが，超音波検査によってみつかった結節すべてを精査した場合，不必要な検査がなされ，また患者には余計な精神的負担をかけることになるため注意したい．症状は，小さな結節ではまったく症状がないものがほとんどであり，大きくなれば前頸部腫瘤として認識される．直径 6 cm を超えるような巨大結節になれば，気道を圧迫したり，頸部を前屈する際邪魔に感じることがある．

甲状腺下極に発生したものは，胸腔内の陰圧と重力により縦隔内に大きくなるものがあり，このようなものと異所性に縦隔内に発生したものを一般に縦隔内甲状腺腫と呼ぶ[7,8]．

甲状腺機能亢進症を呈する中毒性多結節性甲状腺腫（TMNG）は欧米で多くみられるが，日本ではまれである．

c 腺腫様結節の病理学的特徴

一般にいわれていることは，結節の数は腺腫様結節では通常複数個みられるが，腺腫では通常単発である．被膜形成に関しては，腺腫様結節では被膜を認めないか，結節全周が包まれていないものが多いが，腺腫では全周が包まれる．結節内組織所見に関しては，腺腫様結節では嚢胞変性，石灰化，結節内結節，壊死，出血など多様である．一方，腺腫ではほぼ均質な組織像で占められ，嚢胞形成があっても腫瘍内のごく一部にしかみられない場合が多い．隣接する周囲甲状腺組織に関しては，腺腫様結節では小結節や大きくなった濾胞がみられ，また肉眼的に正常と思われる部においても，病理的にみると軽度な過形成病変がみられる[9]．一方，腺腫では腫瘍に隣接する周囲甲状腺組織は正常である．腺腫様結節では周囲組織を圧排して増殖する傾向は少ないが，腺腫では圧排増殖する傾向がみられる．超音波診断をする際には，これらの病理組織学的鑑別点が超音波画像上に表現されているか否かを注意深くみる必要がある．

2 超音波診断

一般的には円形から楕円形を呈し，境界は明瞭で，境界部低エコー帯は認めないことがほとんどである．腫瘍内部の性状は，結節のほとんどを嚢胞が占め壁の一部に過形成の組織を認めるものから，充実部がかなりの部分を占めるようなもの，薄い境界部低エコー帯が存在し結節と認識されるようなものまで多彩な超音波像を示す．内部エコーレベルは等からやや低エコーを示すことが多い．近年，超音波検査の各項目より結節全体の形態学的特徴が診断に有用との報告があり，以下に示す．

a spongiform pattern（図 1）

多数の微小嚢胞の集合体が腫瘍の 50％以上を占める所見であり，悪性腫瘍の 0.3％，良性腫瘍の 10.4％に認められ，有意に差があるとの報告がある[10]．等エコー腫瘍であり，かつ spongiform pattern を認めた場合，血流に乏しく spongiform pattern を認めた場合は 100％良性であるとの報告[11]もあり，強く良性を示唆する所見である．しかし，このような所見を呈する乳頭癌の報

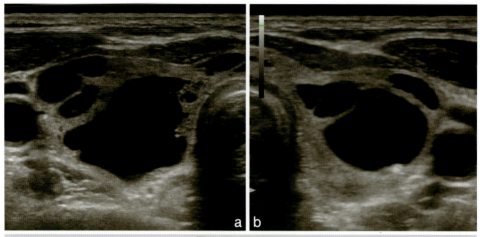

図1　spongiform
結節内に多数の囊胞が存在し，spongiform pattern を呈している．

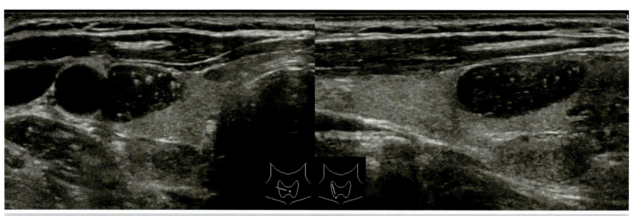

図2　囊胞形成
コメットサインを呈する囊胞性腫瘤は，コロイド囊胞を疑う．

告もあることから[12]，他の所見も含めて診断には十分な注意を要する．

b　囊胞形成（図2）

結節内の囊胞部は，濾胞にコロイドが充満して生じる場合と，出血や退行性変化が生じて囊胞化したものとが考えられ，超音波画像上でそのどちらかを断定することは困難である．結節内にこの囊胞変性が多くを占めるような場合，腺腫様結節である場合がほとんどである．囊胞内に浮遊したようなものや壁に接して小さな固形成分がみられることがあるが，これらは濃縮した濾胞成分やコレステリンの沈着を伴う結合織増生，凝血塊などである．この所見は微細高エコーとして描出され，石灰化像と紛らわしいこともあるが，アーチファクトである多重反射によりコメットサインを伴っていることも多く，この所見があればコロイド囊胞を疑う[13]．小児では学童期にコロイド囊胞の多発がしばしば認められるが，腺腫様甲状腺腫とは異なり，中学をピークに年齢とともに消退することが多い（詳細は「Ⅱ-C．小児甲状腺」，「Ⅵ-A-6．囊胞性疾患」の項に記載）．

c　石灰化（図3）

腺腫様甲状腺腫の約20％に認められ[14]，粗大なものから卵殻状石灰化などさまざまな形態を呈する．

d　ドプラ法（図4）

一般的に，腺腫様結節は全体的に血流に乏しい結節や，辺縁のみ血流を認めるものが多い．

e　エラストグラフィ

良性結節は，一般的にやわらかくひずみやすい結節として描出される．全体がひずむ grade 1，ひずみを認めない領域が一部だけ・ひずみやすい領域が広範囲を占める grade 2 に大半が含まれる（Grade 分類，鈴木ら[15]）．

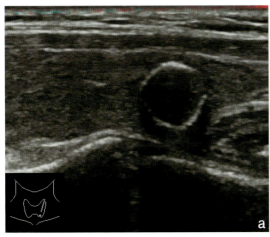
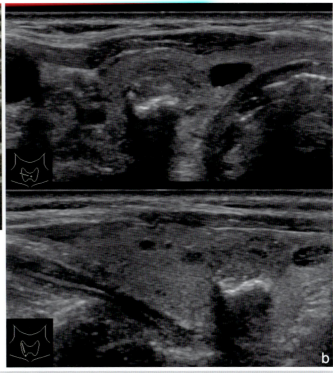

図3 石灰化
a：卵殻状石灰化，b：粗大石灰化
卵殻状石灰化，粗大石灰化など多彩な石灰化像を呈する．

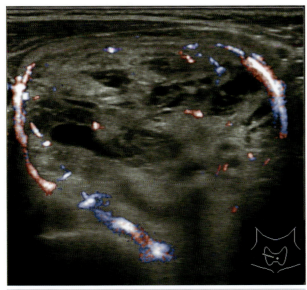

図4 ドプラ法
結節内部の血流は乏しく，辺縁に血流を認める．

嚢胞成分が多い場合は，アーチファクトが多く，正しい結果が得られないことが多い．

f その他

縦隔内甲状腺腫の場合，鎖骨，胸骨の背面は超音波では観察困難であるが，小児用コンベックス型プローブなどを用いて縦隔内をのぞき込むように観察し，甲状腺と腫瘍との連続性を評価する．腫瘍の下端が確認できない場合には，CT，MRIなど他のモダリティを併用すべきである（図5）．

3 鑑別診断

a 濾胞性腫瘍（濾胞腺腫，濾胞癌）

単発で結節のほとんどが充実部で占められている場合，全周に境界部低エコー帯がみられる場合には，濾胞性腫瘍との鑑別が必要である．腫瘍の大きさ，増大傾向，血液検査所見などを勘案して，手術加療を検討する（『甲状腺結節取扱い診療ガイドライン』を参照）．

b 嚢胞性疾患

コロイド嚢胞では内部無エコー，後方エコーの増強を伴わない症例もあり，コメットサインを悪性腫瘍の石灰化と見間違わないよう注意が必要である．ドプラ法を用いて腫瘤内血流を確認し，充実成分の有無を確認することで鑑別精度は上昇する（「Ⅵ-A-6．嚢胞性疾患」の項を参照）．

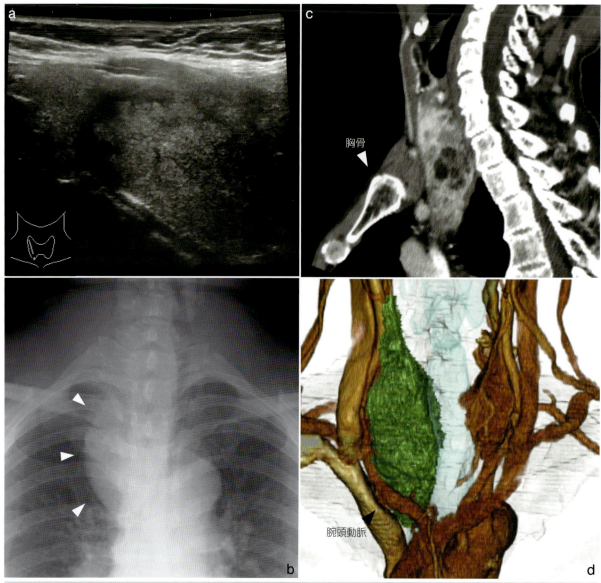

図5 縦隔内甲状腺腫
a：Bモード像．甲状腺結節の足側が鎖骨および胸骨の背側に達する場合は，下端の描出が困難．
b：X線像．右上縦隔に，結節に伴う陰影を認め，気管が左方に圧排されている．
c：CT．胸骨背側に達する結節性病変を認める．
d：CT（3D）．腕頭動脈の背側に達する結節性病変を認める．

C 囊胞形成乳頭癌（図6）

乳頭癌の約7％にみられ[16]，囊胞内に乳頭状に隆起するような充実部分が認められる場合には注意が必要である．隆起部分の形状，囊胞壁外への浸潤などの評価を行い，細胞診を検討する（「Ⅵ-B-1．乳頭癌」の項を参照）．

4 治療法の選択

腺腫様結節や腺腫様甲状腺腫は良性疾患であるため手術が必要となる症例はまれであり，超音波検査のみで経過観察が可能な疾患である．しかし，濾胞性腫瘍との鑑別が困難な例や，縦隔内甲状腺腫，巨大甲状腺腫の場合は手術適応となるが，大部分は頸部操作のみで切除可能である．

低侵襲治療として，囊胞成分の多い腫瘍には経皮的エタノール注入療法（PEIT）が一般的となったが，ラジオ波焼灼療法[17]，レーザー治療[18]なども海外で積極的に行われており，今後導入が望まれる．

文　献

1) Hirokawa M, Carney JA, Goellneer JR et al: Observer variation of encapsulated follicular lesions of the thyroid

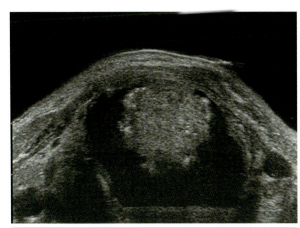

図6 囊胞形成乳頭癌（囊胞化乳頭癌）
充実部は乳頭状で，表面の一部に高エコースポットがみられる．出血を思わせる液面形成がみられる．

gland. Am J Surg Pathol 26：1508-1514, 2002
2) 深田修司：腺腫様甲状腺腫のとらえ方―概念・成因・治療方法―．日臨 65：2106-2111, 2007
3) Bizhanova A, Kopp P: Genetics and phenomics of Pendred syndrome. Mol Cell Endocrinol 322 (1-2)：83-90, 2010
4) 澤田 武，浜野直通，鈴木文子ほか：Cowden病．日臨 58：1479-1483, 2000
5) 小林 薫，廣川満良，網野信行ほか：PTEN遺伝子に異常を認めたCowden症候群に対して甲状腺全摘を施行した小児症例．日甲状腺会誌 4：50-52, 2013
6) 浜田 昇：日本における甲状腺疾患の頻度とその自然経過．Med Pract 19：190-194, 2002
7) Batori ME, Chatelou A, Straniero G et al: Substernal goiters. Eur Rev Med Pharmacol Sci 9：355-359, 2005
8) 河 新洙，藤本泰久，前川 仁ほか：縦隔内甲状腺腫の1治験例．日臨外医会誌 52：2881-2886, 1991
9) 亀山香織，伊藤公一，高見 博：甲状腺腫瘍の病理；良性腫瘍―濾胞腺腫・腺腫様甲状腺腫・その他―．日臨 65：1973-1978, 2007
10) Moon WJ, Jung SL, Lee JH et al: Benign and malignant thyroid nodules: US differentiation-multicenter retrospective study. Radiology 247：762-770, 2008
11) Bonavita JA, Mayo J, Babb J et al: Pattern recognition of benign nodules at ultrasound of the thyroid: which nodules can be left alone? AJR Am J Roentgenol 193：207-213, 2009
12) Kobayashi K, Hirokawa M, Yabuta T et al: Papillary thyroid carcinoma with honeycomb-like multiple small cysts: characteristic features on ultrasonography. Eur Thyroid J 4：270-274, 2013
13) Ahuja A, Chick W, King W et al: Clinical significance of the comet tail artifact in thyroid ultrasound. J Clin Ultrasound 24：129-133, 1996
14) 村上 司，村上信夫，野口志郎ほか：腺腫様甲状腺腫の超音波断層像．超音波医 14：494-500, 1987
15) 鈴木眞一：エラストグラフィ．臨画像 27（増刊）：92-97, 2011
16) 加藤良平：1. 乳頭癌．取扱い規約に沿った腫瘍鑑別診断アトラス 甲状腺，坂本穆彦（編著），文光堂，東京，p23, 1991
17) Jeong WK, Baek JH, Rhim H et al: Radiofrequency ablation of benign thyroid nodules: safety and imaging follow-up in 236 patients. Eur Radiol 18：1244-1250, 2008
18) Valcavi R, Riganti F, Bertani A et al: Percutaneous laser ablation of cold benign thyroid nodules: a 3-year follow-up study in 122 patients. Thyroid 20：1253-1261, 2010

A-5 機能性甲状腺結節

1 疾患の特徴

機能性甲状腺結節とは，甲状腺結節が自律性に甲状腺ホルモンを分泌するものである．結節は単発性の場合も多発性の場合もあり，また臨床的には中毒性あるいは非中毒性に分けられる[1]．機能性結節の確定診断は，甲状腺シンチグラムにて結節への取り込みがあって，周囲は抑制されることでなされる．甲状腺刺激ホルモン（TSH）抑制があり，その後のシンチグラフィ検査で hot nodule を呈していれば機能性結節と診断される（図1d）．

機能性結節を Plummer 病と呼ぶ場合もあるが，1913年 Plummer が報告したのは，バセドウ病のような眼球突出を伴わず甲状腺機能亢進症状（中毒症状）を呈する多発性甲状腺結節症例である[2]．広い意味では，中毒症状を呈した AFTN（autonomously functioning thyroid nodule）をすべて Plummer 病と同義語として扱う場合もあるが，一般的にわが国においては原著とは異なり，AFTN のうち機能亢進症状を呈した単発性結節を指しており，いわゆる中毒性機能性腺腫と同義語とされている場合が多い．本来，多発性，中毒性のものを Plummer 病と呼ぶべきであろうが，これは中毒性多結節性甲状腺腫（toxic multinodular goiter：TMNG）と呼ばれている（図2）．

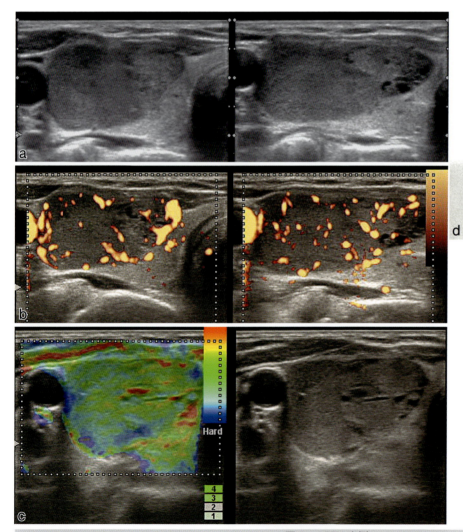

図1　AFTN 症例
甲状腺機能：TSH 0.06 μIU/mL，遊離 T_4（FT_4）1.03 ng/dL，遊離 T_3（FT_3）3.4 pg/mL，サイログロブリン（HTg）39.2 ng/mL．
a：Bモード像．長径 32.4 mm の充実性結節を認める．形状は整，境界明瞭，内部エコーは等〜低エコーでやや不均質である．
b：ドプラ法．辺縁血流の加え，内部に多数の血流が描出されている．
c：エラストグラフィ．緑〜赤が主体のところに一部青が混在し，grade 2，strain ratio 0.6 の軟らかい結節である．
d：$^{99m}TCO_4^-$ シンチグラフィ．右葉に結節状の集積亢進を認める．

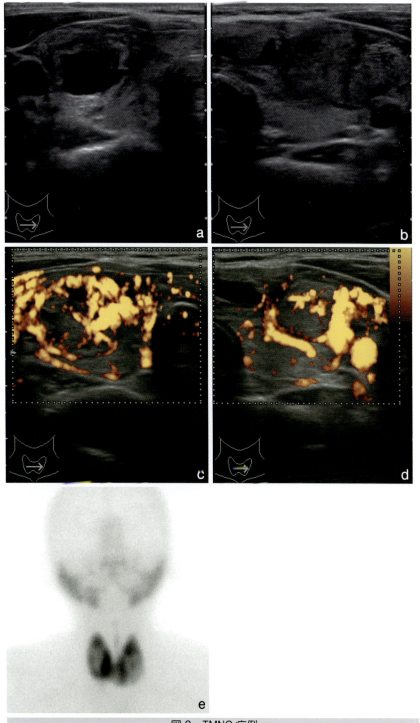

図2 TMNG症例
甲状腺機能：TSH 0.003 μIU/mL, FT_4 2.82 ng/dL, FT_3 12.39 pg/mL, HTg 185.1 ng/mL.
a：Bモード像. 右葉（横断）, b：Bモード像. 左葉（横断）, c：ドプラ法. 右葉（横断）, d：ドプラ法. 左葉（横断）
甲状腺内に嚢胞形成を伴う多発結節を認める. 結節の辺縁に加え, 内部にも多数の血流信号を認める.
e：$^{99m}TCO_4^-$シンチグラフィ. 両葉に結節状の強い集積を認める.

　AFTNにおける甲状腺機能はさまざまではあるが, 60歳以上[3], 病悩期間が長く, 腫瘍径が大きいもの[4,5]は中毒症状をきたすものが多いとされる.
　臨床症状は, 中毒性のものでは甲状腺ホルモン高値をきたす疾患と同様であり, 発汗, 手指振戦, 頻脈, 心悸亢進などをきす.
　AFTNのわが国における発生頻度は, 結節性甲状腺腫中0.6〜2.9％と報告されている[6〜9]. 通常, 機能性結節

自体は多くは良性であり，悪性であることはまれであるが[10]，周辺の甲状腺組織に非機能性の癌が合併する頻度が高い（1.2～11.5％）[3,6,10,11]．

② 超音波診断

単発性の機能性結節は，円形または楕円形を呈し形状は整，内部エコーは均質であることが多く，不整な境界部低エコー帯の出現は認めない．つまりは，超音波画像において濾胞腺腫の所見であり，病理組織像においても濾胞腺腫を呈する（「Ⅶ-B-2．濾胞癌（濾胞腺腫）」の項参照）．

多発性の機能性結節は，程度の差はあれ嚢胞変性を有する多発結節として描出される．超音波診断として腺腫様甲状腺腫であり，また病理所見でも腺腫様甲状腺腫を示す（「Ⅶ-A-4．腺腫様結節・腺腫様甲状腺腫」の項参照）．

機能性結節では，単発性・充実性のものだけではなく，嚢胞変性を有する多発結節症例も存在することに注意を払う必要がある．

機能性結節と非機能性の濾胞腺腫，腺腫様甲状腺腫との超音波所見上の最大の相違点は，結節内血流信号の増加であり，結節内血流信号の増加している結節に対しては，機能性結節である可能性を考慮すべきである．

Beckerらは，甲状腺結節を有する53例に，甲状腺シンチグラムとドプラ法による評価を行った．甲状腺シンチグラムで陽性であった結節では，29例中28例に結節内に血流信号が確認できたと報告している（感度96.6％，特異度75％）[12]．

しかし，血流の増加している状態は，悪性腫瘍でも認められることがあるので注意を要する．濾胞癌に対するカラードプラ法による評価では，血流波形解析でPI（pulsatility index）高値の濾胞性腫瘍は，高率に濾胞癌であると報告している[13,14]．

現在では多くの超音波機器にドプラ装置が実装されており，結節内血流の評価が容易になった．その結果，以前に比べ機能性結節の発見が増加している可能性がある．また，結節内血流の評価は，後述する経皮的エタノール注入療法（PEIT）の効果判定，経過観察にも有用である[10]．

③ 治療法の選択

機能性結節に対する治療としては，経皮的エタノール注入療法（percutaneous ethanol injection therapy：PEIT），放射性ヨウ素内用療法，手術療法があげられる．中毒症状を呈する場合には当然のこと，非中毒性でも徐々に腫瘍増大とともに中毒性になってくる可能性もあり，注意深い経過観察が必要である．

PEITは，単発性のAFTNに対し，外来にて短時間，安全に施行しうる治療法である[15]が，合併症として局所の痛み，発熱，出血，まれに一過性の反回神経麻痺[16]がある．Tarantinoらは，125例のAFTN患者に対してPEITを行い，93％で甲状腺ホルモンが正常化したと報告している[17]．しかし，治療不十分で手術治療が必要になった症例では，線維性癒着のために手術合併症の危険もあり，熟練した医師のもとでPEITが行われるべきである．

放射性ヨウ素内用療法の有用性も報告されている[18,19]．わが国においては外来で投与可能な線量に制限があるが，複数回の内用療法で甲状腺ホルモンを正常化させることができる[18]．

手術療法は，早期にかつ確実に甲状腺ホルモンを低下させる利点があり，単発性症例では主に葉切除，両葉にわたる多発性症例では全摘が行われている．

Yanoら[19]によるわが国における報告によると甲状腺ホルモン正常化率はPEIT 52％，放射性ヨウ素内用療法68％，手術療法（単発症例に対する葉切除術）92％と報告されている．

また，ラジオ波凝固療法も臨床試験として行われており[20]，今後の治療選択肢の1つとして期待される．

文献

1) 鈴木眞一：甲状腺良性結節．内分泌外科標準テキスト，日本内分泌外科学会（監），医学書院，東京，p47-52，2006
2) Plummer HS: Clinical and pathological relationships of simple and exophtalmic goiter. JAMA 61：650, 1913
3) Hamburger JI: Evolution of toxicity in solitary nontoxic autonomously functioning thyroid nodules. J Clin Endocrinol Metab 50：1089-1093, 1980
4) Belfiore A, Sava L, Runello F et al: Solitary autonomously functioning thyroid nodules and iodine deficiency. J Clin Endocrinol Metab 56：283-287, 1983
5) 牧内正夫，宮川　信，川村信之：過機能性甲状腺結節の臨床病理学的検討．外科 39：545-551, 1977
6) 鈴木眞一，土屋敦雄，遠藤清次：自律性機能性甲状腺結節（AFTN）の臨床的検討．日臨外医会誌 53：1257-1260, 1992
7) 栗原英夫，桂　重次：中毒性結節性甲状腺腫の統計的観察．日内分泌会誌 43：257-258, 1967
8) 伊藤國彦，三村　孝：甲状腺機能性腺腫．日臨 41：1197-1202, 1983
9) 石田常博，佐藤治夫，紺野　治：甲状腺の機能性結節（機能性結節性甲状腺腫）．ホルモンと臨 31：21-26, 1983
10) 土屋敦雄，根本　隆，野水　整：自律性機能性結節を呈

した甲状腺濾胞癌の1例. 癌の臨 **33**:65-69, 1987
11) Wiener JD, Frensdorf EL: Thyroid autonomy (Plummer's disease) with contralateral malignancy—mere coincidence? Acta Med Scand **200**:509-512, 1976
12) Becker D, Bair HJ, Becker W et al: Thyroid autonomy with color-coded image-directed Doppler sonography: internal hypervascularization for the recognition of autonomous adenomas. J Clin Ultrasound **25**:63-69, 1997
13) Miyakawa M, Onoda N, Etoh M et al: Diagnosis of thyroid follicular carcinoma by the vascular pattern and velocimetric parameters using high resolution pulsed and power Doppler ultrasonography. Endocr J **52**:207-212, 2005
14) Fukunari N, Nagahama M, Sugino K et al: Clinical evaluation of color Doppler imaging for the differential diagnosis of thyroid follicular lesions. World J Surg **28**:1261-1265, 2004
15) 宮川めぐみ:甲状腺腫瘍の超音波診断とPEIT. 内科 **107**:105-113, 2011
16) Livraghi T, Paracchi A, Ferrari C et al: Treatment of autonomous thyroid nodules with percutaneous ethanol injection:4-year experience. Radiology **190**:529-533, 1994
17) Tarantino L, Francica G, Sordelli I et al: Percutaneous ethanol injection of hyperfunctioning thyroid nodules: long-term follow-up in 125 patients. AJR Am J Roentgenol **190**:800-808, 2008
18) 田尻淳一:機能性甲状腺結節に対する外来での放射性ヨード治療. 核医学 **43**:75-83, 2006
19) Yano Y, Sugino K, Akaishi J et al: Treatment of autonomously functioning thyroid nodules at a single institution: radioiodine therapy, surgery, and ethanol injection therapy. Ann Nucl Med **25**:749-754, 2011
20) 福成信博:RFA 甲状腺腫瘍. Surg Fronti **18**:229-234, 2011

A-6 囊胞性疾患

1 疾患の特徴

甲状腺の超音波検査を行うと囊胞の所見はきわめて頻繁に認められる．甲状腺の囊胞は，濾胞にコロイドが充満拡張して生じた場合と，出血や退行性変化によって囊胞化した場合が考えられ，内壁の一部に充実部分が存在する（**表1**）．腺腫様甲状腺腫や腺腫などの内部にはしばしば囊胞変性が認められ，囊胞部分が全体の80％以上を占める場合に一般的に囊胞と呼んでいる（**図1，2**）．

甲状腺にみられる囊胞はほとんどがこの腺腫様甲状腺腫や腺腫などの囊胞変性であり，囊胞部分の占める割合が多いとあたかも結節全体が囊胞のようにみえることがある（**図2**）．

甲状腺近傍に発生する真性の囊胞に甲状腺舌管囊胞（thyroglossal duct cyst，正中頸囊胞）があるが，正中部の舌骨付近に発生するという部位的特徴があり診断は比較的容易である[1]（**図3**）（「Ⅵ-D-3-2．正中頸囊胞」を参照）．

甲状腺内もしくは近傍で，囊胞内に充実部分をまったく認めない囊胞所見を認める場合は，副甲状腺囊胞の可能性を検討する必要がある（**図4**）（「Ⅵ-C-1．副甲状腺腺腫・過形成・囊胞」を参照）．

2 超音波診断

囊胞の典型的超音波所見は，形状整，境界明瞭平滑，内部無エコー，後方エコー増強，ドプラ法で血流信号を

表1 甲状腺にみられる囊胞
1. 濾胞にコロイドが充満拡張して生じる
2. 出血や退行性変化によって囊胞変性して生じる

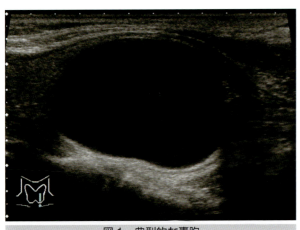

図1 典型的な囊胞
形状整，境界明瞭平滑，内部無エコーで後方エコー増強がみられる．

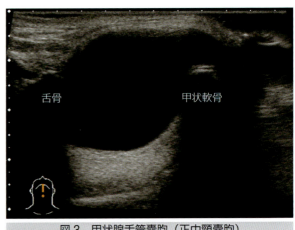

図3 甲状腺舌管囊胞（正中頸囊胞）

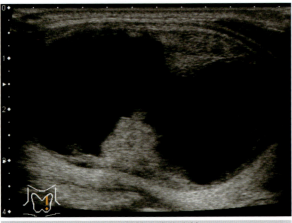

図2 結節の囊胞変性
腺腫様甲状腺腫内部の囊胞変性がみられる．

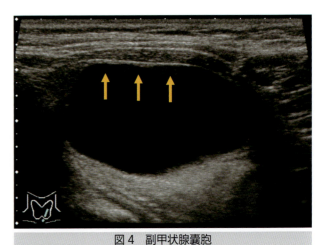

図4 副甲状腺囊胞
甲状腺との境界は甲状腺被膜と副甲状腺被膜が重なり線状高エコーを認める（矢印）．

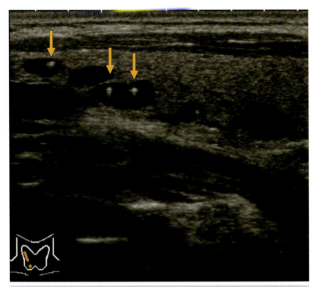

図5　囊胞内コメットサイン
コロイド囊胞内部の点状高エコーは多重反射によりほうき星の尾のように描出されている（矢印）．石灰化の後方エコー減衰とは異なる．

表2　甲状腺囊胞の鑑別診断
1. 悪性リンパ腫（「Ⅵ-B-6．悪性リンパ腫」を参照）
2. 甲状腺舌管囊胞（正中頸囊胞）（図3）
3. 副甲状腺囊胞（図4）（「Ⅵ-C-1．副甲状腺腺腫・過形成・囊胞」参照）

表3　甲状腺で注意すべき囊胞性疾患
1. 囊胞形成乳頭癌（囊胞化乳頭癌）（「Ⅵ-B-1．乳頭癌」参照）
2. 小囊胞が多発する乳頭癌（「Ⅵ-B-1．乳頭癌」参照）

認めないことがあげられる（**図1**）．ただし，前述したように実際には内壁の一部に充実部分が存在し，内部も完全な無エコーではないことが多い．また，内容がコロイドの場合には後方エコーはさほど増強されない．囊胞腔は出血などその成因によってさまざまな固形成分を有する内容で満たされている場合がある．ある程度の大きさの囊胞では内部を注意深く観察すると，コレステリン結晶などの比較的大きな固形成分がきらきらと内容液中に浮遊する像が確認できたり，固形成分が底部に溜まって鏡面像を呈しながらゆらゆらと対流する像を確認できたりする．

コロイド囊胞では内部にコメットサインを伴う点状高エコーが描出され，一見すると甲状腺癌の石灰化像と見間違うことがある[2,3]（**図5**）．コメットサインは多重反射などによって生じると考えられているアーチファクトであり石灰化ではない．また，コロイド囊胞のなかには内容の粘稠度が高く，穿刺吸引を行っても内容の吸引が困難なものがある（濃縮コロイド囊胞）．

甲状腺囊胞の鑑別診断および注意しなければならない甲状腺囊胞性疾患を**表2**，**3**に示す．

最近の超音波検査機器の進歩には目覚ましいものがあり，さらにドプラ法を併用し内部の血流信号を確認することによってかなりの精度で囊胞を否定することが可能となった（古い機器では悪性リンパ腫は囊胞と鑑別しなければならない代表的な疾患だった．「Ⅵ-B-6．悪性リンパ腫」を参照）．また，囊胞内に乳頭状に隆起するような充実部分が認められる場合には囊胞形成乳頭癌（囊胞化乳頭癌）である可能性があり，注意が必要である．小囊胞が多発する乳頭癌が存在する[4]（**図6**）．

③ 治療法の選択

囊胞それ自体には治療の必要性はない．そのため，悪性リンパ腫のように，一見囊胞のようにみえる別の悪性疾患を除外でき，囊胞形成乳頭癌や小囊胞が多発する乳頭癌のように囊胞の陰に隠れている一部の悪性疾患を見逃しさえしなければ，囊胞は放置しておいても差し支え

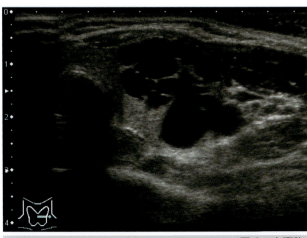
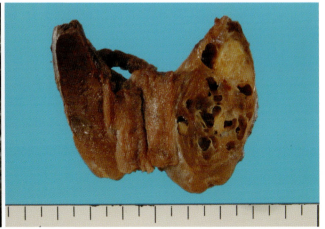

図6　小囊胞が多発する乳頭癌

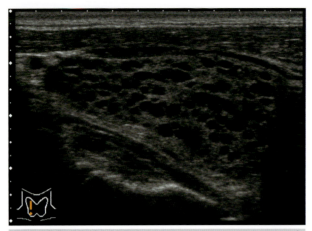

図7 多発嚢胞性甲状腺疾患（polycystic thyroid disease）

ない．

　一般に最大径20 mmに満たない嚢胞は細胞診を施行する必要はない．まれに，嚢胞があまりにも大きくなり周囲の気管を圧排するなど物理的な影響が出現したり，外見上目立つようになって美容的に問題となったりして，治療の対象になることがある．その場合の治療法には穿刺排液，PEIT，手術などが考えられる（「Ⅶ-2. 経皮的エタノール注入療法（PEIT）」参照）．多発する嚢胞が特徴的な多発嚢胞性甲状腺疾患（polycystic thyroid disease）では，甲状腺機能低下が認められる場合があり注意が必要である[5]（図7）．小児では学童期にコロイド嚢胞の多発がしばしば認められるが，中学生をピークに年齢とともに消退することが多い．

文 献

1) 甲状腺外科研究会（編）：甲状腺癌取扱い規約，第7版，金原出版，東京，2015
2) Ahuja A, Chick W, King W et al: Clinical significance of the comet-tail artifact in thyroid ultrasound. J Clin Ultrasound 24：129-133, 1996
3) 小野田教高：甲状腺・副甲状腺エコーの進歩と臨床応用．超音波医 36：469-476, 2009
4) Kobayashi K, Hirokawa M, Yabuta T et al: Papillary thyroid carcinoma with honeycomb-like multiple small cysts: characteristic features on ultrasonography. Eur Thyroid J 2：270-274, 2013
5) Kubota S, Fujiwara M, Hagiwara H et al: Multiple thyroid cysts may be a cause of hypothyroidism in patients with relatively high iodine intake. Thyroid 20：208-208, 2010

B 甲状腺の悪性疾患

B-1 乳頭癌

1 疾患の特徴

乳頭癌は甲状腺の悪性腫瘍の90％以上を占めている．乳頭癌の発育は緩徐であり，手術後の予後はほとんどの症例で良好である．また，年齢が予後規定因子であり，高齢者では予後不良になることがある．乳頭癌は頸部リンパ節へ転移することが多い．肺，骨に血行性に遠隔転移する症例はあるが頻度は低い．原発巣が気管，反回神経に浸潤することがある．15歳以下の若年者に出現することもある．

大多数の症例は散発性であるが，乳頭癌症例のうち，2～5％は家族性に出現する．この場合，症例の年齢は若く，甲状腺内に腫瘍が多発することが特徴である．家族性大腸ポリポーシス（familial adenomatous polyposis：FAP）の家系にも乳頭癌が発症することがある．

甲状腺機能はほとんどの症例で正常である．

10％以上の症例で甲状腺自己抗体が陽性を示す．血清サイログロブリン（Tg）値が高値を示すが，他の甲状腺疾患でも高値を示すので本来の腫瘍マーカーにはなりえない．抗Tg抗体（TgAb）が存在するときは実際より低値を示すことが多い．甲状腺全摘した後には，モニタリングマーカーとして血清Tgは有用である．20％以上の症例でTgAbが陽性になり，健常者よりも高率である[1]．

高齢者の乳頭癌は未分化癌に転化することがあるので注意を要する．

2 超音波診断

乳頭癌は超音波検査と穿刺吸引細胞診（FNAC）では典型的な所見を呈することが多い．乳頭癌の超音波所見は甲状腺癌のスタンダードというべきものである．日本超音波医学会では2011年に「甲状腺結節（腫瘤）超音波診断基準」[2]を公示している（p50，表2参照）．この

表1　甲状腺乳頭癌の組織学的分類

乳頭癌　Papillary carcinoma
特殊型　Variants
1）濾胞型乳頭癌　Papillary carcinoma, follicular variant
2）大濾胞型乳頭癌　Papillary carcinoma, macrofollicular variant
3）好酸性細胞型乳頭癌　Papillary carcinoma, oxyphilic cell (oncocytic) variant
4）びまん性硬化型乳頭癌　Papillary carcinoma, diffuse sclerosing variant
5）高細胞型乳頭癌　Papillary carcinoma, tall cell variant
6）充実型乳頭癌　Papillary carcinoma, solid variant
7）篩型乳頭癌　Papillary carcinoma, cribriform variant
8）その他の亜型　Other variants

（日本甲状腺外科学会（編）：甲状腺癌取扱い規約，第7版，金原出版，2015）

基準のなかの「悪性」という項目は乳頭癌を想定している．乳頭癌の超音波診断は概して容易であるが，一部に紛らわしい症例があるため，術前の診断のためにはFNACは必須である．

超音波検査において乳頭癌を診断する場合，腫瘤の形状（腫瘤全体の形），境界の明瞭性，境界の性状，内部エコーのエコーレベル，性状，高エコーなどのBモード所見とドプラ法による腫瘤内血流について評価する．また，甲状腺の原発巣とともに頸部リンパ節転移も局所徴候とみなし，同時に評価する．表1に甲状腺乳頭癌の病理組織診断の分類[3]を示した．

a 乳頭癌（通常型）（図1～3）

1）病理と臨床

乳頭癌症例のうち，特殊型以外の通常型は95％以上を占める．細胞構築は基本的には乳頭状構造を示す．しばしば大小不同の石灰沈着を伴う．微細多発の石灰沈着は乳頭癌に特徴的であり，砂粒小体という．腫瘤の全体の構築としては充実性であり，囊胞成分は少ない．腫瘍被膜は存在せず，癌の組織が正常組織と直接接している．主腫瘤以外に甲状腺内に多発が多い．頸部の所属リンパ節，特に同側へのリンパ節転移が多いが，対側のリンパ節に転移することもある．FNACでは乳頭癌に特徴的な所見を呈することがある．

2）超音波所見

典型的なBモード像を図1～3に示す．形状は円形や

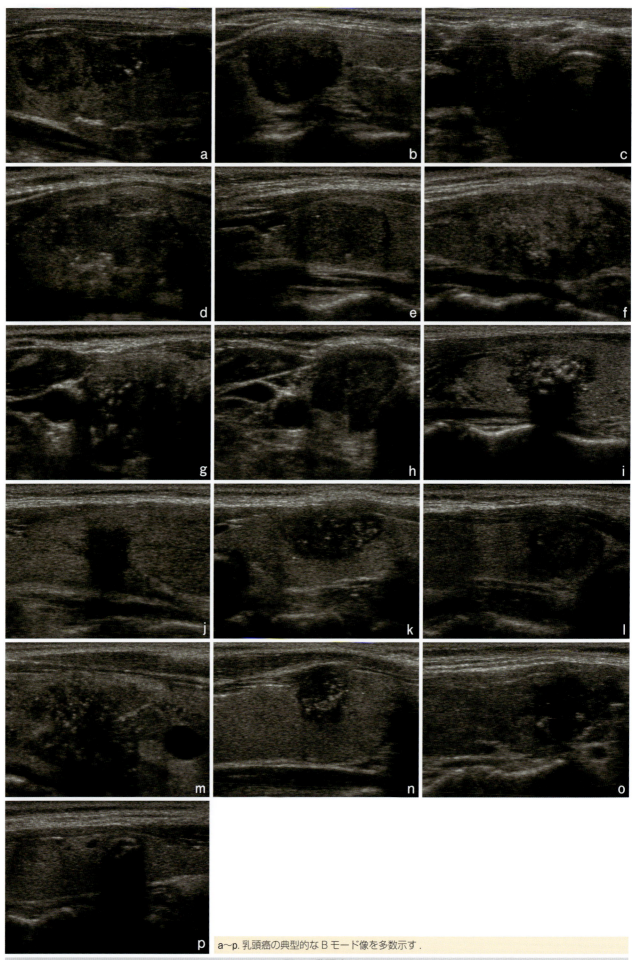

a〜p. 乳頭癌の典型的な B モード像を多数示す.

図1 乳頭癌

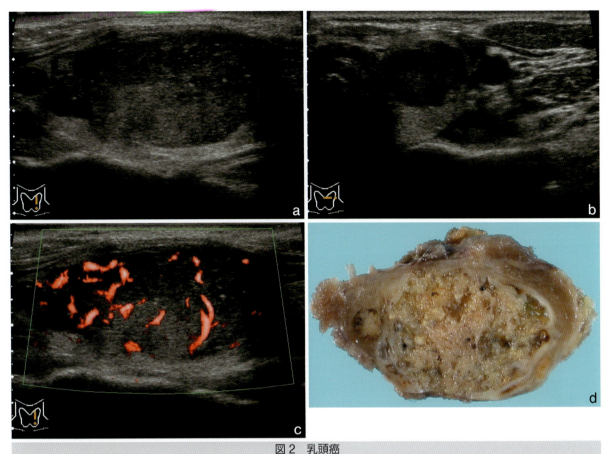

図2 乳頭癌
a：Bモード（縦断）像，b：Bモード（横断）像，c：ドプラ（パワーモード）法，d：摘出標本（割面）
形状不整，境界粗雑，内部低エコー不均質，血流あり，腫瘍内部は粒子状，あるいはたらこ状．

楕円形ではなく，周辺正常組織に対してでっぱりの多い不整形を呈する．境界は明瞭な症例もあるが，不明瞭な症例もある．境界の性状は平滑ではなくギザギザしており，粗雑である[2,4]．境界部低エコー帯は通常みられない．内部のエコーレベルは基本的には低であり，内部の性状は不均質である．内部に微細多発の高エコーが特徴的に存在することがある．内部エコーのパターンについては大部分が充実性であるが，ときに部分的に囊胞変性部分を示す無エコーの部分が存在することもある．また，内部のかなりの部分を粗大な高エコーが占めることがある．このときは音響陰影のため，内部エコーのエコーレベルと内部の性状は評価できない．また，主腫瘍以外にも腺内転移の腫瘍を示すことがある．このときは明らかな腫瘍を形成するタイプと，多発微細の高エコーを示すタイプがある．

部位として，両葉の上極と錐体葉の小さな結節は甲状軟骨などのため検出が難しく，意識して検出に努めるべきである．明らかな嗄声，反回神経麻痺が存在するときは神経の走行に沿って注意深く腫瘍の存在を探る必要がある．血流は内部に点状から線状にみられるが，濾胞性腫瘍と比べ少なく，診断的価値は低い．

b 特殊型

b-1 濾胞型乳頭癌（図4）

1）病理と臨床

腫瘍細胞は核内封入体などの乳頭癌の特徴を示すが，乳頭状構造がみられず，濾胞状構造のみからなる乳頭癌である．核所見は乳頭癌そのものであり，細胞診ではたやすく乳頭癌と診断される．

2）超音波所見

典型的な乳頭癌の超音波所見と，被膜を形成する乳頭癌の超音波所見を呈するものがある．

3）鑑別診断

被膜を形成する乳頭癌の超音波所見を呈するタイプは濾胞性腫瘍との鑑別が必要であるが，超音波検査のみでは困難でFNACが必要となる．

b-2 大濾胞型乳頭癌（図5）

1）病理と臨床

コロイドの充満した大型濾胞からなる乳頭癌である．

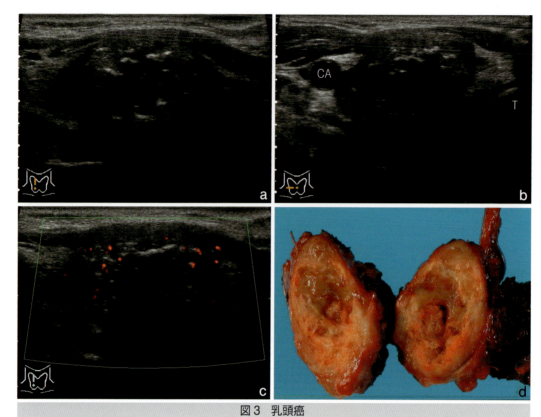

図3 乳頭癌
a：Bモード（縦断）像，b：Bモード（横断）像，c：ドプラ（パワーモード）法，d：摘出標本（割面）
形状不整，境界は明瞭で粗雑，内部は音響陰影のために写らない．血流は少しあり，腫瘍は石灰沈着が著明．
CA：総頸動脈，T：気管

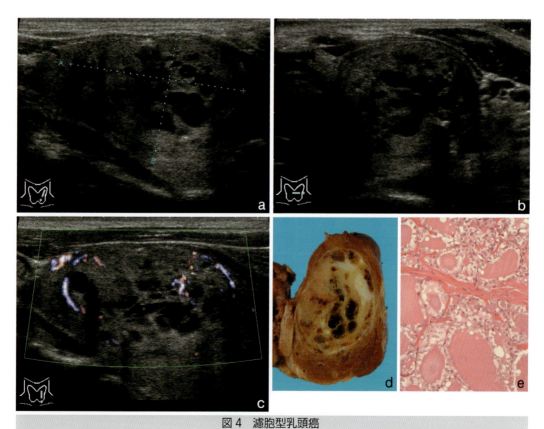

図4 濾胞型乳頭癌
a：Bモード（左葉縦断）像，b：Bモード（左葉横断）像，c：ドプラ（advanced dynamic flow：ADF）（右葉縦断）法，d：摘出標本（割面），e：病理組織像
形状は整，境界は平滑，内部に多数の囊胞部分を有する．この症例は頸部リンパ節腫大を伴う．摘出標本では全周性の被膜を有する．病理組織では濾胞を形成する乳頭癌．

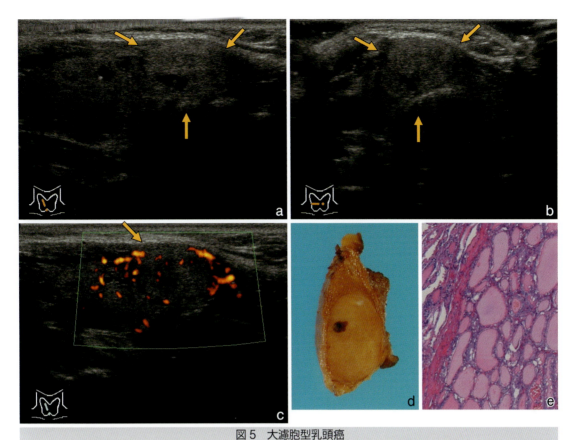

図5 大濾胞型乳頭癌
a：Bモード（縦断）像，b：Bモード（横断）像，c：ドプラ（パワーモード）法，d：摘出標本（割面），e：病理組織像
形状は整，境界は平滑，内部に小嚢胞部分を有する．超音波検査では良性腫瘍を想定させる．細胞診必要．病理組織では特徴的な大きな濾胞を形成する乳頭癌．

腫瘍細胞の核には明らかな乳頭癌の特徴を有する．病理学的にはコロイド腺腫や腺腫様甲状腺腫との鑑別が必要である．予後は良好なものが多い．

2）超音波所見

腫瘍の形状は整で楕円形を呈する．境界は明瞭，性状は平滑である．内部のエコーレベルは低から等，性状は均質，微細多発高エコーはない．所属リンパ節の腫大は少ない．血流のパターンは濾胞性腫瘍に類似して，腫瘍辺縁と内部に血流信号がみられる．超音波所見からは腺腫，腺腫様甲状腺腫との鑑別はかなり困難である．

3）鑑別診断

腺腫，腺腫様甲状腺腫との鑑別が必要であるが，超音波検査ではかなり困難である．細胞診が必要である．

b-3 好酸性細胞型乳頭癌

1）病理と臨床

症例数はかなり少ない．肉眼的にマホガニーのような褐色を呈する．大部分の腫瘍細胞の細胞質が好酸性（エオジンで赤く染色される）で，核には明瞭な核小体を認める．乳頭状，あるいは濾胞状の構造を示す．著明な慢性炎症細胞浸潤がみられるときはWarthin腫瘍様乳頭癌と呼ぶこともある．

2）超音波所見

典型的な乳頭癌の超音波所見を呈する症例と，濾胞性腫瘍のような超音波所見を呈する症例がある．

3）鑑別診断

濾胞性腫瘍のような超音波所見を呈するタイプは，濾胞腺腫，濾胞癌との鑑別が必要であるが，超音波検査では困難である．細胞診では大型の細胞が採取され，核は明るく，核溝や核内細胞封入体という核所見が存在し，乳頭癌と診断される．

b-4 びまん性硬化型乳頭癌（図6）

1）病理と臨床

病理診断において乳頭癌の亜型の1つとされている．若年女性に多く，甲状腺内に明らかな結節を形成しないのが大きな特徴である．癌細胞の甲状腺内へのびまん性浸潤，甲状腺内のリンパ管内に多数の腫瘍塞栓，著明な扁平上皮化生，多数の砂粒小体，優勢なリンパ球浸潤と線維化が特徴である[5]．さらに，頸部リンパ節転移は必

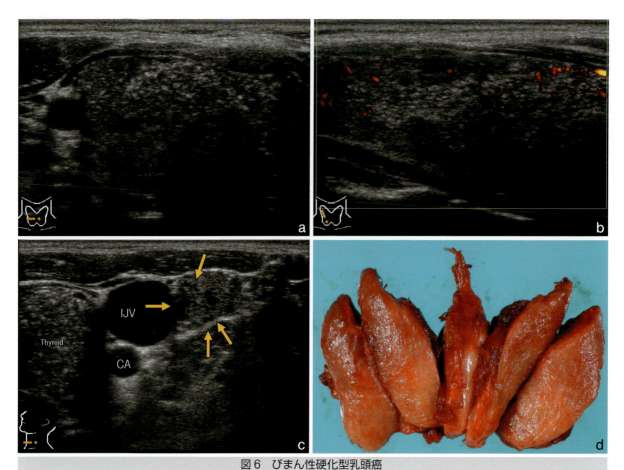

図6 びまん性硬化型乳頭癌
a：Bモード（縦断）像，b：ドプラ（パワーモード）法，c：Bモード（横断）像．頸部リンパ節腫大（矢印），d：摘出標本（割面）
甲状腺内に明らかな結節を示さず，びまん性腫大と微細多発の高エコーがみられる（慢性甲状腺炎との鑑別が必要）．頸部リンパ節腫大は必発である．摘出標本でも明らかな結節がみられない．若年女性に出現することが多く，肺転移が多い．
IJV：内頸静脈，CA：総頸動脈

発であり，遠隔転移も多い．甲状腺自己抗体は大部分の症例で陽性を示す．凹凸のあるびまん性甲状腺腫を触知する．頸部X線像では広い範囲で砂粒小体が存在する．肺，骨転移がみられることが多い．FNACは高エコーの部分を穿刺すれば，容易に診断されうる．予後は通常の乳頭癌より少し不良という報告と，変わらないという報告がある．手術では甲状腺全摘と頸部リンパ節郭清が必要である．

2）超音波所見

甲状腺内に明らかな結節を形成しないため，「甲状腺結節（腫瘍）超音波診断基準」[2]での診断は不可能である．つまり，腫瘍の形状と境界などの超音波所見は存在しない．甲状腺のびまん性腫大を示す[6]．ただし，腫大した甲状腺自体の辺縁は少し粗雑になる．微細多発の高エコーが片葉全体，あるいは甲状腺全体に出現する．その部分の甲状腺の内部のエコーレベルは低から等，内部の性状は不均質である．所属リンパ節の腫大が高率であり，数珠状につながっていることが多い．

3）鑑別診断

慢性甲状腺炎（橋本病）の超音波画像と類似していることがある．びまん性甲状腺腫と甲状腺自己抗体陽性のため橋本病として治療されていたり，頸部リンパ節腫大が目立つために炎症性疾患として治療されていたりするので注意を要する．

超音波検査でびまん性甲状腺腫と多発高エコーをみたときは，念のため頸部リンパ節腫大がないかを確認する必要がある．びまん性硬化型では頸部リンパ節転移は高率である．FNACが必須である．

b-5 高細胞型乳頭癌（図7）

1）病理と臨床

病理組織学的に背の高い，つまり縦長の腫瘍細胞から構成される甲状腺乳頭癌が存在し，特殊型の1つとして分類され，高細胞型乳頭癌と名づけられている．組織構造においては乳頭状，索状を呈することが多く，濾胞状構造を呈することはまれである．症例は高年齢に多く，

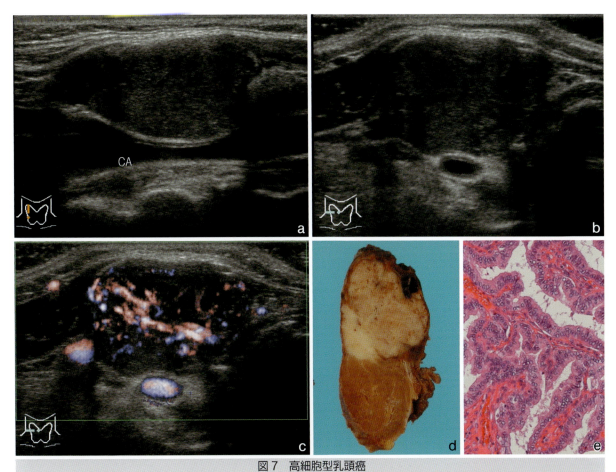

図7 高細胞型乳頭癌
a：Bモード（縦断）像，b：Bモード（横断）像，c：ドプラ（ADF）法，d：摘出標本（割面），e：病理組織像
形状不整，境界粗雑の結節．腫瘍内血流が多い．癌は背の高い乳頭癌細胞から構成される．高齢者に多く，周囲への浸潤とリンパ節転移が多い．
CA：総頸動脈

腫瘍は大きく，気管，反回神経，静脈に浸潤することが多い．リンパ節転移が多く，術後再発も多く，悪性度が高い．

2) 超音波所見

乳頭癌の典型的な悪性所見を示す．内部エコーのパターンは充実性でサイズは大きく，境界の性状は粗雑，内部のエコーレベルは低，不均質である．微細多発の高エコーが多い．頸部リンパ節転移は多く，そのサイズも大きいものが多い．

b-6　充実型乳頭癌（図8）

1) 病理と臨床

小児にみられる亜型であり，病理組織像において，乳頭癌の典型的核所見を有する腫瘍細胞がシート状充実性に増殖する部分が大半を占める[7]．低分化癌との鑑別が問題になる．脈管侵襲，甲状腺外浸潤が多い．

2) 超音波所見

超音波検査では腫瘍は充実性，形状不整，境界不明瞭粗雑，内部低エコー，著しい頸部リンパ節転移などの悪性度の強い所見を示すことがある．

b-7　篩型乳頭癌（図9）

1) 病理と臨床

散発性発生とともに遺伝性が認められる．遺伝性はFAPの一部分症として認められ，*adenomatous polyposis coli*（APC）遺伝子の異常が関与している．組織学的には濾胞構造，篩状構造を示し，腔の内部にはコロイド物質を欠いているのが特徴である．また乳頭状構造や索状構造が混じることも多い．扁平上皮様の充実性胞巣（morule）が散在性に認められる．症例は若い女性に多く，リンパ節転移は認めず，悪性度は低い．

2) 超音波所見

超音波検査では悪性の所見はあまり呈さない[8]．被膜を形成する乳頭癌とほぼ同じ超音波所見を示す．腫瘍の形状は整で楕円形を呈する．境界は明瞭，性状は平滑である．微細多発高エコーはほとんどない．内部にはしば

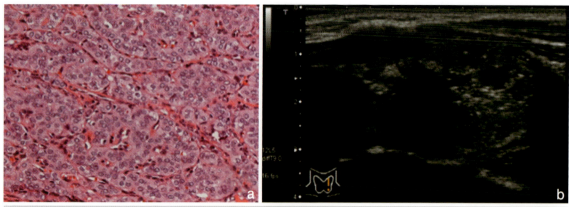

図8　充実型乳頭癌
a：病理組織像，b：Bモード（縦断）像
形状は不整，境界は不明瞭粗雑，内部に不均質，微細多発高エコーを有する．乳頭癌の典型的核所見を有する腫瘍細胞が充実性に増殖している．

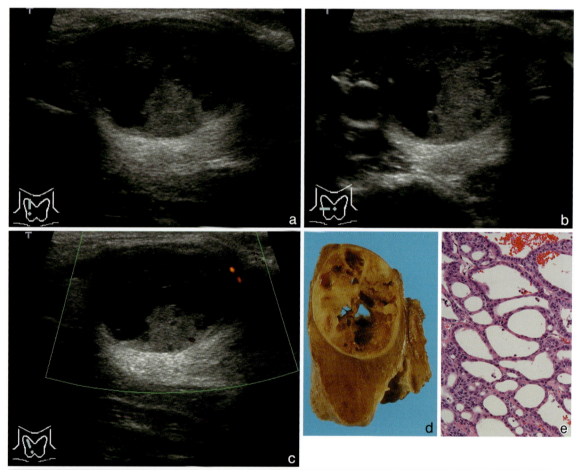

図9　篩型乳頭癌
a：Bモード（縦断）像，b：Bモード（横断）像，c：ドプラ（パワーモード）法，d：摘出標本（割面），e：病理組織像
形状は整，境界は平滑，内部に囊胞部分を多く有する．超音波検査では良性腫瘍を想定させる．細胞診必要．摘出標本では全周性の被膜を有する．病理組織ではコロイドを欠失する濾胞を形成し，篩（ふるい）状にみえる．FAPの一部分症として出現することがある．

しば無エコー部分（囊胞）を有する．所属リンパ節の腫大はない．超音波所見からは濾胞性腫瘍との鑑別はかなり困難である．

b-8　微小癌（図10，11）

1）病理と臨床

最大径10 mm以下の乳頭癌を指す．リンパ節転移，遠隔転移の有無は問わない．その有病率はかなり高い．

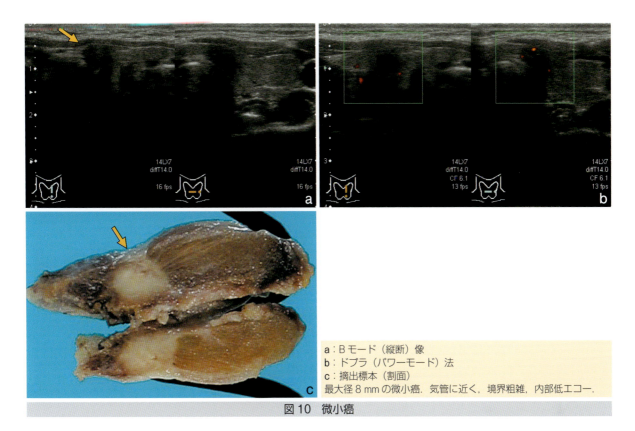

a：Bモード（縦断）像
b：ドプラ（パワーモード）法
c：摘出標本（割面）
最大径8mmの微小癌．気管に近く，境界粗雑，内部低エコー．

図10 微小癌

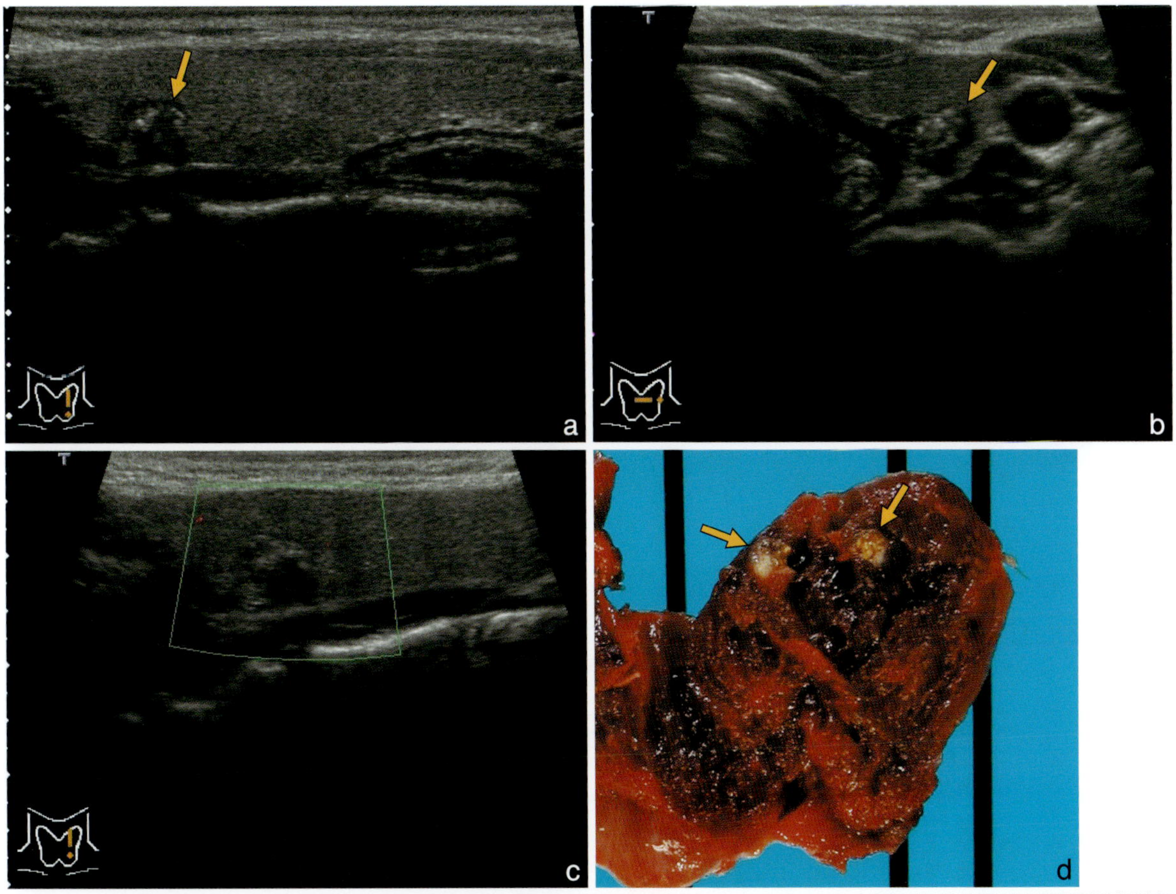

図11 微小癌
a：Bモード（縦断）像，b：Bモード（横断）像，c：ドプラ（パワーモード）法，d：摘出標本（割面）
最大径4mmの微小癌．気管と反回神経に近く，境界粗雑，内部低エコー．

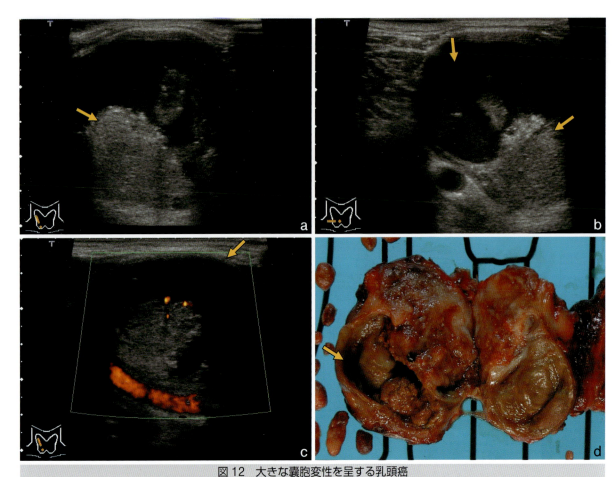

図12 大きな嚢胞変性を呈する乳頭癌
a：Bモード（縦断）像，b：Bモード（横断）像，c：ドプラ（パワーモード）法，d：摘出標本（割面）
嚢胞を形成する乳頭癌．嚢胞に向かって充実性の突起部分が存在する．突起部分に微細多発高エコーと血流信号あり．

微小乳頭癌は，境界明瞭平滑で高エコーを伴わないことがある．

2）超音波所見

基本的には通常型の乳頭癌の超音波所見を呈する．まれに嚢胞変性型，被膜を形成する症例も存在する．

b-9 嚢胞形成乳頭癌（嚢胞化乳頭癌）

b-9-① 大きな嚢胞を形成する乳頭癌（図12）

1）病理と臨床

病理組織学的にこの病型が存在するわけではないが，まれに大きな嚢胞を形成する乳頭癌がある．リンパ節転移は典型例より少ない傾向があり，予後は良好である．腫瘍が周辺組織と炎症性に癒着しており（浸潤ではなく），手術に難渋することがある．

2）超音波所見

大きな嚢胞部分のなかに突起状の充実性部分を形成する[9]．充実性部分にはしばしば微細多発の高エコーと，点状の血流信号を有する．リンパ節転移が少ない傾向がある．FNACは超音波ガイド下で行い，嚢胞部分は避けて，充実性部分から細胞を採取する必要がある．

3）鑑別診断

濾胞腺腫や腺腫様結節の嚢胞変性と鑑別する必要がある．細胞診はできるだけ充実性部分から採取するように努める．

b-9-② 小嚢胞が多発する乳頭癌（図13）

1）病理と臨床

甲状腺内の特定の部分に小嚢胞が多発［集簇する（aggregate）］する乳頭癌が存在する．頸部リンパ節転移が存在する．TgAbは陰性を示す．細胞診では容易に癌細胞が採取される．病理組織では癌細胞が嚢胞の壁を形成し，多発性の癌細胞が形成する嚢胞と嚢胞の間には正常の濾胞と上皮細胞が存在する．サイトケラチン19は嚢胞壁を形成する細胞で強陽性を示し，嚢胞の間に存在する濾胞上皮細胞では陰性を示す．1つの癌の腫瘍のなかに嚢胞変性の部分が存在するのではなく，癌が形成する小嚢胞が多発して増殖する形態を示す．

2）超音波所見

甲状腺に小嚢胞が集簇する形態を示す[10]．多発性の

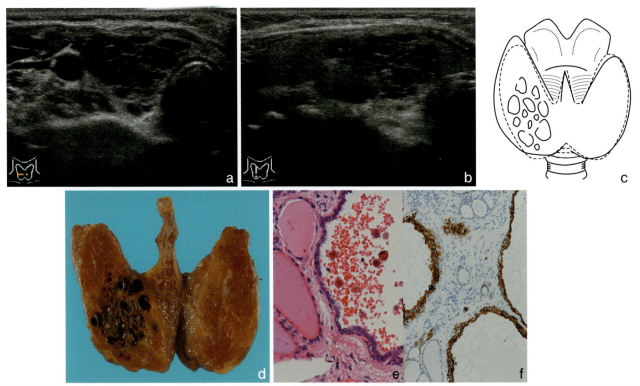

図13 小嚢胞が多発する乳頭癌

a：Bモード（横断）像，b：Bモード（縦断）像，c：甲状腺のシェーマ，d：摘出標本，e：病理組織像（HE染色），f：サイトケラチン19
甲状腺右葉に小嚢胞が集簇する．はっきりした充実性部分は認めない．割面では小嚢胞が集簇する．嚢胞壁内面は癌細胞が被覆する．癌が形成する嚢胞と嚢胞の間には正常の濾胞と上皮細胞が存在する．癌細胞はサイトケラチン19が陽性を示す．

（Kobayashi K et al：Eur Thyroid J 2：270-274, 2013 から引用）

小嚢胞のみの場合と，多発性の小嚢胞の中心に充実性の結節が存在する場合がある．大部分の症例において頸部リンパ節腫大（転移）を認める．鑑別診断としては嚢胞を含む結節，多発嚢胞性甲状腺疾患（polycystic thyroid disease）などがあげられる．細胞診が必須である．一般的に乳頭癌は嚢胞の病変を含まず，さらに嚢胞を含む結節は良性であることが多いので注意を要する．

c 頸部リンパ節転移（図14，15）

乳頭癌は頸部リンパ節転移を起こすことが多い．微細多発の高エコー（図14）や無エコー部分（嚢胞変性）（図15）が存在するときは，ほとんどが乳頭癌のリンパ節転移である[11]が，一部に扁平上皮癌などのリンパ節転移もある．頸部リンパ節腫大があり，転移性か否かを疑うときはFNACを施行する．診断が困難な場合には，針の中を0.5 mL程度の生理食塩水で洗浄し，Tg濃度を測定すれば転移性か否かが判明する[12]．嚢胞変性しているリンパ節の場合は，内容液をそのままTg濃度測定に供すればよい．頸部リンパ節転移の有無とその部位は手術術式の選択に大きな影響を与えるので非常に重要である．

超音波検査で乳頭癌と診断するときは，腫瘍の同側だけでなく，対側のリンパ節腫大の有無を検討すべきである．頸部超音波検査で検出しにくいリンパ節は，右の総頸動脈の起始部周囲である．この部位のリンパ節をみつけるためには，探触子（プローブ）をかなり傾けて鎖骨の下の縦隔の方向に向ける必要がある．乳頭癌術後の再発は頸部リンパ節で一番頻度が高い．術後の経過観察においては頸部リンパ節腫大を超音波検査において十分に検討すべきである．

d その他

乳頭癌は気管に浸潤することはあるが，超音波検査では浸潤の有無を判定することは難しく，CTとMRIによる画像診断のほうが正確である．反回神経に浸潤することがあるが，超音波検査で浸潤の有無は判定できない．しかし，腫瘍の存在部位から反回神経浸潤の可能性を推定することはできる．また，前頸筋群に浸潤することがあり，筋肉の層が断裂している像が得られる．転移リンパ節が内頸静脈に浸潤する症例がときどき存在する．しかし，真の浸潤なのか圧排であるのかを鑑別するのは超音波検査では困難である．転移リンパ節が総頸動脈に浸

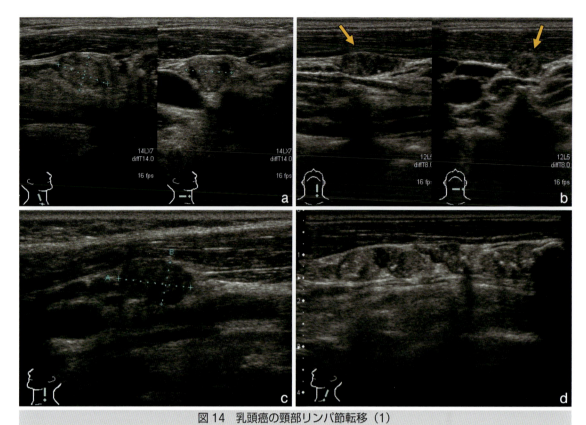

図14 乳頭癌の頸部リンパ節転移（1）

a, b, c, d いずれも頸部のリンパ節転移の像.
リンパ節は腫大し, 内部エコーは低からやや高で不均質, リンパ門はみられない. b のように縦横比が高い場合, また d のように微細多発高エコー（石灰沈着）を示すことがある（a, c は計測線が入っている）.

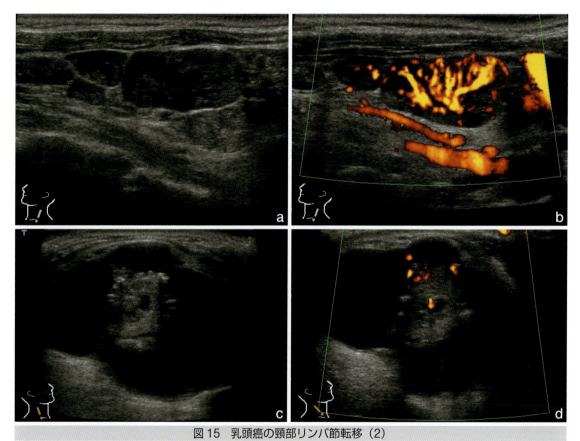

図15 乳頭癌の頸部リンパ節転移（2）

a, b, c, d いずれも頸部のリンパ節転移の像.
転移リンパ節は数珠状の腫大（a）と豊富な血流信号を示すことがある（b）. また, 転移リンパ節は囊胞を形成することがある（c）. ドプラ（パワーモード）法では内部の充実性部分に血流信号を認める（d）.

潤することはあるが，きわめてまれである．

1）鑑別診断

①亜急性甲状腺炎：圧痛が存在する部位に一致して不整形の低エコーレベルの領域を形成する．境界は不明瞭であり，境界性状は非常に粗雑になることがあり，乳頭癌の像に類似する．ドプラ法ではその領域に血流信号はみられない．

②腫瘍内の出血後の梗塞[13]：FNAC や外傷で出血性梗塞を起こし，急速に増大する有痛性の結節を呈する．内部は低エコーレベルを呈し，多発の高エコーを呈することがあり，乳頭癌の画像に類似する．ドプラ法では内部に血流信号はみられない．細胞診では壊死物質が採取される．

3 治療法の選択

治療としては手術が必要である．甲状腺の片葉切除，あるいは亜全摘・全摘と頸部リンパ節郭清が必要である．甲状腺の主腫瘍の診断以外に，対側の腺内転移の有無と頸部リンパ節転移の有無は手術術式を決定するので，超音波検査で見落としのないように注意すべきである．

a 微小乳頭癌の取り扱い

微小乳頭癌の取り扱いに関しては，手術適応とする施設と，症例を選別して経過観察も可能とする施設がある．術前診断（触診・頸部超音波検査など）により明らかなリンパ節転移や遠隔転移が存在する，反回神経に接する，気管に浸潤する可能性がある，細胞診で high-grade malignancy が疑われるなどの微小乳頭癌は手術適応であり，経過観察は勧められない．それ以外で低リスクと考えられる微小乳頭癌は，十分な説明と同意のもとに，経験のある検査技師，医師，施設において注意深く行われるべきである[14]．経過観察においては，血清検査とともに必ず超音波検査を行い，癌の大きさ，隣接臓器との関係，リンパ節転移を検討する．経過観察中に明らかに増大する，新たにリンパ節転移が出現した症例は手術を勧める．

小児・若年者における微小乳頭癌については未だ臨床的エビデンスが得られていないため，慎重な対応が求められる．

b 手術後の経過観察

経過観察においては，視診触診とともに血清の遊離 T_4（FT_4），TSH，Tg，TgAb 値を測定し，1 年ごとに頸部超音波検査を施行する．血清 TSH 値を低めに維持する．血清 Tg 値が持続的に増加するときは，再発を想定して，頸部超音波，胸部 CT，PET 検査，^{131}I による全身シンチグラフィなどを施行して，再発部位を検索する．

文 献

1) Spencer CA, Bergoglio LM, Kazarosyan M et al: Clinical impact of thyroglobulin (Tg) and Tg autoantibody method differences on the management of patients with differented thyroid carcinomas. J Clin Endocrinol Metab 90：5566-5575, 2005
2) 日本超音波医学会用語・診断基準委員会：甲状腺結節（腫瘍）超音波診断基準．超音波医 38：667-668, 2011
3) 日本内分泌外科学会（編）：甲状腺癌取扱い規約，第 7 版，金原出版，東京，2015
4) Shimura H, Haraguchi K, Hiejima Y et al: Distinct diagnostic criteria for ultrasonographic examination of papillary thyroid carcinoma: a multicenter study. Thyroid 15：251-258, 2005
5) Rosai J, Carcangiu ML, DeLellis RA et al: Tumors of the Thyroid Gland. Atlas of Tumor Pathology, Armed Forces Institute of Pathology, Washington DC, p109-114, 1992
6) Kobayashi K, Fukata S, Amino N et al: A case with diffuse sclerosing variant of papillary carcinoma of the thyroid: Characteristic features on ultrasonography. J Med Ultrasonic 33：159-161, 2006
7) Nikiforov YE, Erickson LA, Nikiforov MN et al: Solid variant of papillary thyroid carcinoma: incidence, clinical-pathologic characteristics, molecular analysis, and biologic behavior. Am J Surg Pathol 25：1478-1484, 2001
8) Fujimoto T, Hirokawa M, Ota H et al: Characteristic sonographic features of cribriform papillary thyroid carcinoma for differentiation from other thyroid nodules. J Med Ultrasonics 42：83-87, 2015
9) 小林 薫，横沢 保，平井啓介ほか：嚢胞内に突起を有する甲状腺乳頭癌：エコーガイド下細胞診による診断．内分泌外科 14：285-290, 1997
10) Kobayashi K, Hirokawa M, Yabuta T et al: Papillary thyroid carcinoma with honeycomb-like multiple small cysts: characteristic features on ultrasonography. Eur Thyroid J 2：270-274, 2013
11) 大下真紀，小林 薫，廣川満良ほか：甲状腺乳頭癌の頸部リンパ節転移―超音波検査による反応性リンパ節転移との鑑別．超音波検査技 39：145-155, 2014
12) Uruno T, Miyauchi A, Shimizu K et al: Usefulness of thyroglobulin measurement in fine-needle aspiration biopsy specimens for diagnosing cervical lymph node metastasis in patients with papillary thyroid cancer. World J Surg 29：483-485, 2005
13) Kobayashi K, Fukata S, Miyauchi A: Clinical course of acute hemorrhagic infarction of a thyroid nodule. J Med Ultrasonic 31：159-162, 2004
14) Ito Y, Miyauchi A, Kihara M et al: Patient age is significantly related to the progression of papillary microcarcinoma of the thyroid under observation. Thyroid 24：27-34, 2014

B-2 濾胞癌（濾胞腺腫）

ここでは，臨床および画像診断上鑑別が困難である濾胞性腫瘍（濾胞癌，濾胞腺腫）に関してまとめて記載する．

現時点では，濾胞癌の最終診断は画像診断や細胞診断ではなく，切除された腫瘍から得られた永久病理標本によってのみ確定されるため，逆に「良性の濾胞腺腫である」という最終確認は手術を行わない限り得ることはできない．

本項では，病理診断の確定した症例における超音波所見を中心に記載するが，すべての腫瘍性病変が手術されるわけではないため，対象となった良性の濾胞腺腫症例は「悪性の疑い」「腫瘍径」「増大傾向」「サイログロブリン（Tg）高値」などの理由から手術を受け，病理診断が確定したものである．そのため，通常，外来などで良性甲状腺結節として経過観察されている濾胞腺腫に関しての所見とは異なる可能性があることを念頭に置く必要がある．また，濾胞癌の病理学的診断そのものにおいても，病理医，施設間の差があり，腫瘍の良性・悪性の判断に苦慮する場合があることを十分に考慮する必要がある（「Ⅲ．甲状腺・副甲状腺（上皮小体）疾患の病理」参照）．

1 疾患の特徴

濾胞癌は乳頭癌と異なり，濾胞を形成しながら，または索状，充実性に増殖する．組織学的の診断は，腫瘍細胞による被膜浸潤あるいは脈管侵襲によって規定され，これによって濾胞腺腫と鑑別されるが，症例によっては病理学的判断に難渋するものもある．

一方，濾胞腺腫も濾胞細胞由来の良性腫瘍であり，その増殖形式により単純性腺腫（simple adenoma），コロイド腺腫（colloid adenoma），管状（胎児性）腺腫 [trabecular (embryonal) adenoma] などに分けられる．腺腫様結節（adenomatous nodule）との鑑別は容易ではなく，多くの場合臨床的にはほぼ同等に扱っても問題はない．

a 臨床所見

濾胞癌は，頻度の高い乳頭癌に比べ出現頻度は低く，甲状腺悪性腫瘍の5〜10％を占める．濾胞癌においては，血行性転移により肺，骨などに遠隔転移をきたせば，分化癌とはいえ，その予後は乳頭癌に比べ不良とされている．臨床的には表面平滑な単発の結節として触知され，自覚症状を伴わないことが多いが，比較的急速に増大したり，腫瘍内出血を伴う場合には気管圧迫症状，頸部違和感や疼痛を呈することもある．濾胞腺腫においても，臨床所見は濾胞癌と差異は認められない．

腺腫が甲状腺ホルモンを過剰に合成して甲状腺機能亢進症をきたす場合があり，この場合は機能性甲状腺結節（AFTN）と呼ばれる．腺腫様甲状腺腫でも同様に甲状腺ホルモンの自律性分泌を伴う場合があり，中毒性多結節性甲状腺腫（TMNG）と呼ばれる（「Ⅵ-A-5．機能性甲状腺結節」参照）．濾胞癌においても甲状腺機能亢進症を呈した症例が，ごくまれではあるが報告されている[1]．

甲状腺機能以外の血液生化学検査においては，血中Tg高値がよく知られているが，抗Tg抗体（TgAb）の存在により見かけ上低値になるので注意が必要である．Tgは濾胞腺腫と濾胞癌の鑑別においては明らかな有用性は確定されていないが，Tgが1,000 ng/mL以上であれば濾胞癌の可能性が高いとする報告もある[2]．また，甲状腺全摘術後には，残存，再発がなければTgは検出感度以下となり，術後再発を表す腫瘍マーカーとしての有用性が認知されている．

穿刺吸引細胞診（FNAC）は，乳頭癌診断においては組織診断とほぼ同程度のきわめて高い正診率を有するが，濾胞性腫瘍においてはその正診率は低く，現状でも50〜60％である[2]．

超音波により適切な腫瘍穿刺部位を同定することで診断能の向上が期待されている．また広汎浸潤型濾胞癌においては，微少浸潤型に比べ，細胞異型の出現頻度が高く診断可能という報告もある．

b 疫学，遺伝性

濾胞癌は甲状腺悪性腫瘍の5〜10％を占めており，乳頭癌と同じく比較的若年の女性に多くみられるが，乳頭癌と異なり主として血行性に転移するため，治療予後は乳頭癌よりもやや悪い．

遺伝性に関しては家族性大腸ポリポーシス（familial adenomatous polyposis：FAP），Cowden病，Tg遺伝子異常症，non Medullary Familial Thyroid Cancer，Carney Syndromeなどで認められている（「Ⅵ-B-8．その他の悪性腫瘍」参照）．

表1 濾胞性腫瘍における超音波所見出現率の比較

	濾胞腺腫（n=52）	濾胞癌（n=50）
腫瘍体積 mL	5.95 (0.2-79.6)	11.75 (0.2-125.2)
境界部低エコー帯（halo）	30 (57.7)	18 (36.0)
内部エコー		
不均質	19 (36.5)	24 (48.0)
やや不均質	20 (38.5)	19 (38.0)
均　質	13 (25.0)	7 (14.0)
腫瘍内血流		
Type 0	2 (4.2)	0 (0)
Type 1	2 (4.2)	1 (2.1)
Type 2	1 (2.0)	4 (8.3)
Type 3	26 (54.2)	23 (47.9)
Type 4	17 (35.4)	20 (41.7)
嚢胞形成		
None	36 (69.2)	45 (90.0)
Minimal (1-5%)	4 (7.7)	3 (6.0)
Moderate (6-50%)	5 (9.6)	2 (4.0)
Large (51-100%)	7 (13.5)	0 (0)
石灰化	3 (5.8)	7 (14.0)

（Silly JC et al: Am J Rentogenol **194**：44-45, 2010）

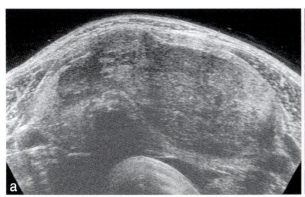 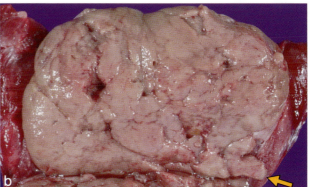

図1　濾胞癌（広汎浸潤型）
a：Bモード像（形状不整）
b：摘出標本（割面）．割面の内腔が盛り上がり，細胞密度が高いことがうかがえる．また，被膜の浸潤が肉眼でも確認できる（矢印）．

② 超音波診断

濾胞性腫瘍の超音波診断は，Bモードのみでは診断困難である．これまで甲状腺腫瘍における良性・悪性の鑑別を論じる際には，濾胞癌のみならず，乳頭癌も含まれた検討が多く，そのため濾胞癌の特徴的な超音波像を見いだすことはさらに困難であったが，2010年にMayo Clinicから濾胞性腫瘍（濾胞癌50例，濾胞腺腫52例）に絞った検討が報告された[3]（**表1**）．

ここでは，Bモード，ドプラ法に分けて濾胞腺腫および濾胞癌を各々記載し解説を行う．また，新たな超音波技術として開発臨床導入されてきたエラストグラフィに関しても記載する．

a Bモード

超音波所見に関しては，①形状，②内部エコー，③境界部低エコー帯，④高エコー，⑤嚢胞変性に関して分類し，記載した[2~4]．

1) 形　状

腫瘍の悪性を思わせる形状の不整に関しては，乳頭癌の約7割以上で認められるが，濾胞癌では出現頻度が低く，全体の約2割程度である．濾胞腺腫では，円形または楕円形を呈し，形状は整である（**図1**）．

2) 内部エコー

内部エコーの不均質性に関しては，濾胞癌の7割で認められる．濾胞腺腫でも腫瘍径の増大に伴って不均質性

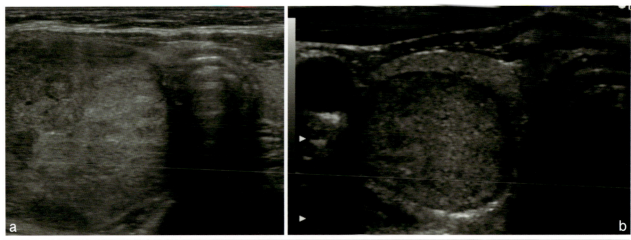

図2 濾胞癌と濾胞腺腫（Bモード像）
a：濾胞癌．内部エコー不均質，腫瘍辺縁部における低エコー部を呈す．
b：濾胞腺腫．

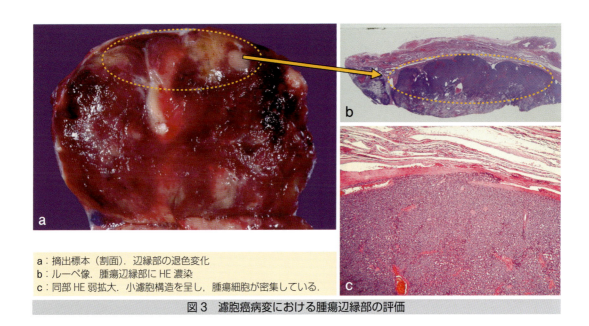

a：摘出標本（割面）．辺縁部の退色変化
b：ルーペ像．腫瘍辺縁部にHE濃染
c：同部HE弱拡大．小濾胞構造を呈し，腫瘍細胞が密集している．

図3 濾胞癌病変における腫瘍辺縁部の評価

が増加傾向にあるが，濾胞癌に比べ出現頻度は少ない（図2）．濾胞癌症例では，腫瘍辺縁部が中心部に比べ低エコーを呈することが多い（図3）[5]．

3）境界部低エコー帯

濾胞癌では境界部低エコー帯がみられることが多いが，乳頭癌と異なり，不整である頻度は約2割程度と少ない．良性の濾胞腺腫では不整な境界部低エコー帯の出現は認められない[6]．

4）高エコー（石灰化）

乳頭癌では約8割以上において特徴的な石灰化を思わせる高エコーが認められるが，濾胞癌ではその頻度は少なく1割程度の出現頻度である．一方，濾胞腺腫では内部に高エコーが認められることはきわめてまれである．

5）囊胞形成

濾胞癌においてはほとんどを充実性部分が占め，囊胞形成は少なく1割以下の頻度と考えられている．濾胞腺腫においては腫瘍増大に伴い囊胞形成が認められ，全体の約半数程度を占める（図4）．

Bモード像における濾胞癌の特徴的所見は，①不均質な内部エコー，②囊胞形成が少ない，③不整な境界部低エコー帯，④乳頭癌にみられるような石灰化像は少ない，の4つである．

これらの所見のうち，①，③は微少浸潤型ではほとんどみられず，広汎浸潤型において多くみられる．しかしながら，臨床的には広汎浸潤型の頻度は1割程度と少ない．したがって，最新の高分解能超音波機器でもBモー

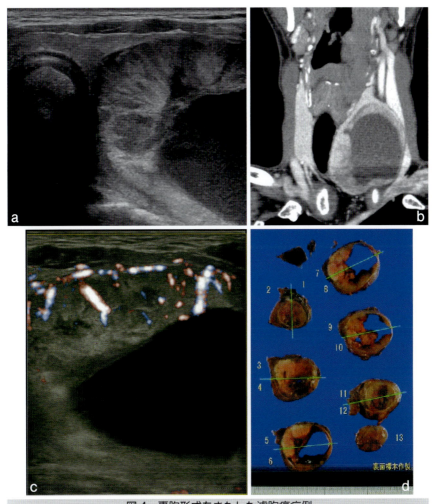

図4 嚢胞形成をきたした濾胞癌症例
a：Bモード像，b：造影CT像，c：ドプラ法，d：摘出標本

ドによる診断率は約60％程度と低い（「Ⅲ. 甲状腺・副甲状腺疾患の病理」参照）（**図5**）[7]．

b ドプラ法

甲状腺において，ドプラ法の臨床応用が進み，腫瘍内血流と腫瘍良性・悪性の鑑別に関する報告がなされてきた[8〜13]．悪性腫瘍においては良性腫瘍に比べ多くの血管新生が認められ，とくに濾胞癌では腫瘍内部が富血性に描出される傾向を有する[14]．血流速度解析からもPI，RIが高値を呈するといった報告が多い[15]（**図6**）．

しかしながら，個々の症例における腫瘍内部の血流情報を相対的，客観的に表示比較することは，ドプラ機器の感度，測定誤差などにより困難な場合もある．一般的な高周波超音波機器におけるドプラ感度が向上した現在では，良性の濾胞腺腫や腺腫様結節においても腫瘍内部の血流を認めることもあり，腫瘍内血流の有無のみでは良性・悪性の判断は困難な場合がある（**図7**）．

ドプラ法を組み合わせた濾胞性腫瘍診断は，従来のBモード超音波診断，細胞診断に比べても，より高い診断感度を有する成績が得られている[13]．

c エラストグラフィ

乳頭癌においては，腫瘍組織自体は周囲の甲状腺組織よりもきわめて硬く，組織弾性イメージとしてその差を表すことは容易である．一方，濾胞癌においては，周囲組織との比較のみでは組織弾性の差をとらえることは困難な場合が多いが，腫瘍辺縁部は中心部に比べ硬い組織として表示されることが多く，腫瘍内部の不均質性，細胞密度の差を可視化できるものと期待されている．また，病理学的な対比検討からも，腫瘍辺縁部の細胞密度が高いこととエラストグラフィの所見は一致するものと考えられた（**図8，9**）．エラストグラフィの画像データを検討するにあたり，腫瘍内部の硬い部分の占める比率や出現パターンによる分類法を検討する必要があると考えら

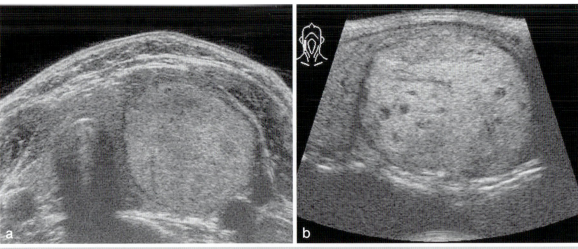

図5　Bモードにて良性と判断された濾胞癌症例
a：横断像，b：縦断像
均質な内部エコー，形状整，きれいな境界部低エコー帯を呈する．Bモードからは良性であるが，微少浸潤型濾胞癌であった．

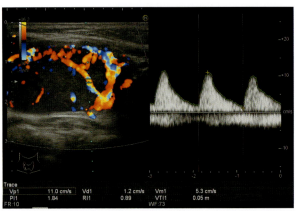

図6　濾胞癌における腫瘍内血流
（被膜浸潤血管，PI=1.84，RI=0.89）

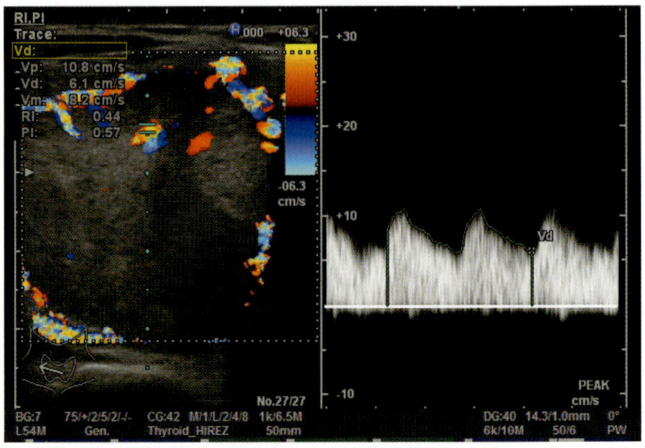

図7　濾胞腺腫における腫瘍内血流
（腫瘍辺縁部，PI=0.57，RI=0.44）

れる．詳細は「Ⅷ．超音波エラストグラフィ」を参照．

3　他の画像診断

　単純X線写真，CT，MRIなどは，濾胞癌および濾胞腺腫の鑑別には有用ではなく，濾胞癌の広がり診断に用いられる．甲状腺疾患において汎用される核医学検査において，^{201}Tlシンチグラフィは，腫瘍内部血流動態を反映していると考えられている．特に濾胞癌では後期相（delayed scan）での^{201}Tlの集積が認められ，濾胞性腫瘍の鑑別に有用である．

4　治療法の選択

　濾胞性腫瘍の診断がいまだ乳頭癌に比べ確定された状況ではないため，各施設によって方針が大きく異なっているのが現状であるが，手術適応に関しては以下のように考えられている．

a　診療ガイドラインにおける手術適応の考え方

　『甲状腺腫瘍診療ガイドライン2010年版』では，ガイドライン作成委員会によるコンセンサスとして以下の9項目が示されている．
①大きな腫瘤を形成している
②増大傾向あり
③圧迫またはその他の症状
④整容性に問題がある
⑤超音波検査で癌が否定しきれない
⑥細胞診断で癌が否定しきれない
⑦縦隔内へ結節が進展している
⑧機能性結節である
⑨サイログロブリン（Tg）値が異常高値である
　腫瘍の大きさ，Tg値については具体的な指標は示されておらず，また最終的な手術適応は上記の1項目を満

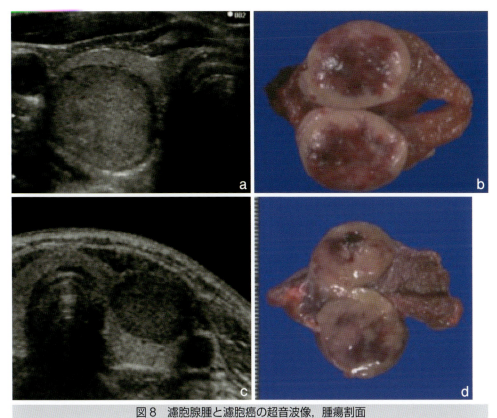

図8 濾胞腺腫と濾胞癌の超音波像，腫瘍割面
a：濾胞腺腫のBモード像，b：同症例の腫瘍割面像，c：濾胞癌のBモード像，d：同症例の腫瘍割面像

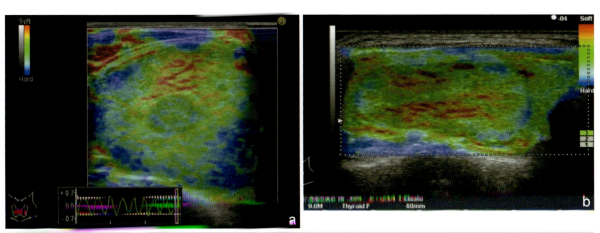

図9 濾胞癌と濾胞腺腫におけるエラストグラフィ（Real-time Tissue Elastography）
a：腫瘍辺縁部は中心部に比べ，硬く青色に表示される．
b：腫瘍全体が均一な緑に表示される．

たすだけで決めるのではなく，総合的な判断によるとされている[19]．

b 実臨床における手術適応の例

1）強く濾胞癌を疑う場合
①充実性であり，腫瘍径が4 cm以上であり，腫瘍増大傾向が認められ，かつ，血中Tg値1,000 ng/mL以上の場合

②細胞診にて濾胞癌，またはその疑いがある場合（Suspicious for Malignancy, Malignancy）

③超音波（Bモード像，ドプラ法，エラストグラフィ）にて濾胞癌が強く疑われる場合．術前診断から広汎浸潤型濾胞癌が強く疑われる場合は，甲状腺全摘も考慮する．

2）相対的に手術適応とする場合
①超音波ドプラ法で腫瘍内部の血流豊富な場合

②細胞診にて濾胞性腫瘍，あるいは濾胞性腫瘍の疑い（FN/SFN）
③患者自身が早急な解決を望む場合

手術を選択しない場合は，経過観察，甲状腺ホルモン製剤投与による甲状腺刺激ホルモン（TSH）抑制療法などが行われることが多いが，十分な術前検査にて濾胞癌の可能性が否定できれば，非手術的治療法である経皮的エタノール注入療法（PEIT）[20]やラジオ波焼灼術（radiofrequency ablation：RFA）[21]などの thermal ablation therapy が考慮されることもある．

文 献

1) Becker D, Bair HJ, Becker W et al: Thyroid autonomy with color-coded image-directed Doppler sonography: internal hypervascularization for the recognition of autonomous adenomas. J Clin Ultrasound 25：63-69, 1997
2) Kobayashi K, Fukata S, Miyauchi A: Diagnosis of follicular carcinoma of the thyroid: role of sonography in preoperative diagnosis of follicular nodules. J Med Ultrasonic 32：153-158, 2005
3) Sillery JC, Reading CC, Charboneau JW et al: Thyroid follicular carcinoma: sonographic features of 50 cases. Am J Roentgenol 194：44-54, 2010
4) Atkinson B, Ernst CS, LiVolsi VA: Cytologic diagnoses of follicular tumors of the thyroid. Diagn Cytopathol 2：1-3, 1986
5) Cole-Beuglet C, Goldberg BB: New high-resolution ultrasound evaluation of diseases of thyroid gland. JAMA 21：2941-2944, 1983
6) Torizuka T, Kasagi K, Hatabu H et al: Clinical diagnostic potentials of thyroid ultrasonography and scintigraphy. Endocr J 40：329-336, 1993
7) Müller HW, Schröder S, Schneider C et al: Sonographic tissue characterisation in thyroid gland diagnosis. Klin Wochenschr 63：706-710, 1985
8) Propper RA, Skolnick ML, Weinstein BJ et al: The nonspecificity of the thyroid halo sign. J Clin Ultrasound 8：129-132, 1980
9) Clark KJ, Cronan JJ, Scola FH: Color Doppler sonography: anatomic and physiologic assessment of the thyroid. J Clin Ultrasound 23：215-223, 1995
10) Hegedüs L, Karstrup S: Ultrasonography in the evaluation of cold thyroid nodules. Eur J Endocrinol 138：30-31, 1998
11) Fukunari N: The role of ultrasonography and color Doppler sonography in the diagnosis of thyroid disease. Thyroidal Clin Exp 10：97-101, 1998
12) Frates MC, Benson CB, Doubilet PM et al: Can color Doppler sonography aid in the prediction of malignancy of thyroid nodules？ J Ultrasound Med 22：127-131, 2003
13) Fukunari N: Thyroid ultrasonography B-mode and color-Doppler. Biomed Pharmacother 56（Suppl 1）：55s-59s, 2002
14) Fukunari N, Nagahama M, Sugino K et al: Clinical evaluation of color Doppler imaging for the differential diagnosis of thyroid follicular lesions. World J Surg 28：1261-1265, 2004
15) Miyakawa M, Onoda N, Etoh M et al: Diagnosis of thyroid follicular carcinoma by the vascular pattern and velocimetric parameters using high resolution pulsed and power Doppler ultrasonography. Endocr J 52：207-212, 2005
16) Hall TJ: AAPM/RSNA physics tutorial for residents: topics in US: beyond the basics: elasticity imaging with US. Radiographics 23：1657-1671, 2003
17) Moon HJ, Sung JM, Kim EK et al: Diagnostic performance of gray-scale US and elastography in solid thyroid nodules. Radiology 262：1002-1013, 2012
18) Russ G, Royer B, Bigorgne C et al: Prospective evaluation of thyroid imaging reporting and data system on 4550 nodules with and without elastography. Eur J Endocrinol 168：649-655, 2013
19) 日本内分泌外科学会，日本甲状腺外科学会：甲状腺腫瘍診療ガイドライン 2010 年版，金原出版，東京，p68, 2010
20) Fukunari N: PEI therapy for thyroid lesions. Biomed Pharmacother 56（Suppl 1）：79s-82s, 2002
21) Baek JW, Lee JH, Valcavi R et al: Thermal Ablation for Benign Thyroid Nodules: Radiofrequency and Laser. Korean J Radiol 12：525-540, 2011

B-3 髄様癌

1 疾患の特徴

甲状腺髄様癌は甲状腺傍濾胞上皮細胞（C細胞）を由来として発生する悪性腫瘍で，日本における甲状腺悪性腫瘍の約1～2％を占める．髄様癌発端者の約25～30％は遺伝性であり，それ以外は散発性（非遺伝性）である．

遺伝性髄様癌は常染色体優性遺伝を示し，多発性内分泌腫瘍症2型（MEN 2）の一部分症か，家系内に髄様癌のみが発生する家族性甲状腺髄様癌（familial medullary thyroid carcinoma：FMTC）のいずれかである．MEN 2は2Aと2Bがあり，MEN 2Aは甲状腺髄様癌，副腎褐色細胞腫，副甲状腺過形成を発生し，MEN 2Bでは甲状腺髄様癌，副腎褐色細胞腫，Marfan症候群様徴候，腸管神経節腫，角膜神経肥厚などを発生する．原因遺伝子は RET 遺伝子であり，変異はエクソン10，11，13-16に集中しており，遺伝性髄様癌発端者の98％以上にミスセンス変異が証明できる[1]．

遺伝性髄様癌の生涯浸透率は95％以上であり，MEN 2Aあるいは2Bでは20歳までに髄様癌が発症する傾向がある．一方，FMTCでは発症年齢は若干遅く発育も緩徐である[2]．髄様癌は腫瘍組織内にアミロイド沈着を伴い，カルシトニンとCEAが腫瘍マーカーとして有用である．

甲状腺触診では境界明瞭な弾性軟～硬，可動性良好な腫瘤として触知することが多く，一般に触診だけでは良性腫瘍との区別はつきにくい．超音波所見像は多彩であり，一般に超音波診断だけで髄様癌と診断するのは難しい．穿刺吸引細胞診（FNAC）では，シート状および散在性の上皮細胞が出現し，紡錘形の細胞がみられ，核の大小不同と異型性があり，クロマチンは粗大顆粒状で不均質に増加する．以上の所見のほかに血清カルシトニン，

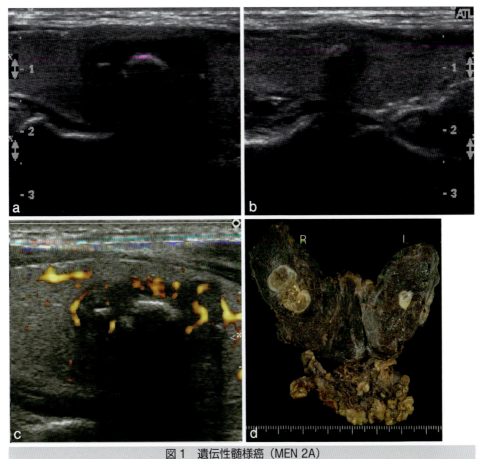

図1 遺伝性髄様癌（MEN 2A）
a：Bモード（右葉縦断）像，b：Bモード（左葉縦断）像，c：ドプラ（パワーモード）法，d：摘出標本（割面）
RET コドン634変異あり（MEN 2A），両葉多発性で低エコーを示す充実性腫瘍の内部に牡丹雪様の高エコーを認める．ドプラ（パワーモード）法で腫瘍内の血流は比較的豊富である．甲状腺全摘術施行．摘出標本（R：右葉，L：左葉）には気管周囲リンパ節が付属している．

CEA の上昇がみられれば髄様癌を強く疑う．

髄様癌が診断された場合，あるいは強く疑われる場合は，遺伝性と散発性の鑑別をつけるために，遺伝カウンセリングを行い，文書による同意を得たうえで RET 遺伝子検査が必要である[3]．

2 超音波診断

図1〜6 に髄様癌の超音波像とその摘出標本を提示する．髄様癌の超音波像は一般に多彩であり，高エコーを有しているかいないかで2つのタイプに分けられる．

第1のタイプは髄様癌の約 50〜70％ の症例に認められるもので，低エコーを示す充実性腫瘍の内部に粗大な高エコーを有するタイプである[4]．髄様癌にみられる高エコーは乳頭癌と比較して大きく，その大きさは症例によって大小さまざまであるが，乳頭癌でみられるような多発性点状高エコーは少ない．表現すると，牡丹雪状と称すことができ，この高エコーは腫瘍の中心に存在し，腫瘍全体が石灰化に置き換わることはない．この牡丹雪状高エコーは特徴的な所見である．

第2のタイプは髄様癌の残り約 30〜50％ の症例に認められるもので，超音波像では腫瘍は主に充実性結節様で，高エコーは有さないか，わずかに一部みられる程度で，良性腫瘍との鑑別は非常に困難な超音波像を示す．一般に腫瘍の内部は等〜低エコーを示し，境界部低エコー帯は伴わず，辺縁は整〜不整である[5]．このタイプは濾胞性腫瘍と同様の超音波所見を示す場合と，一部嚢胞形成を伴って内部エコーレベルが不均質で腺腫様結節と類似の場合など多彩な像を示す場合がある．一部でも嚢胞形成を伴っている症例を含めると，嚢胞形成を有する髄様癌は約 20％ 程度であり，まれに腫瘍の大部分が嚢胞を示すこともある[6]．ドプラ法では半数以上の症例に豊富な血流が認められる[4]．

C 細胞は発生学的に甲状腺上極側約 1/3 の部分を中心に多く分布するため，髄様癌はその部に発生することが多く，遺伝性の場合は両葉多発性であることが一般的である．しかし遺伝性でも単発性であったり，散発性でも多発性のことがあるので，腫瘍の分布や性状だけから

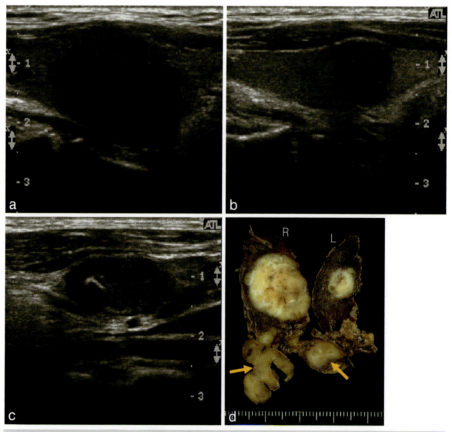

図2 遺伝性髄様癌（FMTC）
a：B モード（右葉縦断）像，b：B モード（左葉縦断）像，c：B モード（右側頸部リンパ節転移）像，d：摘出標本（割面）
RET コドン 891 変異あり（FMTC）．両葉多発性で形状不整な低エコーを示す充実性腫瘍の内部に高エコーを認める．リンパ節転移内部に牡丹雪様状高エコーを認める．甲状腺全摘術施行．摘出標本（R：右葉，L：左葉）には気管周囲リンパ節が付属しており，多数のリンパ節転移（矢印）を認めた．

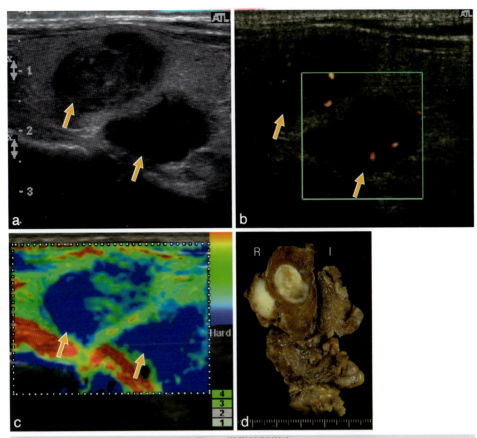

図3　散発性髄様癌

a：Bモード（右葉縦断）像，b：ドプラ（パワーモード）法，c：エラストグラフィ，d：摘出標本（割面）
RET 変異なし（散発性），低エコーを示す充実性腫瘍（矢印）が多発しており，内部高エコーも認める．ドプラ（パワーモード）法で腫瘍内の血流は乏しい．エラストグラフィでは硬い腫瘍である．甲状腺右葉峡部切除術施行．摘出標本（R：右葉，I：峡部）には気管周囲リンパ節が付属している．

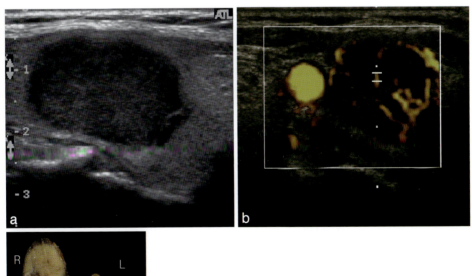

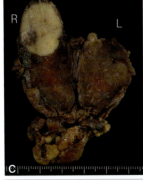

a：Bモード（右葉縦断）像，b：ドプラ（パワーモード）法，c：摘出標本（割面）
RET 変異なし（散発性），形状不整な低エコーを示す単発性の充実性腫瘍で，内部高エコーを有しない．ドプラ（パワーモード）法で腫瘍内の血流は比較的豊富である．甲状腺亜全摘術施行．摘出標本（R：右葉，L：左葉）には気管周囲リンパ節が付属している．

図4　散発性髄様癌

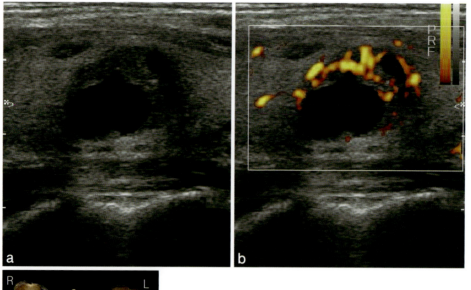
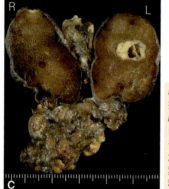

a：Bモード（左葉縦断）像，b：ドプラ（パワーモード）法，c：摘出標本（割面）
RET コドン634変異あり（MEN 2A），*RET* 遺伝子スクリーニングにて発見．左葉に径12 mmの嚢胞形成を伴う髄様癌．ドプラ（パワーモード）法で充実性部分の血流は豊富である．右葉にも別割面で2 mmの髄様癌が認められた．甲状腺全摘術施行．摘出標本（R：右葉，L：左葉）には気管周囲リンパ節が付属している．リンパ節転移なし．

図5　遺伝性髄様癌（MEN 2A）

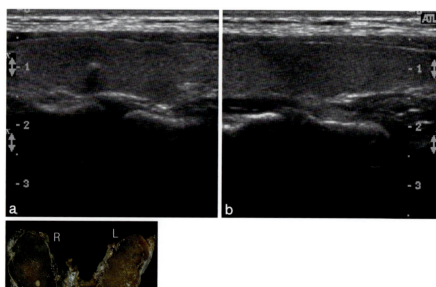
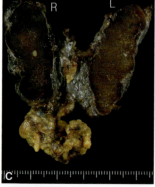

a：Bモード（右葉縦断）像，b：Bモード（左葉縦断）像，c：摘出標本（割面）
RET コドン634変異あり（MEN 2A），*RET* 遺伝子スクリーニングにて発見．右葉に径2 mmの石灰化を伴う微小髄様癌．甲状腺全摘術施行．別割面で左葉に超音波で確認されていなかった1 mmの微小癌が発見された．摘出標本（R：右葉，L：左葉）には気管周囲リンパ節が付属している．リンパ節転移なし．

図6　遺伝性髄様癌（MEN 2A）

遺伝性と散発性を区別することはできない[7]．髄様癌は比較的早期から高率にリンパ節転移をきたすので，リンパ節は十分に検索しておく必要がある[8]．転移リンパ節に粗大高エコーを示す場合がある[9]．またMEN 2Aでは原発性副甲状腺機能亢進症を合併する可能性があるので，高カルシウム血症を有する場合は，腫大副甲状腺の部位を入念に検索する．

病理組織所見では，髄様癌は紡錘形の核を持った腫瘍細胞がシート状・島状・索状に配列する．間質にはアミロイドの沈着がみられることが多い．典型例の免疫組織化学ではカルシトニン染色陽性，CEA染色陽性，サイログロブリン染色陰性となる．また遺伝性髄様癌の腫瘍組織周辺には髄様癌の前癌状態であるC細胞過形成がみられることが多く，これはカルシトニン染色により診断できる．

3 治療法の選択

RET遺伝子検査により遺伝性と判明した場合は，術前に褐色細胞腫の有無を診断するために，蓄尿中メタネフリン分画の測定と副腎CTあるいは腹部超音波検査が必要となる．褐色細胞腫が存在する場合は副腎手術を優先する．遺伝性髄様癌に対しては甲状腺全摘が必須である．散発性髄様癌では，片葉に限局する場合は片葉切除あるいは亜全摘も可能であり，両葉に腫瘍が存在する場合は全摘を行うこともある．

リンパ節郭清は遺伝性の有無にかかわらず，中央区域（気管周囲）リンパ節郭清は必須である．患側の外側区域（側頸部）リンパ節郭清の必要性は，同部位にリンパ節転移が予想される場合や原発巣の腫瘍の大きさやカルシトニンの値などに応じて判断する．

2015年の米国甲状腺学会（ATA）の髄様癌に関する改訂ガイドライン[10]によると遺伝性で変異を有する小児に対して，変異の部位により予防的甲状腺全摘の時期を3段階に分けて考慮する方針を示している．日本では予防的全摘のデータが乏しいため，小児に対する予防的甲状腺全摘の指針はまだ策定されていない．

文　献

1) 内野眞也：多発性内分泌腫瘍症2型の臨床とRET遺伝子変異．細胞 40：12-16, 2008
2) Machens A, Holzhausen HJ, Thanh PN et al: Malignant progression from C-cell hyperplasia to medullary thyroid carcinoma in 167 carriers of RET germline mutations. Surgery 134：425-431, 2003
3) 内野眞也：多発性内分泌腫瘍症2型 遺伝カウンセリングの実際．ホルモンと臨 57：47-52, 2009
4) Saller B, Moeller L, Görges R et al: Role of conventional ultrasound and color Doppler sonography in the diagnosis of medullary thyroid carcinoma. Exp Clin Endocrinol Diabetes 110：403-407, 2002
5) Fukushima M, Ito Y, Hirokawa M et al: Excellent prognosis of patients with nonhereditary medullary thyroid carcinoma with ultrasonographic findings of follicular tumor or benign nodule. World J Surg 33：963-968, 2009
6) Simcic KJ, Bowland WF: Cystic medullary thyroid cancer. Surgery 117：356-357, 1995
7) 村上亜希子，内野眞也，首藤　茂ほか：RET遺伝子検査．家族性腫瘍 7：80-85, 2007
8) Moley JF, DeBenedetti MK: Patterns of nodal metastases in palpable medullary thyroid carcinoma. Recommendations for extent of nodal dissection. Ann Surg 229：880-887, 1999
9) Gorman B, Charboneau JW, James EM et al: Medullary thyroid carcinoma: role of high-resolution US. Radiology 162：147-150, 1987
10) American Thyroid Association Guidelines Task Force on Medullary Thyroid Carcinoma, Wells SA Jr, Asa SL et al: Revised American Thyroid Association guidelines for the management of medullary thyroid carcinoma. Thyroid 25：567-610, 2015

B-4 低分化癌

1 疾患の特徴

　甲状腺低分化癌は「甲状腺癌取扱い規約（第7版）」[1])によると、「高分化癌（乳頭癌ないし濾胞癌）と未分化癌との中間的な形態像および生物学的態度を示す濾胞上皮由来の悪性腫瘍」と定義されている．その病理学的特徴は、腫瘍細胞が充実性（solid），索状（trabecular），島状（insular）増殖を示すことであり，これらの所見を低分化成分（poorly differentiated component）と呼ぶ．腫瘍内における低分化成分の出現比率はさまざまである．WHO分類[2])では、腫瘍内の低分化成分の占める割合については"the majority of the tumour"と表現されており，病理医によって解釈が異なるところではあるが，腫瘍の50％以上を低分化成分が占める場合に低分化癌と診断されることが多い．一方，日本の癌取扱い規約では，少しでも低分化成分を認めれば低分化癌として扱うことになっていた．しかし，この場合予後が高分化癌とあまり差がないこと，またWHO分類に準じようとする背景から，癌取扱い規約第7版からは腫瘍の50％以上を低分化成分が占める場合に低分化癌と診断されるように改訂された．また，低分化癌の診断基準の統一を目的としたトリノ会議が行われ，そこで提唱された基準によると，低分化成分の増殖のほかに，①乳頭癌の典型的な核所見を欠く，②脳回状の核所見，核分裂像，腫瘍壊死像のいずれかがみられる，という所見を満たすものが低分化癌と診断される[3])．

　低分化癌の頻度は地域や施設，診断基準によってばらつきがあるが，WHO分類では0.8％，トリノ基準では0.3％と報告されている[4])．予後については，通常の高分化癌と比較すると不良であるという報告が多く[5])，術後5年生存率は65〜85％と報告されている[6])．

　低分化癌は先行病変がなくても発生することがあるが，一般的には遺伝子変異によって高分化癌（乳頭癌あるいは濾胞癌）から発生すると考えられている．低分化成分の占める割合が増えるほど高分化癌と区別できる可能性があるが，その場合既存の高分化成分が低分化成分と置き換わるため，乳頭癌由来なのか，あるいは濾胞癌由来なのかの区別が難しくなる．しかし，逆にこの点を利用して，乳頭癌とも濾胞癌ともいえない，すなわち組織型の推定ができない超音波所見の場合に低分化癌を疑うのがよい．

2 超音波診断

　「甲状腺癌取扱い規約（第7版）」の診断基準に一致する低分化癌の超音波所見について，以下にその特徴を示す．

　低分化癌は形状不整な大きな結節であり，内部パターンは充実性，内部エコーは低く不均質であることが多い．境界性状は不明瞭であることが多いが，ときに明瞭平滑なこともある．また微細高エコーを伴うことは少なく，血流信号が多いというのが一般的な特徴である（図1，2）．未分化癌と類似して卵殻状石灰化を伴うこともある（図3）．乳頭癌にしては微細高エコーを伴わず血流信号が多い（図4），濾胞癌にしては形状不整が強く，

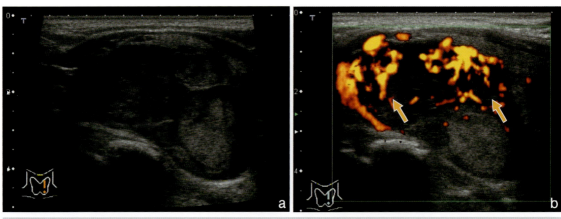

図1　低分化癌（乳頭癌由来）
a：Bモード（縦断）像．形状不整，内部低エコーで不均質な腫瘍である．微細高エコーはみられず，高分化型乳頭癌に特徴的な所見に乏しい．
b：ドプラ像．血流が豊富である（矢印）．

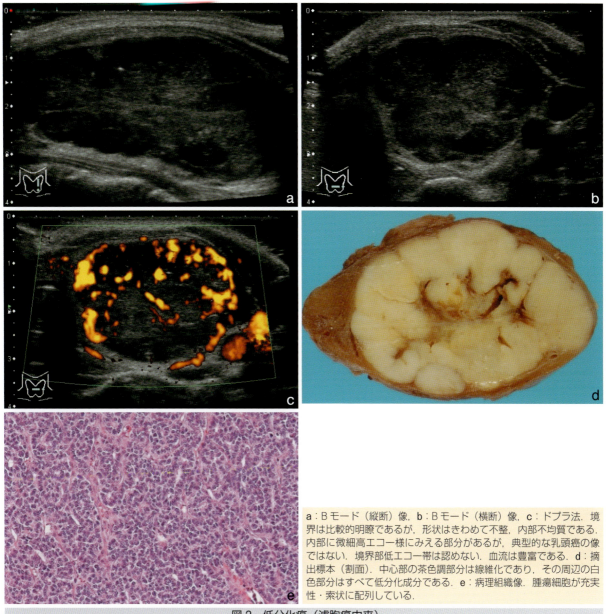

a：Bモード（縦断）像，b：Bモード（横断）像，c：ドプラ法．境界は比較的明瞭であるが，形状はきわめて不整，内部不均質である．内部に微細高エコー様にみえる部分があるが，典型的な乳頭癌の像ではない．境界部低エコー帯は認めない．血流は豊富である．d：摘出標本（割面）．中心部の茶色調部分は線維化であり，その周辺の白色部分はすべて低分化成分である．e：病理組織像．腫瘍細胞が充実性・索状に配列している．

図2　低分化癌（濾胞癌由来）

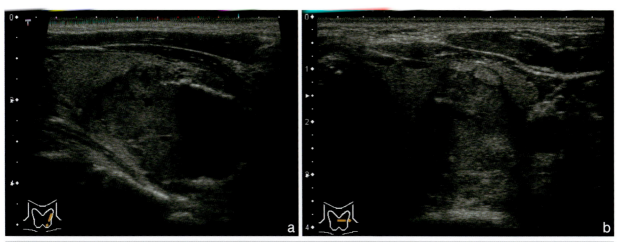

図3　低分化癌（濾胞癌由来）

a：Bモード（縦断）像，b：Bモード（横断）像．卵殻状石灰化から頭側に突出する腫瘤を認める（a）．未分化癌との鑑別が必要である．突出部分の腫瘤（b）は形状不整，内部不均質である．

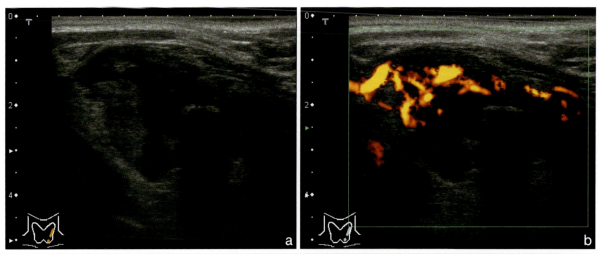

図4 低分化癌（乳頭癌由来）
a：Bモード（縦断）像．形状不整，充実性で内部不均質，粗大な高エコーを認める．高分化型乳頭癌に特徴的な微細高エコーは認められない．
b：ドプラ法．血流は豊富である．

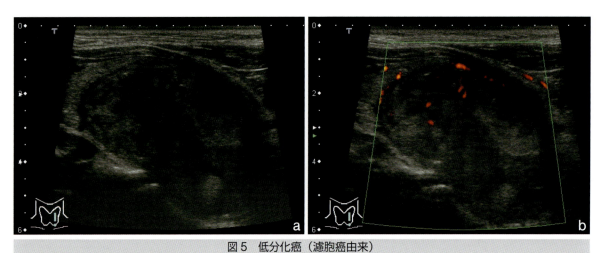

図5 低分化癌（濾胞癌由来）
a：Bモード（縦断）像．形状はやや不整で，境界部低エコー帯を認める．内部の不均質性が著明である．
b：ドプラ法．血流はあまり多くない．

内部の不均質性が著明（図5）という所見が低分化癌を疑う所見として重要である．しかしながら，高分化癌と類似した像（図6，7），また非典型的な像を示す低分化癌も多く，現状では低分化癌を超音波画像のみで診断することが困難な症例が多い．

癌取扱い規約第7版では，乳頭癌の特殊型として充実型乳頭癌が新規に採用された．病理組織学的には充実性ないし索状増殖を示す腫瘍であり，増殖パターンは低分化癌に類似するが，典型的な乳頭癌の核所見を有する場合には充実型乳頭癌と診断される．癌取扱い規約第6版までは充実型乳頭癌の定義がなされていなかったため，低分化癌の一部に分類されていた．充実型乳頭癌と低分化癌の鑑別は重要である．両者ともにまれな組織型であるため，今後症例を蓄積して検討する必要がある．

3 治療法の選択

高分化癌と同様に手術の適応である．一般的には浸潤傾向が強く予後不良であるため，術前に疑われれば甲状腺全摘や頸部リンパ節郭清を含めた広範な切除が妥当と考えられているが，それが予後を改善するかは不明である[4]．遠隔転移のある症例の場合，低分化癌に対する放射性ヨウ素内用療法の有効性についてはコンセンサスは得られていない．しかし，併存する高分化癌からの転移である可能性があること，また放射性ヨウ素治療抵抗性の場合は分子標的薬の適応となることから，一度は考慮

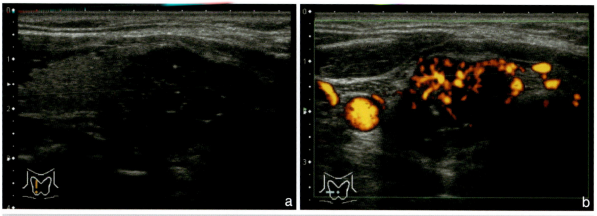

図6 低分化癌（乳頭癌由来）
a：Bモード（縦断）像．形状不整，充実性で，内部に多発する微細高エコーを認める．高分化型乳頭癌に類似しており，Bモード像では低分化癌の診断は困難である．
b：ドプラ法．血流は豊富である．

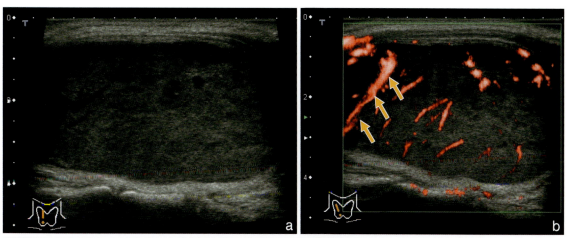

図7 低分化癌（濾胞癌由来）
a：Bモード（縦断）像．形状整，内部均質な充実性結節であり，濾胞性腫瘍が疑われる．
b：ドプラ法．血流は多く，貫通血管を認める（矢印）．濾胞癌を疑うが，低分化癌と診断するのは困難である．病理診断は微少浸潤型濾胞癌由来の低分化癌であった．

してもよい．

文 献

1) 甲状腺外科研究会（編）：甲状腺癌取扱い規約，第7版，金原出版，東京，2015
2) DeLellis RA, Lloyd RV, Heitz PU et al: Pathology and Genetics: Tumours of Endocrine Organs. IARC Press, Lyon, 2004
3) Volante M, Collini P, Nikiforov YE et al: Poorly differentiated thyroid carcinoma: the Turin proposal for the use of uniform diagnostic criteria and an algorithmic diagnostic approach. Am J Surg Pathol 31：1256-1264, 2007
4) 日本内分泌外科学会・日本甲状腺外科学会（編）：甲状腺腫瘍診療ガイドライン，2010年版，金原出版，東京，p119，2010
5) Ito Y, Hirokawa M, Fukushima M et al: Prevalence and prognostic significance of poor differentiation and tall cell variant in papillary carcinoma in Japan. World J Surg 32：1535-1543, 2008
6) Ibrahimpasic T, Ghossein R, Carlson DL et al: Outcomes in patients with poorly differentiated thyroid carcinoma. J Clin Endocrinol Metab 99：1245-1252, 2014

B-5 未分化癌

1 疾患の特徴

甲状腺未分化癌は固形癌のなかでも最も予後不良な癌とされている[1]．しかし，全甲状腺癌に占める割合は1〜2％と少ない．甲状腺癌の大多数を占めているのは乳頭癌と濾胞癌からなる分化癌であり，固形癌のなかで最も予後良好といわれている癌である．分化癌と未分化癌はきわめて対照的ではあるが，実は長い経過を持つ分化癌から突然未分化癌に変化する場合がある．いわゆる未分化転化である．

未分化癌の平均生存期間は4〜12ヵ月で，平均6ヵ月といわれ，長期生存例はまれである[2]．また，60〜70歳代に多く発症し（平均年齢64歳），40歳未満での発症はきわめてまれである[3,4]．

臨床症状として急激に増大した甲状腺腫，咽頭痛，項部痛，頸部痛，頭痛，嗄声，発熱，嚥下困難などが認められ，リンパ節腫脹も著明であることが多い．また，甲状腺腫瘍は硬く，最大径が5cm以上と大きなものが多く，一見腺腫様甲状腺腫や慢性甲状腺炎（橋本病）と勘違いされている場合も少なくない．しかし，未分化癌はすでに甲状腺外に浸潤しているものが大半であり，可動性がきわめて不良で，リンパ節も触知されることが多い（84％）ことから鑑別可能である[3,4]．

検査所見としては，37℃台の軽度の発熱，軽度の白血球上昇，CRP上昇，赤沈亢進などが認められる．甲状腺機能に関しては通常正常範囲であるが，急激な増大のため，一過性の機能亢進症状を認めることがある．いわゆる腫瘍の急激増大による正常甲状腺組織の破壊による破壊性甲状腺炎の状態と考えられる．

2 超音波診断

未分化癌に特異的な超音波像は少なく，むしろ進行癌としての周囲浸潤やリンパ節転移等を反映した画像を呈する．

a 未分化癌に特徴的な超音波所見

1) 内部エコーの不均質

腫瘍が大きく，出血や壊死を伴い，内部エコーの低下だけでなく不均質を呈する（図1〜3）．囊胞を伴うこともある（図4）．特に壊死は未分化癌の特徴の1つであり，78％に認める[5]．

2) 高濃度の非定型石灰化

乳頭癌のような微細石灰化ではなく，比較的大きく濃い，かつ非定型の高エコーを呈する石灰化を認める（図1，2）．悪性リンパ腫との鑑別点の1つでもあるが，いわゆる長期間にわたる甲状腺腫瘍の存在を示すものと考

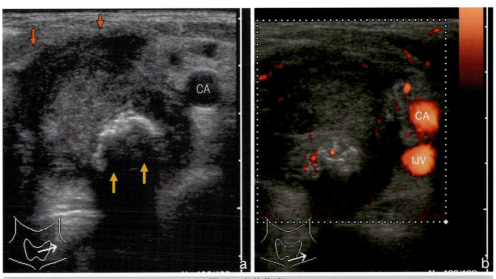

図1 未分化癌
a：Bモード像．甲状腺左葉全体を占める大きな腫瘍で，前頸筋との境界不明瞭（赤矢印）で内部不均質な低エコーを示し，高分化癌の既往がうかがわれるような石灰化と思われる高エコーが認められる（黄矢印）．
b：ドプラ（パワーモード）法．同部位の血流は多くない．
CA：総頸動脈，IJV：内頸静脈

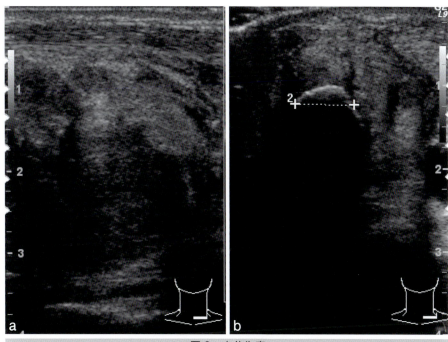

図2 未分化癌
a：Bモード（横断）像．甲状腺左葉に境界不明瞭で内部不均質な低エコー像を呈している．
b：Bモード（横断）像．一部には粗大石灰化を認め，以前に高分化癌や甲状腺良性腫瘍が存在した可能性を示している．

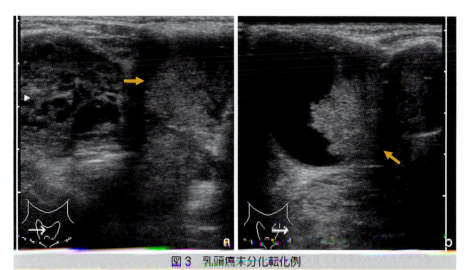

図3 乳頭癌未分化転化例
a：Bモード（右葉側，横断）像，b：Bモード（左葉側，横断）像
巨大乳頭癌で甲状腺全摘後，囊胞の充実性部分（矢印）に一部未分化癌像を認めた．

えられている．Takashimaらは未分化癌の58％に認められるとしている[5]．

3）びまん性低エコー像

甲状腺腫瘍における低エコー像は悪性腫瘍の特徴の1つであり，特に未分化癌や悪性リンパ腫，さらに多くの乳頭癌で認められる所見である．腫瘍が大きいので，多くはびまん性低エコー像となり甲状腺全体を占める（図4）．いわゆる腫瘍細胞密度の増生を反映している．良性のびまん性病変と異なる点は，前頸筋周囲との境界が不明瞭で，また内部低エコー部分も不均質な点である．

4）近接リンパ節の壊死

腫瘍近接のリンパ節の腫大が著明で，超音波でも描出される．約50％に壊死リンパ節を認めるとしている[6]．実際，高エコーとして描出される（図5）．

5）周囲臓器への浸潤（甲状腺外浸潤，近接血管への浸潤）

甲状腺外への浸潤としては前頸筋への浸潤（図1）や胸鎖乳突筋への浸潤，背側では椎骨前筋群の筋膜にまで浸潤することがある．また，総頸動脈，内頸静脈が圧排

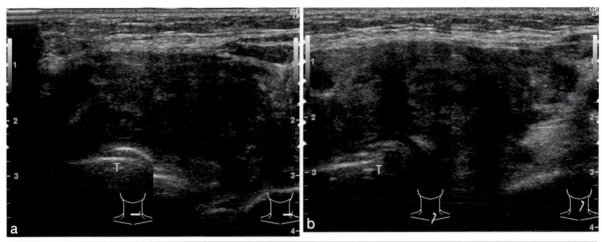

図4　未分化癌
a：Bモード（横断）像，b：Bモード（長軸断）像
巨大腫瘍全体が内部不均質な低エコーを呈し，一見びまん性にみえるが，左葉外側の境界は不整である．
T：気管

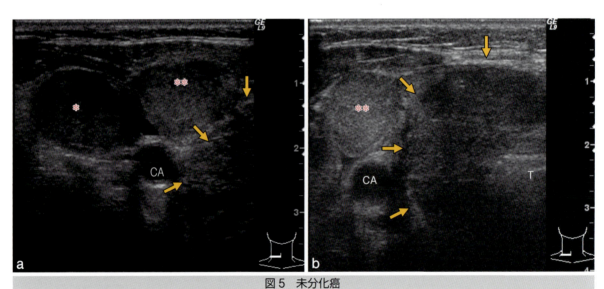

図5　未分化癌
a, b：Bモード（横断）像，右頸部リンパ節転移像．巨大で内部エコーも通常の低エコーというより高エコー気味であり（＊，＊＊），特に＊＊は甲状腺右葉の低エコー（矢印）に比して高エコー像を呈している．
T：気管，CA：右総頸動脈

浸潤されることが多いが，未分化癌では巨大腫瘍が縦隔の大血管に浸潤するか，あるいは頸動脈を取り囲むことも多い．これらはすべてT4bでStage ⅣB以上になり[7]，手術以外の治療を選択する根拠となる．

6）血流所見

本疾患における血流所見は多彩で，超音波ドプラ法にて腫瘍内に多数の小血管からの血流が描出される（hypervascular）場合もあれば，壊死部では逆に血流がなくなる（hypovascular）場合もある（図1）．生検などでの標本採取は，この血流豊富な増殖性の部分からなるべく採取するようにする．

7）その他の超音波所見

分化癌と思っても，一部未分化癌に変化している場合があり注意を要する（図3）．半数近くの症例では結節性甲状腺腫を背景にしていることも1つの特徴である[8]．

b 未分化癌診断のための検査

未分化癌を疑った場合には確定診断のための穿刺吸引細胞診（FNAC）や組織診の太針生検（CNB）を行う．その際に，超音波ガイド下穿刺が必須である．穿刺部位が壊死部であると正確な診断ができないことと，血管など周囲臓器損傷を避けるためにも，超音波にて穿刺部位を正確に選択する必要がある．特にCNBでは太い針で

穿刺し，穿刺時の針が飛び出ることから前もって深さを想定しておくために超音波を利用する（「Ⅶ-1．超音波ガイド下太針生検（CNB）」を参照）．

また，超音波検査は未分化癌の治療効果判定にも重要である．すなわち，腫瘤の大きさを評価するのに簡便で，ベッドサイドでも測定ができて有用である．また，腫瘍サイズだけでなく血流情報も重要で，効果判定には欠かせない．

C 超音波における鑑別診断

1）甲状腺悪性リンパ腫

臨床症状が未分化癌ときわめて類似しており，腫瘍の急激増大，咽頭痛，項部痛，頸部痛，頭痛，嗄声，発熱，嚥下困難などが認められ，リンパ節腫脹も著明であることが多い．検査所見でも軽度発熱，軽度白血球増多，赤沈亢進などが認められる．甲状腺悪性リンパ腫は慢性甲状腺炎（橋本病）を母地とすることが知られており，抗甲状腺ペルオキシダーゼ抗体（TPOAb）や抗サイログロブリン抗体（TgAb）が陽性となっていることが多い．自験例では，最近は後者の精密測定を行うことで甲状腺悪性リンパ腫患者の90％以上で陽性所見を認めている[8,9]．

超音波所見としての鑑別点は，未分化癌では分化癌や結節性甲状腺腫などの良性腫瘍が前駆症状として長期存在している場合が多く，高エコーを呈する粗大石灰化を認めることがあるのに比して，悪性リンパ腫は巨大でも石灰化を伴うことは少ない．また，甲状腺悪性リンパ腫では著明な低エコーをはじめ特徴的な所見がある（「VI-B-6．悪性リンパ腫」参照）．

2）腺腫様甲状腺腫

多結節で巨大な甲状腺腫を呈し，結節性甲状腺腫ともいい，未分化癌と間違われやすいので注意を要する．臨床的には触診で硬く可動性がなければ未分化癌であり，明らかなリンパ節転移があれば腺腫様甲状腺腫は否定的である．両者とも低エコーで石灰化や嚢胞を伴う．しかし，腺腫様甲状腺腫は辺縁が整であり，気管や血管などの周囲臓器への圧迫はあるものの浸潤はない．また急速増大は未分化癌で認められるが，腺腫様甲状腺腫は長期にわたり徐々に増大する場合が多い．しかし多結節の一部の嚢胞などが急激に増大し，圧迫症状などが出て未分化癌と勘違いされる場合もある．未分化癌では前頸筋胸鎖乳突筋への浸潤を認めるが，腺腫様甲状腺腫ではありえない．また，未分化癌ではリンパ節転移も著明[1,2]で，超音波で描出できることがほとんどである．

多結節性の未分化癌が腺腫様甲状腺腫と誤診された場合には，FNACすら施行されていないことが多い．腺腫様甲状腺腫の診断であっても，低エコー部や高エコーを呈する石灰化部分，および触診で特に硬い部分などはFNACをすべきである．多結節性甲状腺腫の場合，エラストグラフィを用いて硬い部分を選択しFNACをすることも可能になってきている．

未分化癌の背景の一部に本疾患があることも知られており，急速増大にも注意を要する．

3）慢性甲状腺炎（橋本病）

本疾患も長期経過症例では巨大甲状腺腫を呈し，触診上もきわめて硬く，悪性も危惧されることが少なくない．また橋本病は甲状腺悪性リンパ腫の発生母地と考えられており[8,9]，超音波で著明な低エコー部分があれば悪性リンパ腫を疑う．

3 超音波以外の特徴的な画像所見

甲状腺腫が大きく石灰化を伴っていることが多い．すなわち長期の甲状腺腫瘍を前駆に発症していることを示している．しかも粗大石灰化が多く，高分化癌ないし良性甲状腺腫瘍の前駆も考えられる．本疾患における画像診断は結節の質的診断より，局所浸潤および遠隔転移に対する量的診断に用いられることが多く，確定診断のためより，stagingおよび治療に対するモニタリングとしての局所，全身への評価に用いられる．その点ではCT，MRI，ガリウム（Ga）シンチグラフィやFDG-PETなどが用いられる[2,10]．

FDG-PETは，初回手術後の遺残や遠隔転移の有無を検索するには有用とされている[11]．

未分化癌で最も多用されるのはCTである．気管狭窄，浸潤，総頸動脈をはじめとする脈管浸潤，リンパ節転移，その他の局所浸潤を縦隔まで含めて表現でき，病勢の進展具合を判断可能である．このように未分化癌に関しては，超音波検査の役割は局所浸潤を判定したり，生検のガイド役など限定的なものとなっている．

4 治療法の選択

超音波検査で本疾患が疑われ，FNAC，CNBないし切開生検で本疾患が確定した場合には，CT，MRI，Gaシンチグラフィなどで局所および遠隔転移の有無を検討する．

頸部に限局し周囲臓器への浸潤がない，いわゆる

Stage ⅣA 未分化癌では，根治手術を行い，術後に化学・放射線療法を追加する．周囲臓器への浸潤を認めたり（Stage ⅣB），遠隔転移がある場合には（Stage ⅣC），化学・放射線療法を行う．化学療法のみで長期生存した例もあるが[11]，完全寛解はほとんど期待できない．治療効果があり，頸部腫瘍のみに限局化した場合には salvage 手術を行うことも考えられ，実際，根治手術後化学・放射線療法が完遂できたものが予後が良いことも知られている[12]．Stage ⅣC の場合には best supportive care（BSC）を考慮することもある[2]．UICC 分類が未分化癌治療の方針決定には重要である[13]．化学療法としては，ドキソルビシン，シスプラチン，エトポシド，タキサン系薬などを組み合わせて用いられている[2]が，最近では weekly-PTX[14] や分子標的治療薬の lenvatinib[15] なども使用が可能となってきている．

文献

1) 鈴木眞一，土屋敦雄，阿部力哉：最近 10 年間の甲状腺癌症例の予後に関わる因子の解析．内分泌外科 14：225-231, 1997
2) 鈴木眞一：甲状腺未分化癌（特集腫瘍外科治療の最前線）．外科治療 96（増刊）：733-739, 2007
3) Venkatesh YS, Ordonez NG, Schultz PN et al: Anaplastic carcinoma of the thyroid. A clinicopathologic study of 121 cases. Cancer 66：321-330, 1990
4) Tan RK, Finley RK 3rd, Driscoll D et al: Anaplastic carcinoma of the thyroid: a 24-year experience. Head Neck 17：41-47, 1995
5) Takashima S, Morimoto S, Ikezoe J et al: CT evaluation of anaplastic thyroid carcinoma. AJR Am J Roentgenol 154：1079-1085, 1990
6) Yousem DM, Scheff AM: Thyroid and parathyroid. Head and Neck Imaging, 3rd ed, Som PM, Curtin HD (eds), Mosby, St Louis, p952-975, 1996
7) 日本甲状腺外科学会（編）：甲状腺癌取扱い規約（第 7 版），金原出版，東京，2015
8) Maatouk J, Barklow TA, Zakaria W et al: Anaplastic thyroid carcinoma arising in long-standing multinodular goiter for radioactive iodine therapy: report of a case diagnosed by fine needle aspiration. Acta Cytol 53：581-583, 2009
9) 鈴木眞一，竹之下誠一：新たな知見に基づく治療戦略，甲状腺悪性リンパ腫の診断と治療．外科治療 93：182-187, 2005
10) Khan N, Oriuchi N, Higuchi T et al: Review of fluorine-18-2-fluoro-2-deoxy-D-glucose positron emission tomography（FDG-PET）in the follow-up of medullary and anaplastic thyroid carcinomas. Cancer Control 12：254-260, 2005
11) 鈴木眞一，土屋敦雄，遠藤清次ほか：化学療法のみで著明な改善を示した甲状腺未分化癌長期生存の 1 例．癌の臨 41：1633-1638, 1995
12) Sugitani I, Miyauchi A, Sugino K et al: Prognostic factors and treatment outcomes for anaplastic thyroid carcinoma: ATC research consortium of Japan cohort study of 677 patients. World J Surg 36：1247-1254, 2012
13) Ito Y, Higashiyama T, Hirokawa M: Prognostic factors and therapeutic strategy for anaplastic carcinoma of the thyroid. Asian J Surg 32：47-50, 2009
14) Onoda N, Sugitani I, Higashiyama T et al: Concept and design of a nationwide prospective feasibility/efficacy/safety study of weekly paclitaxel for patients with pathologically confirmed anaplastic thyroid cancer（ATCCJ-PTX-P2）. BMC Cancer 15：475, 2015
15) Tohyama O, Matsui J, Kodama K et al; Antitumor activity of lenvatinib（e7080）: an angiogenesis: inhibitor that targets multiple receptor tyrosine kinases in preclinical human thyroid cancer models. J Thyroid Res 2014：638747, 2014

B-6 悪性リンパ腫

1 疾患の特徴

　甲状腺悪性リンパ腫は甲状腺悪性腫瘍の1～5％を占め，高年齢女性に多い．大部分が慢性甲状腺炎（橋本病）の合併を伴い，抗サイログロブリン抗体（TgAb）と抗甲状腺ペルオキシダーゼ抗体（TPOAb）の甲状腺自己抗体が陽性を示す．橋本病の患者では，悪性リンパ腫の発生危険度が60倍であると報告されている[1]．甲状腺機能は正常であるが，ときに低下を示す症例もある．

　橋本病の経過観察中に急に増大したり，あるいは超音波検査で疑われる場合が多くなっている．橋本病の患者では年1回の超音波検査が必要と考える．肉眼所見は，灰白色で光沢があり片葉に限局するものと，両葉に及ぶもの，結節が多発する場合がある．

　甲状腺原発の悪性リンパ腫は主にB細胞由来であり，節外性辺縁帯B細胞リンパ腫（extranodal marginal zone B-cell lymphoma of mucosa-associated lymphoid tissue type）（MALTリンパ腫）と，びまん性大細胞型B細胞リンパ腫（diffuse large B-cell lymphoma）がほとんどである．生物学的にはMALTリンパ腫は低悪性度であり，比較するとびまん性大細胞型B細胞リンパ腫は悪性度が高い．

　特異的な遺伝子異常はない．遺伝子検査としては，悪性リンパ腫では免疫グロブリン重鎖可変領域（IgH）の再構成がみられる点が，橋本病との鑑別に参考になる（図1）．

2 超音波診断[2]

　悪性リンパ腫の典型的な超音波所見は，主に①形状が不整，②内部エコーレベルがきわめて低と，③後方エコーが増強の3点である．②③の所見は一見すると囊胞の所見に類似しているので，偽囊胞様所見（pseudocystic findings）と以前はいわれていた．悪性リンパ腫では腫瘍組織が細胞成分に富み均質であるため，音波は反射しがたくエコーレベルはきわめて低くなり，後方エコーは増強する．偽囊胞様所見を確認するためには探触子（プローブ）で腫瘤を圧迫して，内部の流動性をみる，あるいはドプラ法で無エコー部分の血流の有無を確認するのがよい．

　しかしながら，最近の超音波機器では解像度が向上したために囊胞様に観察されることは少なくなった．またその他の所見として「まだら状（虫喰い様）低エコー」，「切れ込み様所見」と頸部リンパ節腫大がみられることがある．「まだら状（虫喰い様）低エコー」はMALTリンパ腫で高い頻度で出現し，「切れ込み様所見」は一見切れ込みのようにみえるが，病理学的には結節同士が近接して増大するため正常組織が切れ込みにみえてくる．頸部リンパ節腫大は，びまん性大細胞型B細胞リンパ腫で高い頻度で出現する．悪性リンパ腫の超音波所見は占拠範囲から結節型（単発・多発），びまん型に分類される．

a 結節型 (nodular type) （図2～6）

　片葉あるいは両葉に明らかな結節を形成するタイプである．形状は不整で，境界は明瞭で粗雑であり，「切れ込み様所見」といわれる所見を呈することがある．境界部低エコー帯はない．

　内部のエコーレベルはきわめて低で，その性状は均質から不均質で，石灰化を示唆する高エコーはない．一部に内部の性状は不均質で「まだら状（虫喰い様）低エ

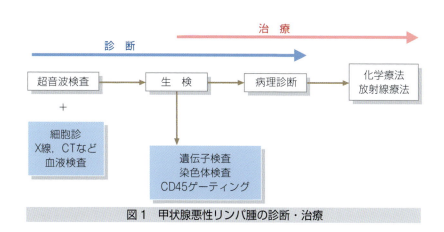

図1　甲状腺悪性リンパ腫の診断・治療

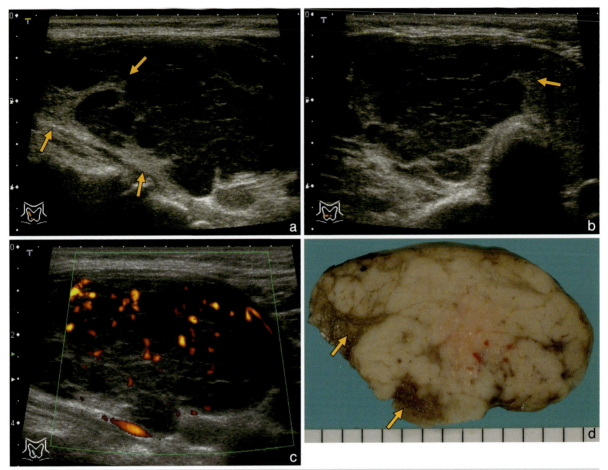

図2　悪性リンパ腫（結節型1）
a：Bモード（縦断）像，b：Bモード（横断）像，c：ドプラ（パワーモード）（縦断）法，d：摘出標本（割面）
形状不整，境界粗雑，切れ込み様所見（正常組織が残る）を示し，内部エコーレベルは低で不均質，低エコー領域に血流信号を点状に認める．超音波像は摘出標本の割面（灰白色実質性緻密）を正確に反映している．片葉切除．病理診断：びまん性大細胞型B細胞リンパ腫．

コー」を示すことがある[2]．

後方エコーは増強を示す．

この結節型の鑑別診断として嚢胞や，他の結節病変があげられる．

細胞診は必須である．

b びまん型（diffuse type）（図7，8）

甲状腺全体に病変が及び，エコーレベルはきわめて低で，後方エコーは増強を示すタイプである．内部が「まだら状（虫喰い様）低エコー」や境界部で「切れ込み様所見」を示す症例がある．

鑑別診断として甲状腺機能が低下した橋本病があげられる．

細胞診は必須である．

3 鑑別診断

超音波検査で上記の特徴的所見がみられた場合は，生検を実施し確実に診断する．

確定診断には組織診が必要となる．

4 治療法の選択

甲状腺悪性リンパ腫の治療は放射線照射と化学療法が主体[3]であるが，病理組織診断と全身状態により治療を選択する．特にMALTリンパ腫は予後は良好であり，手術療法や放射線療法が選択されることが多い（図1）．

文　献

1) Pedersen RK, Pedersen NT: Primary non-Hodgkin's lymphoma of the thyroid gland: a population based study. Histopathology 28：25-32, 1996
2) Ota H, Ito Y, Matsuzuka F et al: Usefulness of ultrasonography for diagnosis of malignant lymphoma of the thyroid. Thyroid 16：983-987, 2006
3) Matsuzuka F, Fukata S, Kuma K et al: Gene rearrangement of immunoglobulin as a marker of thyroid lymphoma. World J Surg 22：558-561, 1998

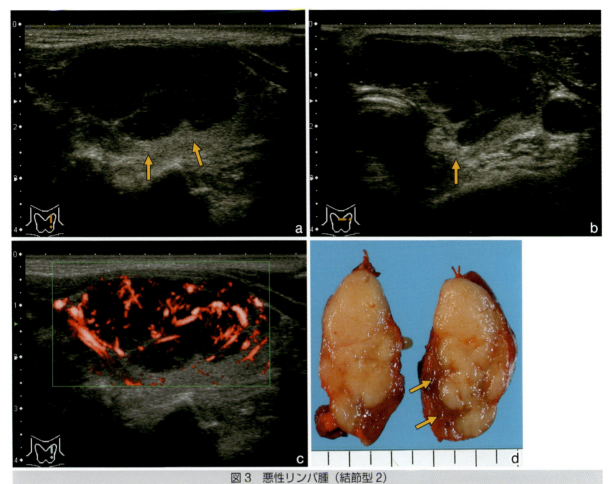

図3　悪性リンパ腫（結節型2）

a：Bモード（縦断）像，b：Bモード（横断）像，c：ドプラ（パワーモード）（縦断）法，d：摘出標本（割面）
形状不整，境界粗雑，内部エコーレベルはきわめて低で後方エコーの増強を認め偽嚢胞様所見を示し，血流信号を豊富に認める．摘出標本の割面をよく反映している．全摘．病理診断：MALTリンパ腫．

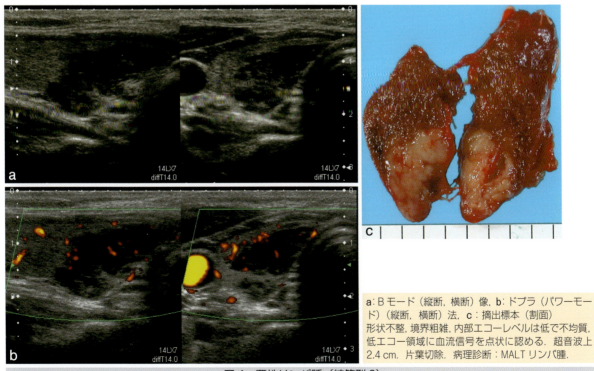

a：Bモード（縦断，横断）像，b：ドプラ（パワーモード）（縦断，横断）法，c：摘出標本（割面）
形状不整，境界粗雑，内部エコーレベルは低で不均質，低エコー領域に血流信号を点状に認める．超音波上2.4 cm．片葉切除．病理診断：MALTリンパ腫．

図4　悪性リンパ腫（結節型3）

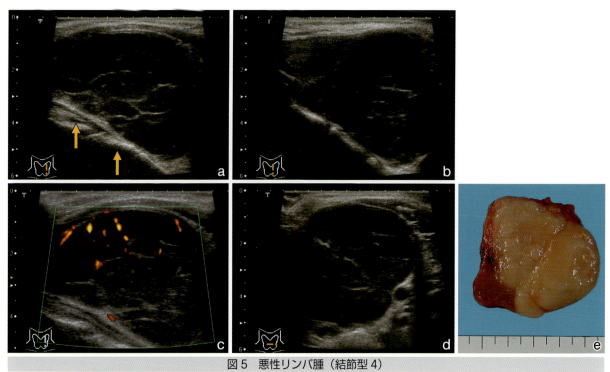

図5 悪性リンパ腫（結節型4）
a：Bモード（縦断）像，b：Bモード（縦断）像，c：ドプラ（パワーモード）（縦断）法，d：Bモード（横断）像，e：摘出標本（割面）
形状不整，内部エコーレベルはきわめて低で後方エコーの増強を認め偽嚢胞様所見を示し，内部性状は不均質で低エコー領域に血流信号を点状に認める．片葉切除．病理診断：MALTリンパ腫．

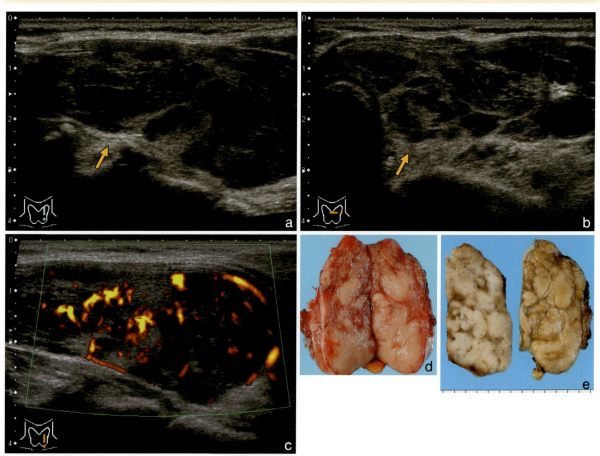

図6 悪性リンパ腫［結節型5（多発結節）］
a：Bモード（縦断）像，b：Bモード（横断）像，c：ドプラ（パワーモード）（縦断）法，d：摘出標本（割面），e：摘出標本（割面）（ホルマリン固定後）
内部不均質で低エコーの部分がまだら状（虫喰い像），境界不明瞭な多発結節様，低エコー領域に血流信号を認める．腫瘍割面は境界不明瞭で多発結節様を呈し，超音波像は正確に表現している．摘出標本の割面：灰白色実質性，まだら状，正常部が網目状に残る（虫喰い像）．片葉切除．病理診断：MALTリンパ腫．

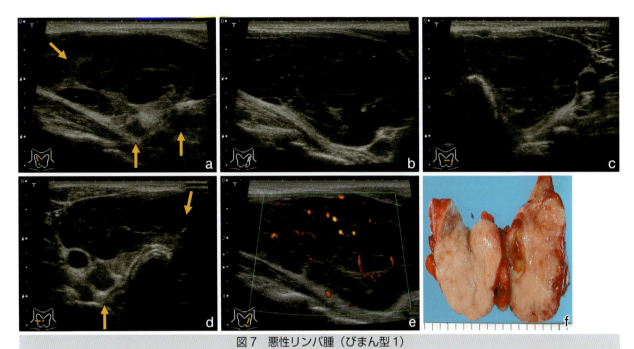

図7　悪性リンパ腫（びまん型1）

a：Bモード（右縦断）像，b：Bモード（左縦断）像，c：Bモード（左横断）像，d：Bモード（右横断）像，e：ドプラ（パワーモード）（左縦断）法，f：摘出標本（割面）
甲状腺全域に内部エコーレベルは低で不均質，後方エコーの増強を認め偽嚢胞様所見を示す．境界は粗雑，切れ込み様所見．低エコー領域に血流信号を点状に認める．腫瘍割面は灰白色実質性緻密．全摘．病理診断：MALTリンパ腫．

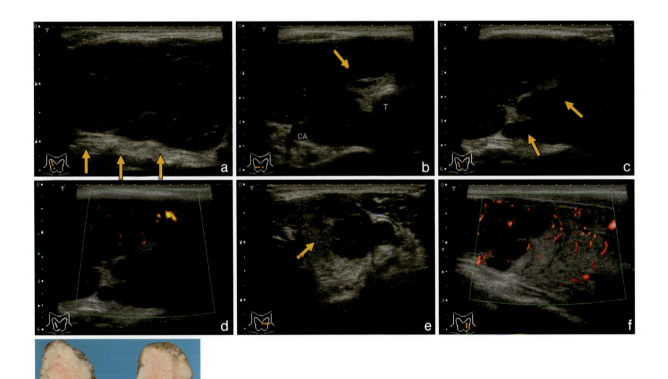

a：Bモード（右縦断）像，b：Bモード（右横断）像，c：Bモード（右縦断）像，d：ドプラ（パワーモード）（右縦断）法，e：Bモード（左横断）像，f：ドプラ（パワーモード）（左縦断）法，g：摘出標本（割面）（ホルマリン固定後）
右葉腫大を示し内部エコーレベルはきわめて低で不均質，後方エコーの増強を認め偽嚢胞様所見を示す．境界は一部粗雑，切れ込み様所見あり．低エコー領域に血流信号を点状に認める．左葉上極にも同所見を示す．全摘．病理診断：MALTリンパ腫．
CA：総頸動脈，T：気管

図8　悪性リンパ腫（びまん型2）

B-7 転移性腫瘍

1 疾患の特徴

　甲状腺の転移性腫瘍は剖検例では比較的頻度が高いが，臨床的に診断できる症例はまれである．しかし，悪性腫瘍の治療法の進歩と画像診断・甲状腺穿刺吸引細胞診（FNAC）の普及に伴い，診断可能な症例は以前より増えている[1〜3]．原発巣は，剖検例では乳癌と肺癌が多く，臨床例では腎癌，乳癌，肺癌，消化器癌の報告が多い．

　甲状腺転移の機序として，血行性転移とリンパ行性転移の2つがある．血行性転移は，腎，乳腺，肺，消化管などの癌からが多く，リンパ行性転移は，乳腺，肺，胃などの癌からみられる．まれに他臓器の癌が甲状腺の濾胞腺腫，濾胞癌や濾胞型乳頭癌などの腫瘍内に転移している場合もある[4,5]．

　原発巣と転移性甲状腺腫瘍の発見時期により，同時性と異時性に分類する．同時性は原発巣と転移性甲状腺腫瘍がほぼ同時期に発見診断された場合であり，異時性は原発巣の手術後ある程度時間が経過（数ヵ月〜数十年）してから発見された場合である．転移性甲状腺腫瘍の発見契機としては，臨床的に頸部腫瘤により発見される場

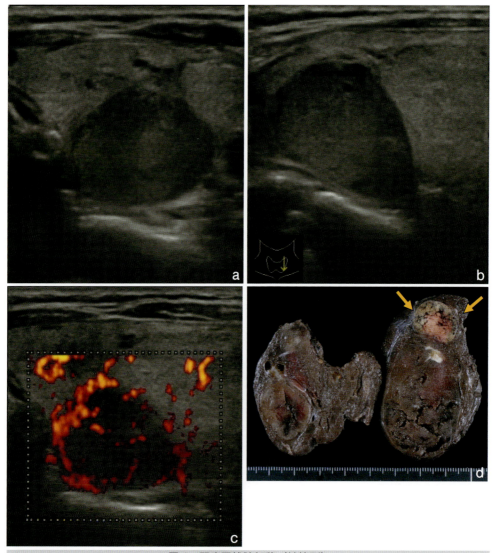

図1　腎癌甲状腺転移（結節型）
a：Bモード（左葉横断）像，b：Bモード（左葉縦断）像，c：ドプラ（左葉横断）法，d：摘出標本（割面）
甲状腺左葉上極に境界明瞭で内部比較的均質な低エコーを示す充実性結節を認める．ドプラ法では辺縁および内部の血流信号は豊富である．割面標本では，甲状腺左葉上極に黄白色調充実性腫瘍を認める．免疫染色でTg，TPOはいずれも陰性．左葉中央から下極に濾胞腺腫，右葉下極に濾胞腺腫を認める．

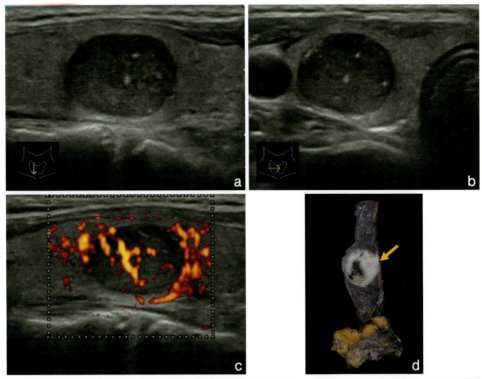

図2　乳癌甲状腺転移（結節型）
a：Bモード（右葉縦断）像，b：Bモード（右葉横断）像，c：ドプラ（右葉横断）法，d：摘出標本（右葉割面と気管周囲リンパ節）
甲状腺右葉中央に単発性の低エコーを示す充実性結節を認める．境界は明瞭で内部に点状高エコーを認める．ドプラ法では辺縁および内部の血流信号は豊富である．割面標本では，甲状腺右葉に白色調充実性結節（矢印）を認める．免疫染色で Tg，TPO，TTF-1 はいずれも陰性．

合と，画像診断（超音波，CT，PET など）で偶発的に発見される場合がある．甲状腺転移巣が急速増大を示す場合があり，その場合は気管狭窄による呼吸困難をひき起こす[6]．転移性甲状腺腫瘍では甲状腺機能に異常を認めないことが多いが，甲状腺濾胞の破壊により一過性の甲状腺中毒症を呈す場合[7]や，甲状腺組織が広汎に破壊されて甲状腺機能低下症をきたす場合がある[8]．

一般に転移性甲状腺腫瘍の予後は不良で，平均生存期間は15〜24ヵ月と報告されている[2,3]．転移性甲状腺腫瘍に対する治療法は，患者の全身状態や原病に対する予後により異なる．甲状腺以外に転移がない場合で，外科的切除により生存期間の延長が期待される場合は手術を行う．また，気道閉塞や両側反回神経麻痺が予想される場合には外科的切除や気管切開を考慮する．

② 超音波診断

頸部超音波検査を実施する際に，悪性腫瘍の既往歴の情報は必ず把握して検査すべきである．超音波検査で転移性腫瘍が疑われた場合，FNAC を行うか否かは，臨床状況に応じて判断する．

超音波検査では充実性結節を示すタイプ（結節型）と，明らかな結節を示さず甲状腺全体あるいは広汎にびまん性に広がるタイプ（びまん型）がある[9,10]．結節型は，単発あるいは多発する低エコーの充実性腫瘍で，内部エコーは不均質であることが多く，内部に囊胞形成は少なく，境界部低エコー帯は伴わないのが特徴である．また高エコーを伴うことは少ないか，伴ってもごく小さく点状である（図1，2）．びまん型は，甲状腺内に明らかな腫瘤を形成せず，甲状腺はびまん性に腫大し，甲状腺内に点状高エコーがびまん性に散在する場合と，その存在が乏しい場合がある（図3，4）．結節型は血行性転移を，びまん型はリンパ行性転移を反映していると考えられるので，超音波診断により転移の様式がある程度推測できる．結節型は甲状腺濾胞性腫瘍や乳頭癌との鑑別を要し，びまん型はびまん性硬化型乳頭癌や慢性甲状腺炎（橋本病），悪性リンパ腫との鑑別を要する．ドプラ法では，腫瘍内部あるいは甲状腺内の血流信号が多い場合や少ない場合のいずれもあるが，一般に結節型は血流が豊富で，びまん型は血流が乏しい場合が多い．腎癌の転移では特

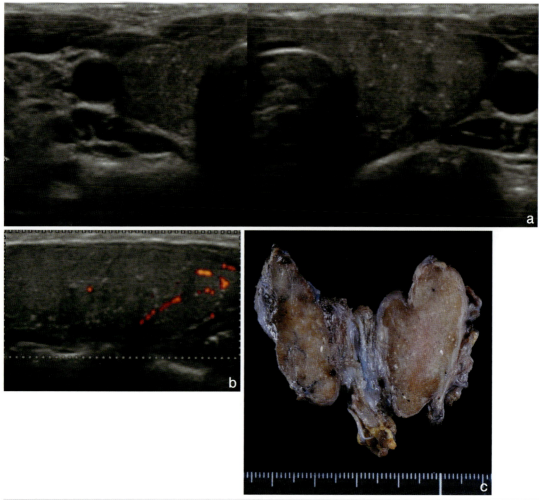

図3　乳癌甲状腺転移（びまん型）
a：Bモード（両葉横断）像，b：ドプラ（左葉縦断）法，c：摘出標本（両葉割面）
甲状腺両葉はびまん性に腫大し，内部に多数の微細点状高エコーを伴い，明らかな腫瘤形成は認めない．ドプラ法では甲状腺内血流信号は乏しい．割面標本では，明らかな腫瘤形成は認めず，全体が腫大しやや白色調を帯びており，内部に微細な石灰化病巣を多数認める．免疫染色でTg，TPO，TTF-1はいずれも陰性．

に血流信号が豊富である．

　転移性甲状腺腫瘍の診断は，超音波診断とFNACあるいは病理組織診断による[11, 12]．転移性甲状腺腫瘍の診断においては，常に原発性甲状腺腫瘍との鑑別が問題になるが，なかでも甲状腺原発の明細胞型濾胞癌と腎明細胞癌との鑑別，甲状腺原発の未分化癌と転移性甲状腺腫瘍との鑑別が非常に難しい場合がある．鑑別にはサイログロブリン（Tg），甲状腺ペルオキシダーゼ（TPO），TTF-1などの甲状腺特異的抗原の免疫組織化学染色と，推定臓器の癌の診断に使われる抗原の免疫組織化学染色が有用である．

文献

1) Shimaoka K, Sokal JE, Pichren JW: Metastatic neoplasms in the thyroid gland. Cancer 15：557-565, 1962
2) Lam KY, Lo CY: Metastatic tumors of the thyroid gland: study of 79 cases in Chinese patients. Arch Pathol Lab Med 122：37-41, 1988
3) Rosen IB, Walfish PG, Bain J: Secondary malignancy of the thyroid gland and its management. Ann Surg Oncol 2：252-256, 1995
4) Mizukami Y, Saito K, Nonomura A: Lung carcinoma metastatic to microfollicular adenoma of the thyroid. A case report. Acta Pathol Jpn 40：602-608, 1990
5) Ryska A, Cáp J: Tumor-to-tumor metastasis of renal cell carcinoma into oncocytic carcinoma of the thyroid. Report of a case and review of the literature. Pathol Res Pract 199：101-106, 2003
6) Testini M, Lissidini G, Gurrado A et al: Acute airway failure secondary to thyroid metastasis from renal carcinoma. World J Surg Oncol 6：14-17, 2008
7) Miyakawa M, Sato K, Hasegawa M et al: Severe thyrotoxicosis induced by thyroid metastasis of lung adenocaicinoma: a case report and review of the literature. Thyroid 11：883-888, 2001

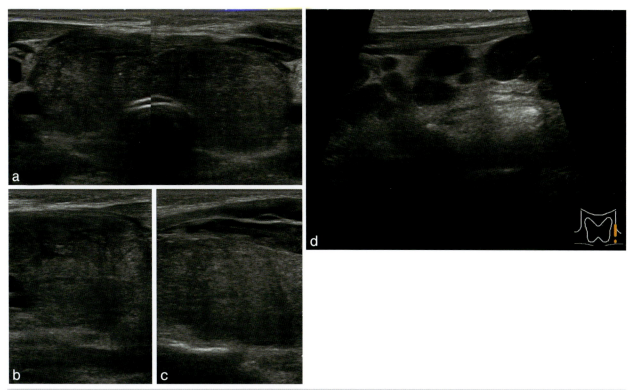

図4 肺癌甲状腺転移（びまん型）
a：Bモード（両葉横断）像，b：Bモード（右葉縦断）像，c：Bモード（左葉縦断）像，d：Bモード（左側頸部縦断）像．両側頸部に多数のリンパ節転移を認める．
甲状腺両葉はびまん性に腫大し，内部は不均質な低エコーを示し，微細点状高エコーが少数認められ，明らかな腫瘤形成は認めない．

8) Youn JC, Rhee Y, Park SY et al: Severe hypothyroidism induced by thyroid metastasis of colon adenocarcinoma: a case report and review of the literature. Endocr J 53：339-343, 2006
9) Ferrozzi F, Bova D, Campodonico F et al: US and CT findings of secondary neoplasms of the thyroid—a pictorisal essay. Clin Imaging 22：157-161, 1998
10) Chung SY, Kim EK, Kim JH et al: Sonographic findings of metastatic disease to the thyroid. Yonsei Med J 42：411-417, 2001
11) Kim TY, Kim WB, Gong G et al: Metastasis to the thyroid diagnosed by fine-needle aspiration biopsy. Clin Endocrinol (Oxf) 62：236-241, 2005
12) Ciobanu D, Vulpoi C, Găluşcă B et al: The value of the immunohistochemical exam in the diagnosis of the secondary malignant tumors to the thyroid gland. Rom J Morphol Embryol 48：113-119, 2007

B-8　その他の悪性腫瘍

B-8-1　平滑筋肉腫

甲状腺には間葉系の悪性腫瘍が出現することがある．「甲状腺癌取扱い規約（第7版）」[1]には平滑筋肉腫（leiomyosarcoma），血管肉腫（angiosarcoma），線維肉腫（fibrosarcoma），骨肉腫（osteosarcoma）が記載されている．ただし，肉腫様にみえる未分化癌との鑑別に注意を要する．免疫組織化学，電子顕微鏡などで上皮性所見を認めれば未分化癌とする．また，他臓器において癌肉腫（carcinosarcoma）とされるものは甲状腺では未分化癌とする，と規定されている．

1　疾患の特徴

a　定義と由来

平滑筋から出現，あるいは平滑筋への分化の証拠を示す悪性腫瘍である．甲状腺被膜にある平滑筋の壁に存在する脈管から発生することが想定されている[2]．

b　臨床的特徴

きわめてまれな腫瘍であり，高齢者に出現する．治療は手術が必要である．放射線，化学療法は有効ではない．予後は不良である．

c　病理

腫瘍の断面は少し黄色調充実性で，分葉状で外側に対して凸であり，境界の性状は不整を示す（図1a）．病理組織学的に，腫瘍細胞は平滑筋のように束状に並ぶ（図1b）．腫瘍細胞は紡錘形，核は中央部に存在し，少しクロマチンが多い．ときに核の近傍に空胞がみられる．また，被膜浸潤，脈管侵襲，出血，壊死，核の多型性，細胞分裂像がしばしばみられる．さらに，腫瘍の辺縁部に正常甲状腺組織の取り込み（entrapment）がみられる．腫瘍細胞はサイログロブリン（Tg），サイトケラチン，クロモグラニン，カルシトニンは陰性であり，ビメンチン，平滑筋アクチン，筋肉特異的アクチン，デスミンが陽性を示す．

2　超音波診断

図2a，bのように結節は外側に対して凸状，分葉状の形状を示し，不整である．境界は明瞭で粗雑である．内部は不均質，低エコーレベルを示す．腫瘤パターンは充実性であるが，一部に囊胞を認めることがある．石灰沈着を思わせる高エコーは示さない．後方エコーはやや増強する．ドプラ法では内部の血流信号を認める（図2c）．鑑別診断としては，未分化癌，悪性リンパ腫，広汎浸潤型の濾胞癌，胸腺様分化を示す癌などがあげられる．内部の高エコーがないことが鑑別点としてあげられるが，症例はきわめてまれであるため鑑別は困難といえる．

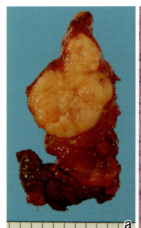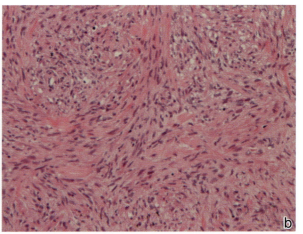

図1　平滑筋肉腫
a：摘出標本（割面）．腫瘍の断面は少し黄色調で充実性，分葉状で外側に対して凸であり，境界の性状は粗雑を示す．
b：病理組織．腫瘍細胞は平滑筋のように束状に並ぶ．腫瘍細胞は紡錘形，核は中央部に存在し，少しクロマチンが多い．

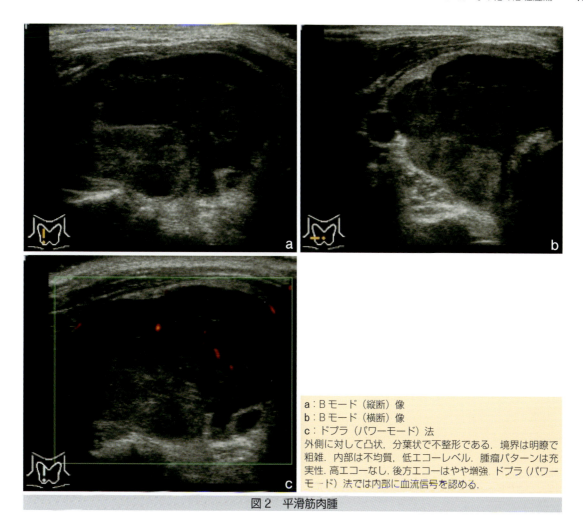

a：Bモード（縦断）像
b：Bモード（横断）像
c：ドプラ（パワーモード）法
外側に対して凸状，分葉状で不整形である．境界は明瞭で粗雑．内部は不均質，低エコーレベル，腫瘍パターンは充実性．高エコーなし．後方エコーはやや増強．ドプラ（パワーモード）法では内部に血流信号を認める．

図2　平滑筋肉腫

B-8-2　胸腺様分化を示す癌（ITET/CASTLE）

　胸腺上皮性腫瘍に類似した腫瘍であり，多くは甲状腺下極に発生するまれな甲状腺癌である．病理組織学的には扁平上皮癌に類似しており予後は良好である．1985年，Miyauchiら[3]によって初めて"intrathyroidal epithelial thymoma（ITET）"として提唱された．この腫瘍は異所性の胸腺組織，あるいはその遺残組織が甲状腺内か，その近傍において癌化したものと想定されている．現在，WHO分類[4]では"carcinoma showing thymus-like differentiation（CASTLE）"，「甲状腺癌取扱い規約（第7版）」[1]では「胸腺様分化を示す癌」として掲載されている．

1　疾患の特徴

a　臨床的特徴

　日本の25例の検討によると[5]，男女比率はほぼ1：1，年齢の中間値は52.4歳，88％は頸部腫瘤を自覚し，24％は反回神経浸潤による嗄声がみられた．腫瘍は硬く，68％で可動性は不良であった．急速な腫大，腫瘍内石灰沈着，好中球の増多はない．甲状腺の下極に出現する．

b　病理

　図3aのように腫瘍の断端は白色調で実性であり，硬い腫瘤を形成する．周囲組織に圧排性に浸潤増殖する．辺縁は外側に凸状で分葉状を呈する．病理組織学的には大型の充実性胞巣（島状構造）を形成し，胞巣間にはリンパ球，形質細胞浸潤が目立つ帯状の結合組織が介在する（図3b）．腫瘍細胞は類円形から紡錘形で，核小体が目立つ．細胞境界は不明瞭である．腫瘍細胞の一部に明らかな角化やHassall小体様の構造がみられることがある．腫瘍細胞はTg, thyroid transcription factor-1（TTF-1）は陰性である[3]．胸腺癌と同様にCD5は陽性を示し[6]（図3c），この腫瘍の診断の根拠となる．

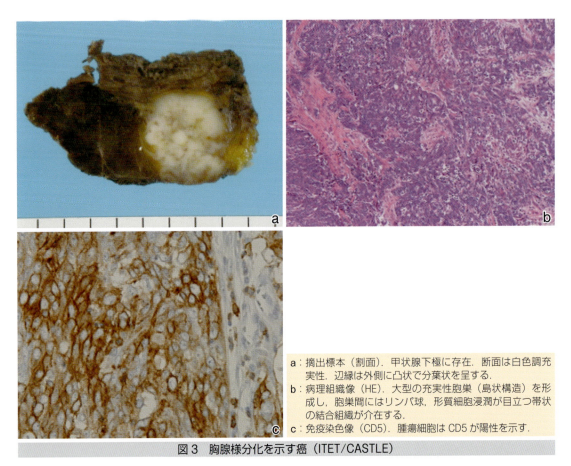

a：摘出標本（割面）．甲状腺下極に存在．断面は白色調充実性．辺縁は外側に凸状で分葉状を呈する．
b：病理組織像（HE）．大型の充実性胞巣（島状構造）を形成し，胞巣間にはリンパ球，形質細胞浸潤が目立つ帯状の結合組織が介在する．
c：免疫染色像（CD5）．腫瘍細胞はCD5が陽性を示す．

図3　胸腺様分化を示す癌（ITET/CASTLE）

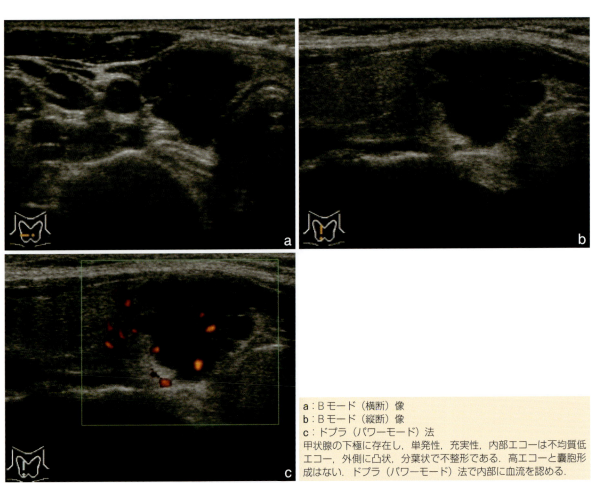

a：Bモード（横断）像
b：Bモード（縦断）像
c：ドプラ（パワーモード）法
甲状腺の下極に存在し，単発性，充実性，内部エコーは不均質低エコー，外側に凸状，分葉状で不整形である．高エコーと囊胞形成はない．ドプラ（パワーモード）法で内部に血流を認める．

図4　胸腺様分化を示す癌（ITET/CASTLE）

② 超音波診断

腫瘤は甲状腺の下極に存在し，単発性，充実性，内部エコーは不均質低エコー，明らかな分葉状の形状，高エコーの欠如，囊胞部分の欠如である（図4a, b）．鑑別としては乳頭癌，肉腫などがあげられる．一見すると超音波所見は頻度の高い乳頭癌に類似している．しかし，乳頭癌との違いは分葉状，あるいは甲状腺正常部分と周辺に対して凸の形状を示し，微細多発の高エコーがない，囊胞部分がないのが鑑別点といえる．ドプラ法で内部血流は多くはないが存在する（図4c）．頸部リンパ節腫大の頻度は高くない．

B-8-3 Cowden症候群

① 疾患の特徴

Cowden症候群は*PTEN*遺伝子の変異と関係する遺伝性の疾患である[7〜10]．全身の広汎な臓器に良性と悪性の腫瘍が生じ，甲状腺にも多発の結節が生じる（図5, 6）．甲状腺病変としては濾胞腺腫と腺腫様甲状腺腫の

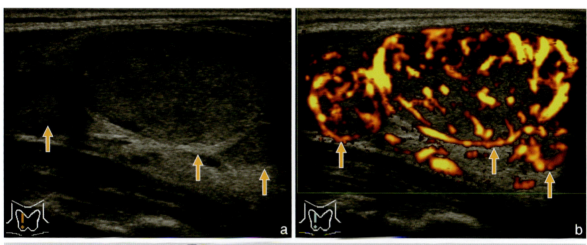

図5 Cowden症候群の甲状腺の超音波画像
a：Bモード（縦断）像．右葉の3個の結節．それぞれの結節は充実性で，形状整，境界明瞭平滑，内部エコー均質，境界部低エコー帯整，やや低エコー，高エコーなし．超音波診断として濾胞性腫瘍が考えられる．手術後の病理診断では濾胞腺腫と診断された．
b：ドプラ（縦断）法．それぞれの結節の周辺と内部に強い血流信号を認める．

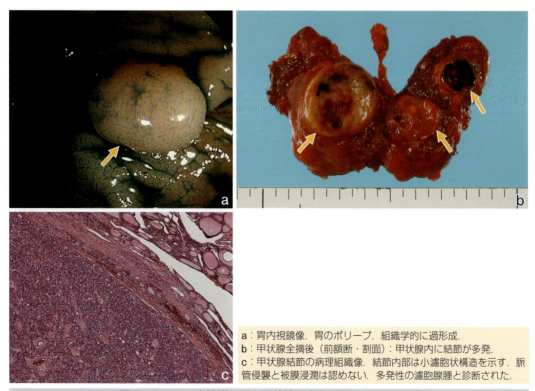

a：胃内視鏡像．胃のポリープ．組織学的に過形成．
b：甲状腺全摘後（前額断・割面）：甲状腺内に結節が多発．
c：甲状腺結節の病理組織像．結節内部は小濾胞状構造を示す．脈管侵襲と被膜浸潤は認めない．多発性の濾胞腺腫と診断された．

図6 Cowden症候群の胃と甲状腺の病変（図1と同一症例）

表1 Cowden症候群，甲状腺病変，PTEN遺伝子[7~9]

A. Cowden症候群
常染色体優性遺伝，PTEN遺伝子の変異，1/20万人の頻度
1. 粘膜皮膚病変（外毛根鞘腫，乳頭腫様丘疹，肢端角化症，足底角化症）
2. 消化管のポリポーシス（食道から直腸まで．癌化する可能性は低い）
3. 甲状腺，乳腺，子宮内膜に良性，悪性腫瘍が生じるリスクが高い
4. 自閉症/広汎性発達障害

B. Cowden症候群の甲状腺病変の合併率：50~67%
A) 濾胞腺腫，腺腫様甲状腺腫の合併：約70%
B) 濾胞癌の合併：3~10%（乳頭癌もまれに出現する）

C. PTEN遺伝子
1) 1997年に癌抑制遺伝子として同定：10q23.3
2) PETN蛋白：広く全身の細胞に発現．細胞周期（G1期停止），細胞増殖，細胞遊走を制御
3) PTEN遺伝子変異：広範な組織に過形成，良性腫瘍，悪性腫瘍を生じる

良性が多いが，悪性では濾胞癌が出現することがある（**表1**）．まれに乳頭癌が出現する．顔面頸部の皮膚の乳頭腫様丘疹，消化管ポリポーシス（食道から直腸まで）などが診断の契機となる．

診断が確定した患者に対しては，甲状腺癌を含めて，乳癌，子宮内膜癌などの癌検診を強化する必要がある．

② 超音波診断

多発の結節が出現する（**図5**）．結節は両葉に多発性に出現し，充実性，形状整，境界明瞭平滑であり，内部血流が多く，濾胞性腫瘍の所見を呈する．濾胞癌が出現することがあり，注意を要する．

文献

1) 甲状腺外科研究会（編）：甲状腺癌取扱い規約，第7版，金原出版，東京，2015
2) Thompson LDR: Smooth muscle tumours. World Health Organization Classification of Tumours: Pathology and Genetics of Tumours of Endocrine Organs, DeLellis RA, Lloyd RV, Heitz P et al（eds）, IARC Press, Lyon, p115, 2004
3) Miyauchi A, Kuma K, Matsuzuka F et al: Intrathyroidal epithelial thymoma: an entity distinct from squamous cell carcinoma of the thyroid. World J Surg **9**：128-135, 1985
4) Cheuk W, Chan JKC, Dorfman DM et al: Carcinoma showing thymus-like differentiation. World Health Organization Classification of Tumours: Pathology and Genetics of Tumours of Endocrine Organs, DeLellis RA, Lloyd RV, Heitz P et al（eds）, IARC Press, Lyon, p96-97, 2004
5) Ito Y, Miyauchi A, Nakamura Y et al: Clinicopathologic significance of intrathyroidal epithelial thymoma/carcinoma showing thymus-like differentiation: a collaborative study with Member Institutes of The Japanese Society of Thyroid Surgery. Am J Clin Pathol **127**：230-236, 2007
6) Dorfman DM, Shahsafaei A, Miyauchi A: Intrathyroidal epithelial thymoma（ITET）/carcinoma showing thymus-like differentiation（CASTLE）exhibits CD5 immunoreactivity: new evidence for thymic differentiation. Histopathology **32**：104-109, 1998
7) Lloyd KM, Dennis M: Cowden's disease; A possible new symptom complex with multiple system involvement. Ann Intern Med **58**：136-142, 1963
8) Waite KA, Eng C: Protean PTEN: Form and function. Am J Hum Genet **70**：829-844, 2002
9) Ngeow J, Mester J, Rybicki LA et al: Incidence and clinical characteristic of thyroid cancer in prospective series of individuals with Cowden and Cowden-like syndrome characterized by germline PTEN, SDH, or KLLN alterations. J Clin Endocrinol Metab **96**：2063-2071, 2011
10) 小林 薫，廣川満良，網野信行ほか：PTEN遺伝子に異常を認めたCowden症候群に対して甲状腺全摘を施行した小児症例．日甲状腺会誌 **4**：126-128, 2013

C 副甲状腺の疾患

C-1 副甲状腺腺腫・過形成・囊胞

C-1-1 原発性副甲状腺機能亢進症

1 疾患の特徴

原発性副甲状腺機能亢進症（primary hyperparathyroidism：pHPT）は内分泌疾患のなかでは比較的頻度の高いものである．罹患率には人種差があり，アジア系人種では10万人年あたり女性で51.8，男性で27.9との報告がある[1]．50歳以上に多く，年齢に従って罹患率が高くなる．ルーチンの生化学検査によって偶然発見された高カルシウム血症を契機に診断されることが多いが，反復する尿路結石や骨粗鬆症に対する検査の過程で発見される症例もある[2]．原因の約80～85％が一腺の腺腫，約10％が過形成による多腺病変，約1％が副甲状腺癌，約4％は多発腺腫が原因である[3]．血清，尿のカルシウム高値，intact PTH高値によって診断される．責任病巣の同定に超音波検査や^{99m}Tc MIBIシンチグラフィなどの検査が有用である．

2 超音波診断

pHPTの大部分を占める腺腫の超音波像は，その大きさによってやや異なる．小さい腺腫が多いが，大きい腺腫では甲状腺由来の結節との鑑別に注意を要することがある．また，pHPTの約半数の症例は種々の甲状腺病変を合併しており[4,5]，このような症例でも副甲状腺腺腫と甲状腺結節の鑑別に注意を要する．

小さい腺腫は甲状腺の背面に接する扁平，楕円形で境界明瞭，内部低エコーの腫瘤として描出される．腺腫には被膜があるため境界が線状高エコーとして描出される．特に，甲状腺との境界は甲状腺と副甲状腺腺腫の被膜が重なるため，より明瞭に強調される[6,7]（図1～3）．

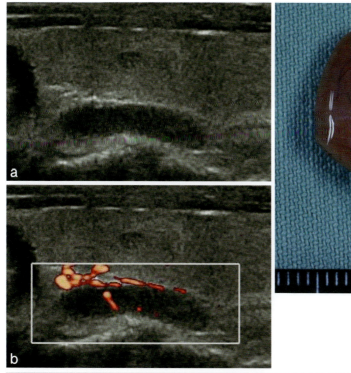
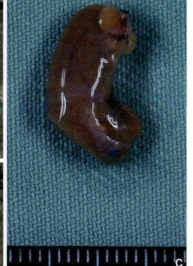

図1　左上副甲状腺腺腫の超音波像（縦断像）と摘出標本
扁平な低エコー腫瘤を甲状腺左葉背側に描出する（a）．ドプラ（パワーモード）法で副甲状腺腫周囲と内部に血流信号を認める（b）．超音波画像では4×5×25 mm，摘出標本（c）では454 mgの腺腫であった．術前の血清補正カルシウムは11.0 mg/dL，intact PTHは149.8 pg/mL．

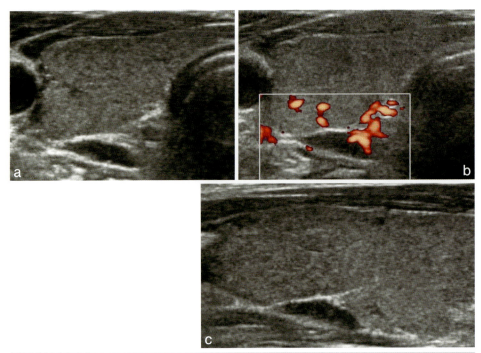

図2 右上副甲状腺腺腫
a, b：横断像，c：縦断像
扁平な低エコー腫瘤を甲状腺右葉背側に描出する．甲状腺とは高エコーの線で明瞭に境される．ドプラ（パワーモード）法で副甲状腺腫周囲に血流信号を認める．超音波画像では 3×9×12 mm，摘出標本では 332 mg の腺腫であった．術前の血清補正カルシウムは 10.8 mg/dL，intact PTH は 139.5 pg/mL．

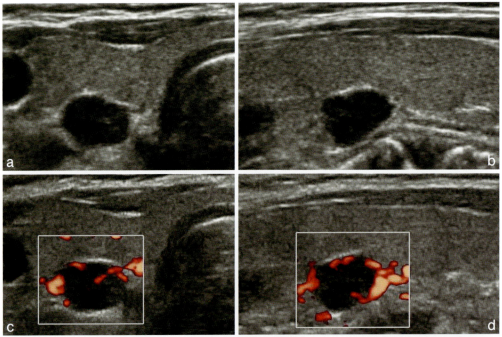

図3 右上副甲状腺腺腫
a, c：横断像，b, d：縦断像
比較的厚みを持った副甲状腺腫である．ドプラ（パワーモード）法で副甲状腺腫周囲に血流信号を認める．超音波画像では 5×7×8 mm，摘出標本では 513 mg の腺腫であった．術前の血清補正カルシウムは 10.3 mg/dL，intact PTH は 99.0 pg/mL．

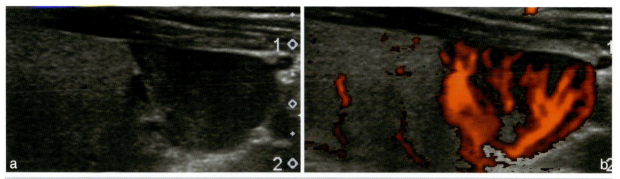

図4　右下副甲状腺腺腫（縦断像）
甲状腺右葉下極に接して境界明瞭な低エコー腫瘤を描出する．ドプラ（パワーモード）法で内部に著明な血流信号を認める．超音波画像では8×7×13 mm，摘出標本では510 mgの腺腫であった．術前の血清補正カルシウムは11.0 mg/dL，intact PTHは302.8 pg/mL．

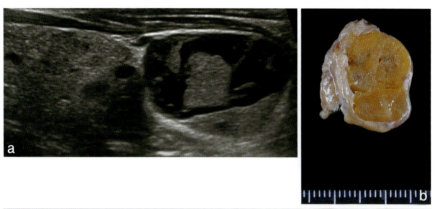

図5　右下副甲状腺腺腫の超音波像（縦断像）と摘出標本
甲状腺右葉下極の尾側に形状整，境界明瞭な腫瘤を描出する．内部に囊胞形成を伴う．超音波画像（a）では15×24×25 mm，摘出標本（b）では3,178 mgの腺腫であった．大きくなるとこの例のように囊胞形成を伴うことがある．術前の血清補正カルシウムは10.9 mg/dL，intact PTHは181.4 pg/mL．

ドプラ法では内部に血流信号を認め，腺腫の増大に伴い著明に増加することが多い[8,9]（図4）．大きくなると，内部に囊胞形成や石灰化を伴うこともあり，内部エコーレベルが上昇し不均質になることがある[10]（図5，6）．

甲状腺背面に描出できない場合は，甲状腺下極の尾側，頸動脈周囲，丁顎角部など頸部全体から上縦隔までスキャンして異所性腺腫の発見に努める[11〜14]（表1，図7）．甲状腺内に埋没する副甲状腺腺腫は甲状腺囊胞と紛らわしいが，内部に血流信号を認めることで鑑別可能である．

過形成による多腺病変も腺腫による副甲状腺腺腫と同じような超音波所見であるが，腺腫よりさらに微小な病変であることも多く，描出が困難なことがしばしばある[15]．また，過形成の症例ではすべての腺が均等に腫大するわけではない．リンパ節を副甲状腺と見誤らないよう注意する．

最近のメタアナリシスによると，責任病巣の部位診断における超音波検査の感度，陽性適中率は76.1％［95％信頼区間（CI）70.4〜81.4％］，93.2％（95％CI 90.7〜95.3％）と報告されている[16]．感度は腫大腺の大きさと部位，患者のbody mass index（BMI）に依存し，多腺病変に比べて単腺病変で感度が高い[17,18]．縦隔内はもちろん超音波の死角であるが，気管や食道の背側にある異所性副甲状腺腫も超音波検査では同定できない．

3　その他の画像診断

^{99m}Tc MIBIシンチグラフィは局在診断に有用であり，特に縦隔内副甲状腺腫など異所性副甲状腺腫の同定に有用である[14]．しかし，300 mg以下の小さい腺腫では検出能が劣る．甲状腺の腺腫様結節に集積することもあり鑑別に注意を要する．^{99m}Tc MIBI-SPECTの局在診断における感度，陽性適中率は78.9％（95％CI 64.0〜90.6％），90.7％（95％CI 83.5〜96.0％）と報告されている[16]．さらに^{99m}Tc MIBI SPECT/CTはSPECTやplanar imagingに比べて優れていることが報告されている[19]．現時点では，超音波検査と^{99m}Tc MIBI SPECT/CTの組

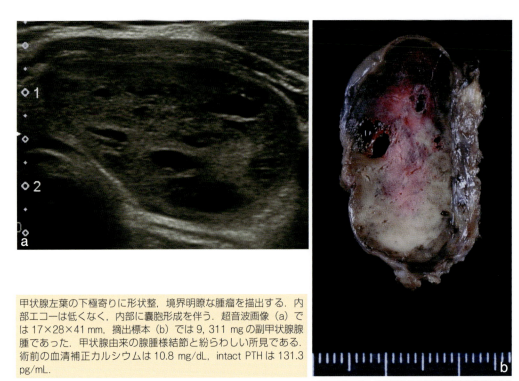

図6　左下副甲状腺腺腫の超音波像（横断像）と摘出標本

甲状腺左葉の下極寄りに形状整，境界明瞭な腫瘤を描出する．内部エコーは低くなく，内部に嚢胞形成を伴う．超音波画像（a）では17×28×41 mm，摘出標本（b）では9,311 mgの副甲状腺腺腫であった．甲状腺由来の腺腫様結節と紛らわしい所見である．術前の血清補正カルシウムは10.8 mg/dL，intact PTHは131.3 pg/mL．

表1　手術例における異所性副甲状腺腫の部位と頻度 [12〜14]

Author (Ref)	手術例数	異所性例数	thymus	thyrothymic ligament	mediastinum	intrathyroid	Tracheo-esophageal gloove	retro-or para-esophageal	carotid sheeth	undescended
Phitayakorn (12)	231	37 (16%)	19%	11%	19%	16%	16%	11%	3%	5%
Erbil (13)	185	36 (19%)	30%	37%	-	8%	8%	6%	11%	-
Roy (14)	1,562	346 (22%)	38%	-	6%	18%	-	31%	3%	4%

Roy Mらの報告[14]における異所性副甲状腺腫の部位別頻度は異所性346例のうち解析できた202例での成績である．

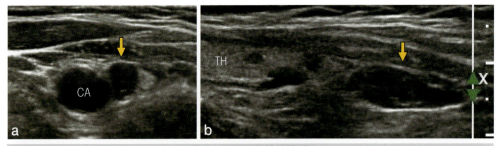

図7　右下副甲状腺腺腫
a：横断像，b：縦断像
甲状腺右葉下極の尾側に扁平で内部低エコーの腫瘤を描出する．超音波画像では右総頸動脈の内側に存在する（矢印）5×4×16 mm，摘出標本では519 mgの腺腫であった．術前の血清補正カルシウムは10.4 mg/dL，intact PTHは202.5 pg/mL．胸腔内など甲状腺下極から離れた部位にも副甲状腺腫はしばしば同定されるので，頸部過伸展とし縦隔の方向にプローブを振ってできるだけ深い部位まで観察すべきである．
CA：総頸動脈，TH：甲状腺

み合わせが最も推奨されている[20]．

播種を起こす可能性があるため，基本的には腫大副甲状腺に対する診断のための穿刺は行うべきでない．

4　治療法の選択

pHPTの診断が確定し腫大腺の局在を診断できれば，最少の侵襲で腫大腺を摘出する minimally invasive

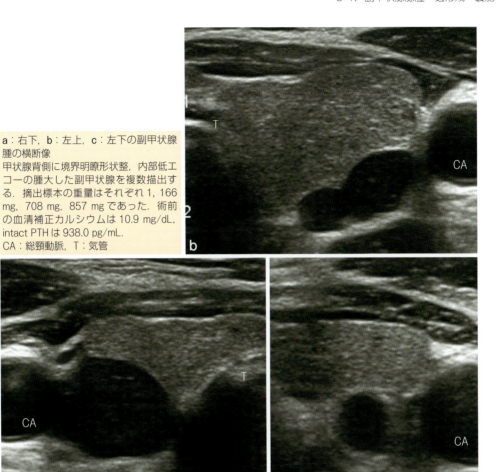

a：右下，b：左上，c：左下の副甲状腺腫の横断像
甲状腺背側に境界明瞭形状整，内部低エコーの腫大した副甲状腺を複数描出する．摘出標本の重量はそれぞれ 1,166 mg，708 mg，857 mg であった．術前の血清補正カルシウムは 10.9 mg/dL，intact PTH は 938.0 pg/mL．
CA：総頸動脈，T：気管

図8　続発性副甲状腺機能亢進症

parathyroidectomy が可能になる[21]．過形成による多腺病変の場合は，一般に副甲状腺を全摘し一部を前腕に移植する．

　軽度の高カルシウム血症にとどまる無症候性副甲状腺機能亢進症は，手術せず経過をみる場合がある[22]．高カルシウム血症の保存的治療には生理食塩水負荷，ループ利尿薬，ビスホスホネートなどがある．シナカルセトには PTH 分泌を抑制する作用があり，副甲状腺癌に保険適応があるが，pHPT においては摘出術不能例または術後再発例に限って適応が認められている．

C-1-2　続発性副甲状腺機能亢進症

　続発性は腎性のものがほとんどである．慢性腎不全により二次性に副甲状腺機能が亢進し，複数の副甲状腺が過形成により腫大することがある．慢性腎不全の罹病期間が長くなるほど頻度は高くなり，血液透析患者の約15％に認められる．

　副甲状腺摘出術の適応の決定，腫大副甲状腺の部位診断に超音波検査が有用である．原発性のものと比較すると，びまん性腫大から多結節性腫大まで多様な所見を呈する．腫大の程度は腺ごとに異なり，均等に腫大するわけではない（図8）．異所性を含めて過剰腺が存在することもあり，上縦隔を含めて十分な検索が必要である．

C-1-3　副甲状腺嚢胞

　副甲状腺腺腫の変性によって嚢胞を形成するものと，真性の嚢胞とがある．前者は経過中に副甲状腺機能亢進症による高カルシウム血症を示すことが多く，超音波像では充実性成分を伴うことが多い．後者は非機能性であり血清の PTH やカルシウム値は正常である．超音波像では充実成分を伴わない嚢胞として甲状腺下極近傍に描出されることが多い．気管や総頸動脈に接する場合はこれらによる圧排のために内に凸の形状を示すことがある（図9）．副甲状腺機能正常で充実成分を認めないいわゆる真性嚢胞は穿刺可能であり，水様透明の穿刺液が特徴的な所見である．穿刺液中の PTH 測定により副甲状腺由来であることを確認できる．

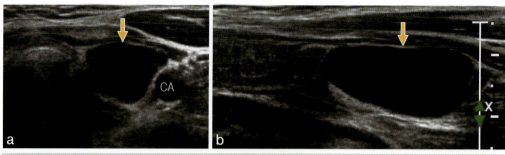

図9　副甲状腺嚢胞
a：横断像，b：縦断像
甲状腺左葉尾側に描出された副甲状腺嚢胞（矢印）．横断像では総頸動脈に圧排された部が内に凸の形状を示している．
CA：総頸動脈

文　献

1) Yeh MW, Ituarte PHG, Zhou HC et al: Incidence and prevalence of primary hyperparathyroidism in a racially mixed population. J Clin Endocrinol Metab **98**：1122-1129, 2013
2) Mazzaglia PJ, Berber E, Kovach A et al: The changing presentation of hyperparathyroidism over 3 decades. Arch Surg **143**：260-266, 2008
3) AACE/AAES Task Force on Primary Hyperparathyroidism: The American association of clinical endocrinologists and the American association of endocrine surgeons position statement on the diagnosis and management of primary hyperparathyroidism. Endocr Pract **11**：50-54, 2005
4) Kebapci M, Entok E, Kebapci N: Preoperative evaluation of parathyroid lesions in patients with concomitant thyroid disease: role of high resolution ultrasonography and dual phase technetium 99m sestamibi scintigraphy. J Endocrinol Invest **27**：24-30, 2004
5) Masatsugu T, Yamashita H, Noguchi S et al: Thyroid evaluation in patients with primary hyperparathyroidism. Endocrine J **52**：177-182, 2005
6) Meilstrup JW: Ultrasound examination of the parathyroid glands. Otolaryngol Clin N Am **37**：763-778, 2004
7) Johnson NA, Tubin ME, Ogilvie JB: Parathyroid imaging: Technique and role in the preoperative evaluation of primary hyperparathyroidism. Am J Roentgenol **188**：1706-1715, 2007
8) Lane MJ, Desser TS, Weigel RJ et al: Use of color and power Doppler sonography to identify feeding arteries associated with parathyroid adenomas. Am J Roentgenol **171**：819-823, 1998
9) Reeder SB, Desser TS, Weigel RJ et al: Sonography in primary hyperparathyroidism. Review with emphasis on scanning technique. J Ultrasound Med **21**：539-552, 2002
10) Randel SB, Gooding GAW, Clark OH et al: Parathyroid variants: US evaluation. Radiology **165**：191-194, 1987
11) Akerstrom G, Malmaeus J, Bergstrom R: Surgical anatomy of human parathyroid glands. Surgery **95**：14-21, 1984
12) Phitayakorn R, McHenry CR: Incidence and location of ectopic abnormal parathyroid glands. Am J Surg **191**：418-423, 2006
13) Erbil Y, Barbaros U, Tukenmez M et al: Impact of adenoma weight and ectopic location of parathyroid adenoma on localization study results. World J Surg **32**：566-571, 2008
14) Roy M, Mazeh H, Chen H et al: Incidence and localization of ectopic parathyroid adenomas in previously unexplored patients. World J Surg **37**：102-106, 2013
15) Tublin ME, Pryma DA, Yim JH et al: Localization of parathyroid adenomas by sonography and Technetium Tc 99m sestamibi single-photon emission computed tomography before minimally invasive parathyroidectomy. Are both studies really needed? J Ultrasound Med **28**：183-190, 2009
16) Cheung KC, Wang TS, Farrokhyar F et al: A meta-analysis of preoperative localization techniques for patients with primary hyperparathyroidism. Ann Surg Oncol **19**：577-583, 2012
17) Berber E, Parikh RT, Ballem N et al: Factors contributing to negative parathyroid localization: An analysis of 1000 patients. Surgery **144**：74-79, 2008
18) Adkisson CD, Koonce SL, Heckman MG et al: Predictors of accuracy in preoperative parathyroid adenoma localization using ultrasound and Tc-99m-sestamibi: A 4-quadrant analysis. Am J Otolaryngol Head Neck Med Surg **34**：508-516, 2013
19) Lavely WC, Goetze S, Friedman KP et al: Comparison of SPECT/CT, SPECT, and plannar imaging with single-and dual-phase（99m）Tc-sestamibi parathyroid scintigraphy. J Nucl Med **48**：1084-1089, 2007
20) Patel CN, Salahudeen HM, Lansdown M et al: Clinical utility of ultrasound and 99mTc sestamibi SPECT/CT for preoperative localization of parathyroid adenoma in patients with primary hyperparathyroidism. Clin Radiol **65**：278-287, 2010
21) Udelsman R, Lin Z, Donovan P: The superiority of minimally invasive parathyroidectomy based on 1650 consecutive patients with primary hyperparathyroidism. Ann Surg **253**：585-591, 2011
22) Bilezikian JP, Brandi ML, Eastell R et al: Guidelines for the management of asymptomatic primary hyperparathyroidism: Summary statement from the fourth international workshop. J Clin Ebdocrinol Metab **99**：3561-3569, 2014

C-2 副甲状腺癌

1 疾患の特徴

　原発性副甲状腺機能亢進症の原因の大部分は副甲状腺腺腫であり，副甲状腺癌が原因である頻度はおよそ1%以下と考えられている[1]．人口一千万人あたりの罹患率は5.73と報告されている[2]．ほとんどは散発性の発症であるが，hyperparathyroidism-jaw tumor syndrome[3]などの家族性に発症する副甲状腺機能亢進症の原因が副甲状腺癌であることがまれにある．術前に副甲状腺癌と良性の副甲状腺腺腫とを鑑別することは，明らかな周囲臓器への浸潤や遠隔転移がなければ困難な場合が多い．

　副甲状腺癌は良性の副甲状腺腺腫に比べると性差がなく，好発年齢が若年の傾向である．副甲状腺癌の特徴的な臨床所見として，触知できる大きな副甲状腺腫，著明な高カルシウム血症と高PTH血症，骨や腎などの臓器障害を伴う頻度が高いことが指摘されている[1,4,5]．また，whole PTHのintact PTHに対する比が1.0を超えていれば副甲状腺癌が疑われることが最近報告されている[6]．

　切除標本の病理所見においても脈管侵襲，被膜浸潤，隣接臓器への浸潤以外には副甲状腺癌に特異的なものはない[7]．散発性の副甲状腺癌においてもHRPT2/CDC73の変異が報告されており[8]，この遺伝子の産物であるparafibrominの免疫染色が陰性であれば副甲状腺癌であることが多く，陽性であれば良性の可能性が高いと報告されている[9,10]．

　癌細胞が播種しやすいため穿刺吸引細胞診（FNAC）は禁忌である．まれに非機能性の副甲状腺癌がある．

2 超音波診断（図1，2）

　副甲状腺腫の局在診断という意味では，副甲状腺癌は大きな腫瘍であることが多いので，小さい腺腫や過形成に比べると描出は容易である．しかし，超音波所見から腺腫と癌とを鑑別することは困難であることが多い．周囲臓器への明らかな浸潤が描出されれば副甲状腺癌と診断できる[11]．他に癌を示唆する超音波所見として，縦横比（D/W比）が1.0以上で厚みをもった腫瘍であること，分葉状あるいは不整な形状，内部不均質で低エコーを示すことなどが報告されている[12,13]．副甲状腺癌では，良性の副甲状腺腫にみられる甲状腺との境界を示す線状高エコーが明瞭でないことが多い．良性の副甲状腺腫以外に，甲状腺，食道，胸腺や気管由来の腫瘍が鑑別すべき疾患である．

3 治療法の選択

　治療法は手術である．周囲臓器を含めてen blocに摘出するほうが，副甲状腺腫だけを切除するより予後が良いことが報告されている[14]．術後に頸部局所再発，肺転移が起こりえる．術後6.1年の観察で35%の症例が原病死，63%の症例で再発を認めたとの報告があり，男性，脈管侵襲陽性，リンパ節転移陽性，en blocに摘出しなかった例に死亡，再発の頻度が高い[15]．Lee PKら[2]の報告によれば原病死は手術後10年で12.4%であり，高年齢，男性，診断時に遠隔転移のあった症例の予後が不良である．血清カルシウム値，PTH値が再発のマーカーになる．局所に再発した場合は再手術を検討することになるが，切除できず高カルシウム血症が持続する場合はシナカルセト[16]，ビスホスホネートによる保存的治療が行われる．

文献

1) Shane E: Clinical Review 122 parathyroid carcinoma. J Clin Endocrinol Metab **86**：485-493, 2001
2) Lee PK, Jarosek SL, Virnig BA et al: Trends in the incidence and treatment of parathyroid cancer in the United States. Cancer **109**：1736-1741, 2007
3) Chen JD, Morrison C, Zhang C et al: Hyperparathyroidism-jaw tumour syndrome. J Intern Med **253**：634-642, 2003
4) Adam MA, Untch BR, Olson JA Jr et al: Parathyroid carcinoma: Current understanding and new insights into gene expression and intraoperative parathyroid hormone kinetics. The Oncologist **15**：61-72, 2010
5) Schulte KM, Talat N: Diagnosis and management of parathyroid cancer. Nat Rev Endocrinol **8**：612-622, 2012
6) Cavalier E, Daly AF, Betea D et al: The ratio of parathyroid hormone as measured by third-and second-generation assays as a marker for parathyroid carcinoma. J Clin Endocrinol Metab **95**：3745-3749, 2010
7) Bondeson L, Larsson C, Grimelius L et al: Parathyroid carcinoma. In Pathology and genetics of tumours of endocrine organs World Health Organization classification of tumours 2004；IARC Press, Lyon, p 124-127, 2004
8) Shattuck TM, Valimaki S, Obara T et al: Somatic and germ-line mutations of the HRPT2 gene in sporadic parathyroid carcinoma. N Engl J Med **349**：1722-1729, 2003
9) Cetani F, Ambrogini E, Viacava P et al: Sgould parafibromin staining replace HRPT2 gene analysis as an additional tool for histologic diagnosis of parathyroid carcinoma?

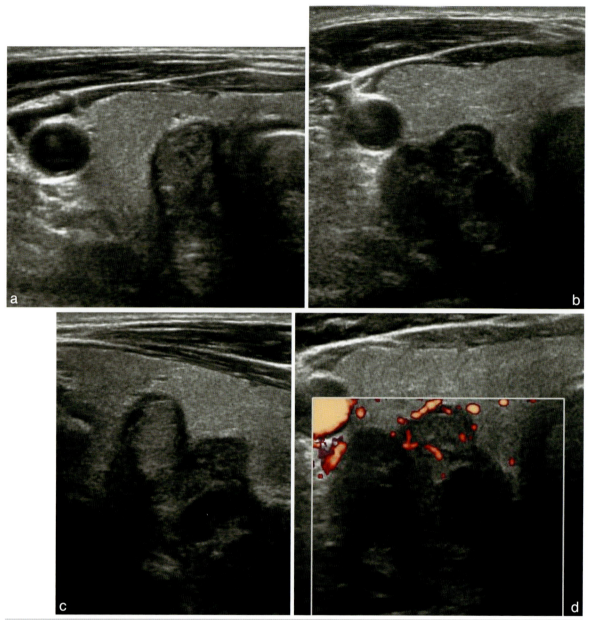

図1 副甲状腺癌（1）

甲状腺右葉背側の径 16×21×22 mm の腫瘤．境界明瞭だが形状不整，内部低エコーで一部嚢胞形成を伴う．術前の血清補正カルシウムは 12.7 mg/dL，intact PTH は 522.5 pg/mL であった．
a：上極寄りの横断像．気管との境界は不明瞭．
b：下極寄りの横断像．甲状腺背側から甲状腺内に浸潤しているようにみえる．
c：縦断像．腫瘤と甲状腺との境界を示す線状高エコーが描出されず，甲状腺内に不整に浸潤しているようにみえる．
d：ドプラ（パワーモード）法では腫瘤内部の血流は多くない．

Eur J Endocrinol 156：547-554, 2007
10) Howell VM, Gill A, Clarkson A et al: Accuracy of combined protein gene product 9.5 and parafibromin markers for immunohistochemical diagnosis of parathyroid carcinoma. J Clin Endocrinol Metab 94：434-441, 2009
11) Sidhu PS, Talat N, Patel P et al: Ultrasound features of malignancy in the preoperative diagnosis of parathyroid cancer: a retrospective analysis of parathyroid tumours larger than 15mm. Eur Radiol 21：1865-1873, 2011
12) Edmonson GR, Charboneau JW, James EM et al: Parathyroid carcinoma: high-frequency sonographic features. Radiology 161：65-67, 1986
13) Hara H, Igarashi A, Yano Y et al: Ultrasonographic features of parathyroid carcinoma. Endocr J 48：213-217, 2001
14) Koea JB, Shaw JHF: Parathyroid cancer: biology and management. Surg Oncol 8：155-165, 1999
15) Talat N, Schulte KM: Clinical presentation, staging and

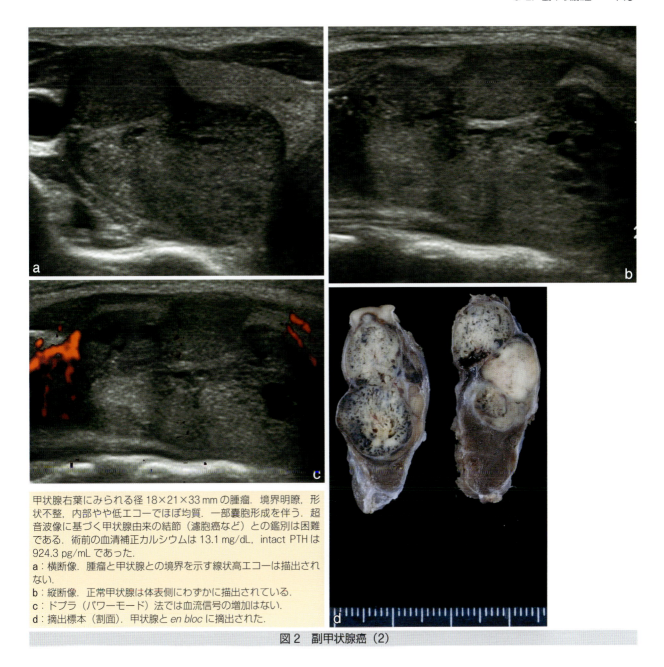

甲状腺右葉にみられる径 18×21×33 mm の腫瘤．境界明瞭，形状不整，内部やや低エコーでほぼ均質．一部嚢胞形成を伴う．超音波像に基づく甲状腺由来の結節（濾胞癌など）との鑑別は困難である．術前の血清補正カルシウムは 13.1 mg/dL，intact PTH は 924.3 pg/mL であった．
a：横断像．腫瘍と甲状腺との境界を示す線状高エコーは描出されない．
b：縦断像．正常甲状腺は体表側にわずかに描出されている．
c：ドプラ（パワーモード）法では血流信号の増加はない．
d：摘出標本（割面）．甲状腺と en bloc に摘出された．

図2 副甲状腺癌（2）

long-term evolution of parathyroid cancer. Ann Surg Oncol **17**：2156–2174, 2010
16) Silverberg SJ, Rubin MR, Faiman C et al: Cinacalcet hydrochloride reduces the serum calcium concentration in inoperable parathyroid carcinoma. J Clin Endocrinol Metab **92**：3803–3808, 2007

C-3 家族性副甲状腺機能亢進症

1 疾患の特徴

家族性副甲状腺機能亢進症には，a. 多発性内分泌腫瘍症1型（Multiple endocrine neoplasia type 1：MEN 1)，b. 多発性内分泌腫瘍症2A型（Multiple endocrine neoplasia type 2A：MEN 2A），c. 副甲状腺機能亢進症顎腫瘍症候群（hyperparathyroidism-jaw tumor syndrome：HPT-JT），d. 家族性孤発性副甲状腺機能亢進症（Familial isolated primary hyperparathyroidism：FIHP），e. 家族性低カルシウム尿性高カルシウム血症（Familial hypocalciuric hypercalcemia：FHH）がある．それらは原発性副甲状腺機能亢進症（pHPT）の約2～5％と比較的まれである．

診断においては特に家族歴が参考になるが，家族歴だけでは判断できない場合もある．家族性副甲状腺機能亢進症は画像検査では多腺性を示しうるものではあるが，単腺腫大で発見される症例もある．FHHも，腫大腺をみることがあるが，尿中カルシウム排泄量低値から臨床的に鑑別可能である．遺伝子診断として家族歴や臨床徴候を参考にMEN 1, RET, HRPT 2/cdc73, CDKN 1B, CaSR遺伝子などを検索する．

FHHは治療適応がなく経過観察でよい．その他の家族性副甲状腺機能亢進症の治療は原則手術である．

a 多発性内分泌腫瘍症1型（MEN 1）

pHPT・消化管膵内分泌腫瘍・下垂体腫瘍・副腎皮質腫瘍・胸腺神経内分泌腫瘍など，複数の組み合わせで内分泌腫瘍を発生する常染色体優性遺伝疾患である．発症頻度はおよそ3～4万人に1人で，90％以上にpHPTを発症する[1]．原因遺伝子はMEN 1癌抑制遺伝子であり，MEN 1の約80～90％に生殖細胞系列変異が証明される．変異を検索する際はコード領域であるエクソン2～10をすべて検索する．遺伝子変異が認められなくても，部分欠失や全欠失の場合がある[2]．pHPTで①若年発症（40歳以下），②多腺性，③MEN 1を疑う家族歴，④患者本人に消化管膵内分泌腫瘍や下垂体腫瘍の既往，あるいは合併が疑われる場合は，MEN 1を疑う．pHPTの臨床症状は散発性pHPTと違いはなく，遺伝子診断で早期に診断された血縁者では無症状である．MEN 1の切除副甲状腺組織の病理組織像は過形成を示し，癌はまれである（図1, 2）．

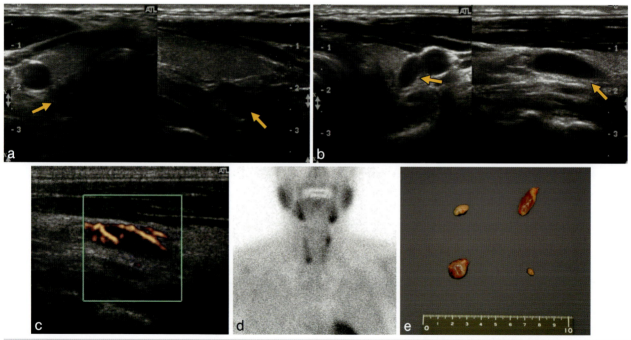

図1 MEN 1（1）

a：Bモード（左は右葉横断，右は右葉縦断）像，b：Bモード（左は左葉横断，右は左葉縦断）像，c：ドプラ（左葉縦断）法，d：99mTc-MIBIシンチグラフィ（プラナー）像，e：摘出標本（新鮮）
同胞に副甲状腺手術既往あり，下垂体および膵胃十二指腸に病変なし．MEN 1遺伝子変異あり．超音波画像にて甲状腺右葉下極側背側（a, 矢印）および左葉上極側背側（b, 矢印）に境界明瞭で内部均質な低エコーを示す副甲状腺腫を認める．ドプラ法では内部の血流信号は豊富である（c）．99mTc-MIBIシンチグラフィでは，右下と左上に強い集積を認める．摘出重量は，右上110 mg, 右下684 mg, 左上660 mg, 左下23 mg．

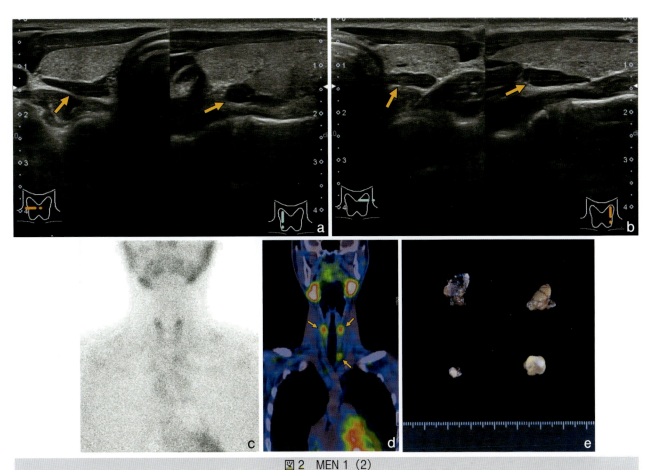

図2 MEN 1（2）

a：Bモード（左は右葉横断，右は右葉縦断）像，b：Bモード（左は左葉横断，右は左葉縦断）像，c：^{99m}Tc-MIBIシンチグラフィ（プラナー）像，d：^{99m}Tc-MIBIシンチグラフィ（SPECT/CT縦断）像，e：摘出標本（ホルマリン固定）

副甲状腺，下垂体，膵内分泌腫瘍の家族歴あり．*MEN 1*遺伝子欠失あり．超音波画像にて甲状腺右葉上極側背側（a，矢印）および左葉上極側背側（b，矢印）に境界明瞭な内部均質の涙滴状の副甲状腺腫を認める．^{99m}Tc-MIBIシンチグラフィでは，プラナー像（c）にて右上と左上に淡い集積を認め，SPECT/CT像（d）にて右上，左上，左下に集積を認めた．摘出重量は，右上458 mg，右下61 mg，左上413 mg，左下272 mg．

b 多発性内分泌腫瘍症 2A 型（MEN 2A）

MEN 2Aは甲状腺髄様癌，褐色細胞腫，pHPTを発症する常染色体優性遺伝疾患で，MEN 2Aの約20〜30％にpHPTが発症する．原因遺伝子は*RET*癌遺伝子であり，エクソン11コドン634変異でpHPT発症頻度が最も高い．MEN 2Aも病理学的には過形成を示す．診断・治療はMEN 1に準じるが，MEN 1に比べて再発率は低い[3]．

c 副甲状腺機能亢進症顎腫瘍症候群（HPT-JT）

HPT-JT（図3）は副甲状腺癌あるいは腺腫，下顎の線維性腺腫，腎臓の多発囊胞，過誤腫，Wilms腫瘍などの腎腫瘍を主徴とする常染色体優性遺伝疾患である[4]．pHPTはほぼ全例に認められ，約15％に副甲状腺癌，約30％に顎腫瘍，約20％に腎腫瘍を発生する．副甲状腺腫は単腺病変のことも多く，double adenomaのこともある．MEN 1やMEN 2Aが否定的な10〜20歳代の若年発症のpHPTでは，本疾患との鑑別を要する．原因遺伝子は*HRPT 2/cdc73*遺伝子であり，parafibromin蛋白をコードしている．HPT-JT家系の約50％，家族性孤発性副甲状腺機能亢進症家系の約14％に*HRPT 2/cdc73*遺伝子の生殖細胞系列変異あるいは遺伝子欠失を認める．遺伝子診断ではエクソン1〜17すべてを検索する[5]．

d 家族性孤発性副甲状腺機能亢進症（FIHP）

FIHPは，家族性に副甲状腺機能亢進症が認められる場合で，単発の腺腫，double adenoma，あるいは副甲状腺癌を発生する常染色体優性遺伝疾患である[4]．比較的穏やかな臨床経過をとり，発症年齢は比較的遅く，不完全浸透を示すことがある（図4）．MEN 1，MEN 2A，HPT-JTが臨床的観点や遺伝学的検査からすべて否定され，かつ家族性に副甲状腺機能亢進症のみが認められる場合，FIHPと呼ぶ．副甲状腺の超音波像では囊胞形成を示す場合がある．FIHPは変異が証明されないMEN 1

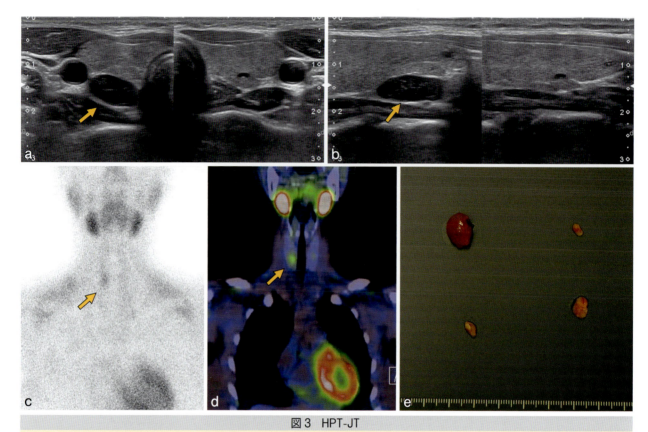

図3 HPT-JT

a：Bモード（左は右葉横断，右は左葉縦断）像，b：Bモード（左は左葉横断，右は左葉縦断）像，c：⁹⁹ᵐTc-MIBIシンチグラフィ（プラナー像），d：⁹⁹ᵐTc-MIBIシンチグラフィ（SPECT/CT縦断）像，e：摘出標本（新鮮）

*HRPT2/cdc73*遺伝子変異あり．超音波にて甲状腺葉上極背側（a,b 矢印）に境界明瞭な内部に一部低エコーを呈する囊胞形成のある副甲状腺腫を認める．⁹⁹ᵐTc-MIBIシンチグラフィではプラナー像（c）にて右上に集積を認め，SPECT/CT像（d）でも右上のみの集積を認めた．手術は副甲状腺全摘，前腕自家移植を行った．摘出重量は右上644 mg，右下12 mg，左上19 mg，左下96 mg．病理組織診断では右上は腺腫，その他は正常腺であった．

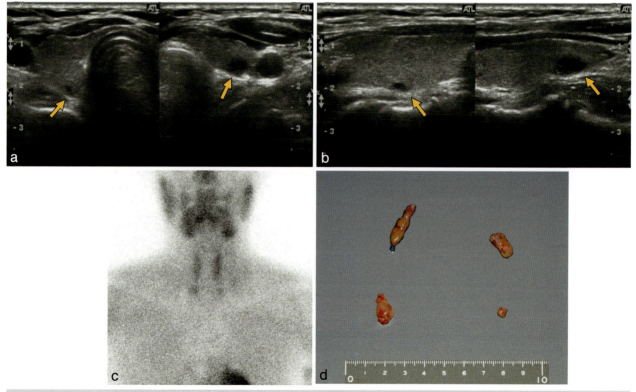

図4 FIHP

a：Bモード（左は右葉横断，右は左葉横断）像，b：Bモード（左は右葉縦断，右は左葉縦断）像，c：⁹⁹ᵐTc-MIBIシンチグラフィ（プラナー）像，d：摘出標本（新鮮）

家族歴なし，下垂体および膵胃十二指腸に病変なし．*MEN 1*および*HRPT 2*遺伝子変異なし．超音波画像にて甲状腺右葉中央背側（a左，b左，矢印）および左葉下極側背側（a右，b右，矢印）に副甲状腺腫を認める．（それぞれ右上，左上副甲状腺腫）．⁹⁹ᵐTc-MIBIシンチグラフィ（c）では，甲状腺下極から離れた下方の右下と左下に淡い集積を認めた．摘出重量は，右上180 mg，右下381 mg，左上310 mg，左下70 mg．

や HPT-JT である可能性は残されているため，副甲状腺以外の内分泌臓器も慎重にフォローする．

e 家族性低カルシウム尿性高カルシウム血症（FHH）

FHH は，常染色体優性遺伝を示す．血液検査所見では高～正カルシウム血症で，不適切 PTH 分泌を示すことが多い．副甲状腺機能亢進症でみられる症状はほとんどない．FHH では，蓄尿中カルシウム排泄量が正常～低値を示す．手術適応はないためそのまま様子をみる[6]．

原因遺伝子は *CaSR* 遺伝子であり，これはカルシウム感知性受容体をコードしている．この不活化型変異により，代償的に PTH の過剰分泌とカルシウム上昇，カルシウム排泄量の低下が起きる．逆に活性型変異では，常染色体優性高カルシウム尿性低カルシウム血症（autosomal dominant hypercalciuric hypocalcemia：ADHH）を引き起こす．新生児重症副甲状腺機能亢進症（NSHPT）は両親ともに FHH の場合で，児の両側アレルに変異が受け継がれた場合に発症する．

2 超音波診断

頸部超音波検査を実施する際に，家族歴の情報は必ず把握しておく．家族性副甲状腺腫では過形成で多腺腫大を示すことが多い．個々の副甲状腺腫の超音波像は，単腺腫大の副甲状腺腫と同様に，甲状腺背側に境界明瞭で扁平～楕円形，涙滴状，円形を呈する内部均質な低エコーの腫瘤として描出される（図 1～3）．ドプラ法では腫瘤内部が hypervascular に描出され，流入血管が認められることが多い．

超音波画像で腫大副甲状腺が 2 腺以上ある場合は，多腺性と判断し，家族性副甲状腺機能亢進症の可能性を考える．家族性副甲状腺機能亢進症にみられる過形成は，4 腺とも均等に腫大するわけではなく，大きさはさまざまで，正常大の副甲状腺が存在することも多く，4 腺ともすべて描出できる例は少ない．したがって，通常は副甲状腺腫大が 1～3 腺しか描出されないことが多い．また病的に過剰腺を認めることもある．

pHPT に甲状腺結節を合併し，それが髄様癌である場合は，MEN 2A による副甲状腺過形成を疑う．

3 その他の画像診断

^{99m}Tc-MIBI シンチグラフィは多腺性の診断にも有用で，プラナー像だけでなく SPECT-CT により診断率が向上する．縦隔副甲状腺腫の診断には ^{99m}Tc-MIBI シンチグラフィが有用である．

4 治療法の選択

家族性副甲状腺機能亢進症の副甲状腺の外科的治療は，副甲状腺を 3～3.5 腺切除して 0.5～1 腺は血流を温存したまま頸部に残しておく亜全摘術と，副甲状腺を全摘してその一部を前腕皮下筋肉内に移植する術式がある．また，場合によって腫大腺のみを選択摘出する術式がある[7～9]．術式選択は，術者の経験，術後合併症の頻度，再発時の頸部再手術の可能性などを考慮して選択する．頸部胸腺内には比較的高率に副甲状腺腫が存在するため，頸部胸腺はルーチンに合併切除する[10]．補助的方法として，術中 intact PTH 測定やラジオガイド下副甲状腺摘出が有用である．術前の画像診断で明らかな縦隔内副甲状腺腫が存在する場合は，縦隔切開を必要とする場合がある．

文献

1) Sakurai A, Suzuki S, Kosugi S et al: Multiple endocrine neoplasia type 1 in Japan: establishment and analysis of a multicenter database. Clin Endocrinol (Oxf) 76：533-539, 2012
2) 内野眞也，伊藤亜希子：MEN 1．日臨 69：686-689, 2011
3) Toneli F, Marcucci T, Giudici F et al: Surgical approach in hereditary hyperparathyroidism. Endocr J 56：827-841, 2009
4) 内野眞也，野口志郎：家族性副甲状腺機能亢進症．内分泌外科 25：96-102, 2008
5) Masi G, Barzon L, Iacobene M et al: Clinical, genetic, and histopathologic investigation of CDC73-related familial hyperparathyroidism. Endocr Relat Cancer 15：1115-1126, 2008
6) Christensen SE, Nissen PH, Vestergaard P et al: Familial hypocalciuric hypercalcaemia: a review. Curr Opin Endocrinol Diabetes Obes 18：359-370, 2011
7) Stalberg P, Carling T: Familial Parathyroid Tumors: Diagnosis and Management. World J Surg 33：2234-2243, 2009
8) VanderWalde LH, Haigh PI: Surgical approach to the patient with familial hyperparathyroidism. Curr Treat Options Oncol 7：326-333, 2006
9) Waldmann J, López CL, Langer P et al: Surgery for multiple endocrine neoplasia type 1-associated primary hyperparathyroidism. British J Surg 97：1528-1534, 2010
10) Powell AC, Alexander HR, Pingpank JF et al: The utility of routine transcervical thymectomy for *MEN 1* related hyperparathyroidism. Surgery 144：878-883, 2008

D その他の疾患

D-1 リンパ節

① 正常リンパ節

a 解 剖

正常のリンパ節は長径数 mm〜1,2 cm で，扁平な腎臓様の形状を呈している．一側の中央部はやや陥凹して門部（リンパ門）となり，ここより動脈が流入し，また静脈が流出していく．リンパ節は辺縁部から皮質，傍皮質，髄質よりなる．

b 病態・生理

組織に侵入した抗原は毛細リンパ管に入り，リンパ流に乗って体の末梢からリンパ本管や胸管へと向かう．このリンパ管の途中にリンパ節があり，リンパ液とともに流れてきた抗原を捕捉し，抗体産生や細胞性免疫などの免疫応答すなわち生態防御機構をあずかる場になっている．リンパの流れは，まずリンパ節の周囲から注ぎ込む複数の輸入リンパ管を経由してリンパ節の辺縁洞に入る．次に皮質洞，髄洞を経てリンパ門にある輸出リンパ管から流出する[1]．

c 頸部リンパ節の区分について（図1）

「甲状腺癌取扱い規約（第7版）」[2]のリンパ節区分に準じて記載する．

d 正常のリンパ節超音波像

縦横比は小さく扁平で，境界明瞭，内部はほぼ均質，皮質のエコーレベルは低く，リンパ門領域は高エコーであることが多い[3]（図2a）．この高エコー域が明らかでないこともある（図2b）が，ドプラ法で観察すると，いずれの場合も小血管がリンパ門から皮質に向かって放射状にほぼ均等に分布していることが確認できる（図2c）．

② 非特異的リンパ節炎（non-specific lymphadenitis）

1）概 要

口腔，咽頭や頸部の何らかの炎症性刺激が原因で，反応性にリンパ節が腫大するもので，病理学的にはリンパ濾胞の腫大・増生が著明となる．臨床的には軽度の圧痛を伴い，ウイルスなどの全身性感染症に伴うことが多いが，慢性甲状腺炎（橋本病）やバセドウ病などでも腫大する．全身性エリテマトーデスなどの膠原病においても非特異的反応により頸部や腋窩リンパ節などが腫大することがあるが，その場合は両側対称性である．

2）超音波診断[4]

楕円形でリンパ門の高エコー域などの構造の多くは維持され，後方エコーはやや増強する（図3a）．ドプラ法では血流は豊富でリンパ門を中心に分布する（図3b）．

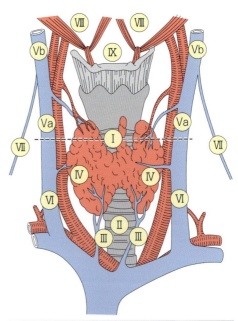

図1　頸部リンパ節の区分

Ⅰ：喉頭前，Ⅱ：気管前，Ⅲ：気管傍，Ⅳ：甲状腺周囲，Ⅴ：上内深頸，Ⅵ：下内深頸，Ⅶ：外深頸，Ⅷ：顎下，Ⅸ：オトガイ下，Ⅹ：浅頸，Ⅺ：上縦隔
- - - 輪状軟骨下縁

（甲状腺外科研究会（編）：甲状腺癌取扱い規約，第7版，金原出版，p5, 2015[2] より改変）

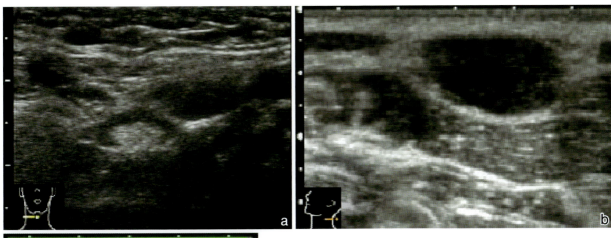

a：Bモード（縦断）像．多くは扁平で，リンパ門に高エコー域を認める．
b：Bモード（縦断）像．正常リンパ節でも，リンパ門の高エコー域が明らかではないことがある．
c：ドプラ（パワーモード）法．リンパ門から皮質に向かって扇状に広がる血流信号が観察される．

図2　正常リンパ節

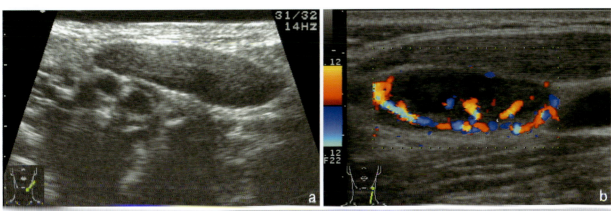

a：Bモード（縦断）像．扁平で長径2cmに腫大したリンパ節．
b：ドプラ（速度モード）法ではリンパ門を中心に血流信号が観察される．

図3　非特異的リンパ節炎

③ 転移性リンパ節（metastatic lymph node）

1）概　要

癌細胞は，まず輸入リンパ管が流入するリンパ節の辺縁部に着床し，増殖していく．この増殖，増大の過程でいろいろな超音波像を呈する．

2）超音波診断[5,6]

転移巣が増大するにつれて，リンパ門の高エコー域が圧排（図4a），変形，欠損する．腫瘍細胞ですべてが置換されると，この高エコー域が消失し，縦横比の大きい類円形～円形の低エコー腫瘤として認識されるようになる（図4b）．隣接するリンパ節が癒合したり（図4c），周囲組織と癒着することもある．甲状腺乳頭癌では転移したリンパ節内に点状高エコー（微細石灰化）を認めたり（図4d），甲状腺扁平上皮癌や乳頭癌では嚢胞形成による無エコー域を認めること（図4e）がある．ドプラ法では，この転移巣における血管新生のため，同部分への通常とは異なった方向からの血流信号が確認されるようになる（図4f）．その波形分析（図4g）を行うとPI，RI値は高くなる傾向にあるとの報告[7,8]がある．なお甲状腺乳頭癌，濾胞癌のリンパ節転移に関しては，各項も

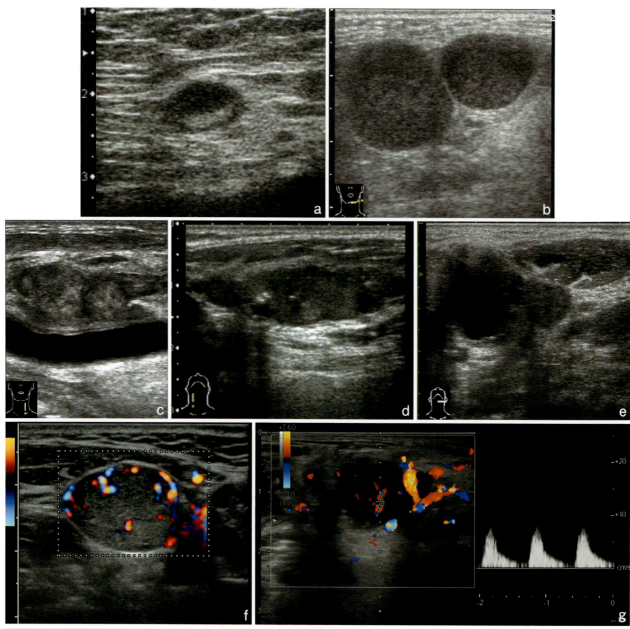

図4 転移性リンパ節

a：Bモード（縦断）像．転移巣によるリンパ門構造物（高エコー域）の圧排・変形を認める．
b：Bモード（横断）像．上顎洞癌（扁平上皮癌）からの転移で，リンパ節は腫瘍細胞で置換され，リンパ門の高エコー域は消失し，類円形低エコー腫瘤像として観察される．
c：Bモード（縦断）像．食道癌からの転移で，縦横比の大きいリンパ節同士が癒合している．
d：Bモード（縦断）像．甲状腺乳頭癌のリンパ節転移で，内部に点状高エコーを認める．
e：Bモード（横断）像．口腔底の扁平上皮癌からの転移で，無エコー域（嚢胞変性）を認める．
f：ドプラ（速度モード）法．甲状腺乳頭癌からの転移で，皮質部などにも不規則な血流信号を認める．
g：ドプラ（速度モード）法．食道癌からのリンパ節転移で，内部に拍動性血流信号を認め（左），その血流波形解析（右）である．

参照されたい．

4 悪性リンパ腫（malignant lymphoma）

1）概　要

頸部のリンパ節腫脹は，悪性リンパ腫における臨床症状の一部分症として気づかれることが多い．無痛性で，両側多発性，数珠状，敷石状に観察される．病理学的に単調な腫瘍細胞が増殖していることが多く，そのことが超音波所見では輝度の低下や後方エコーの増強として表れている．

2）超音波診断 [6,9]

楕円～類円形に腫大し，境界明瞭，内部均質で，エコーレベルはかなり低く，後方エコーが増強することが特徴

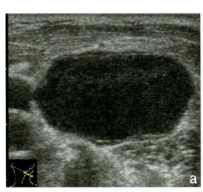
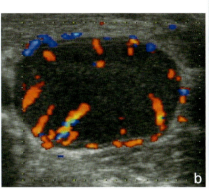
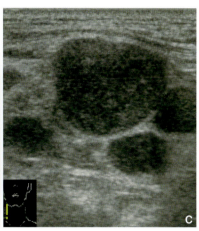

図5 悪性リンパ腫
a：Bモード（縦断）像．内部のエコーレベルはかなり低く，後方エコーは増強している．
b：ドプラ（速度モード）法にて複数の方向からの血流信号が観察される．
c：Bモード（縦断）像．縦横比の大きいリンパ節を多数認める．

とされ（図5a），ドプラ法では多方向からの血流信号が観察されることがある（図5b）．また，両側に多発して観察される（図5c）．

5 その他の炎症性リンパ節炎

a 結核性リンパ節炎（tuberculous lymphadenitis）

1）概　要

肺外結核の約70％は頸部に出現し，それゆえ臨床上頸部リンパ節結核は重要で，病初期にはリンパ節は無痛性であり注意を要する．病理学的には乾酪壊死や肉芽・線維化・硝子化・石灰化をきたし，癒合することもある．

2）超音波診断[10]

他の炎症性のリンパ節腫大と類似していることもあるが，内部不均質で縦横比が大きい症例もある（図6a, b），甲状腺に異常所見がなく，リンパ節に高エコー（石灰化巣）（図6c）や壊死に伴う無エコー域（囊胞変性）（図6d, e）が観察されれば，結核性リンパ節炎を疑う根拠となる．

b 急性化膿性頸部リンパ節炎（acute suppurative lymphadenitis）

1）概　要

頸部の感染性リンパ節炎の多くは，口腔，咽頭の粘膜や頭頸部の皮膚などに一次感染が原因で起こり，起因菌としては化膿連鎖球菌や黄色ブドウ球菌などがある．一般にリンパ節は局所的に腫大し，疼痛を伴うことが特徴である．組織学的には好中球の浸潤を認める．

2）超音波診断

疼痛部位に一致して腫大したリンパ節が観察され，膿瘍形成により無エコー域を認めるようになる（図7）．

c 亜急性壊死性リンパ節炎（subacute necrotizing lymphadenitis）

1）概　要

10〜30歳代の女性に多い原因不明の非化膿性リンパ節壊死病変で，38℃以上の発熱と両側頸部に圧痛を伴うリンパ節の腫脹をきたす．病理組織学的には腫大リンパ節に壊死巣が存在し，組織球と大型のリンパ球が増殖しているが，好中球などの浸潤はみられない点が特徴である．最終的には生検で組織病理学的に確定診断を下す必要がある．

2）超音波診断[11]

多くは片側性で，癒合傾向はなく非特異的リンパ節炎の所見に準じるが，壊死巣は無エコーに観察される（図8）．

文　献

1) 山本一彦，松村讓兒，多久和陽：カラー図解　人体の正常構造と機能　第7巻　血液・免疫・内分泌，日本医事新報社，東京，p19-24, 2002
2) 甲状腺外科研究会（編）：甲状腺癌取扱い規約，第7版，金原出版，東京，2015
3) 日本超音波医学会（編）：新超音波医学　第4巻—産婦人科，泌尿器科，体表臓器およびその他の領域，医学書院，東京，p320-322, 2000
4) Vassallo P, Wernecke K, Roos N et al: Differentiation of benign from malignant superficial lymphadenopathy: the role of high-resolution US. Radiology 183：215-220, 1992

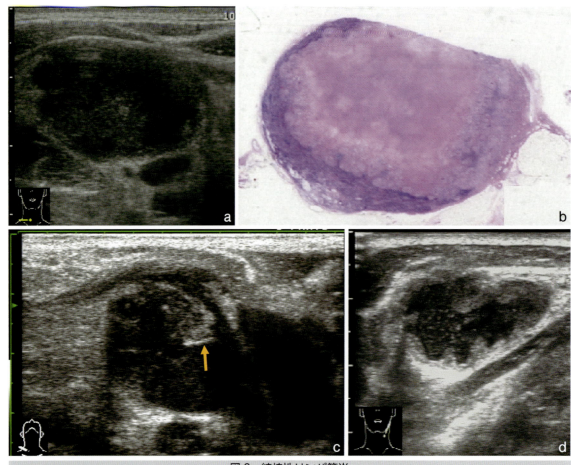

図6 結核性リンパ節炎
a：Bモード（横断）像．縦横比は比較的大きく，内部が不均質なリンパ節炎．
b：ルーペ像．病理学的に乾酪壊死や肉芽・線維化を認め，結核性リンパ節と診断された．
c：Bモード（横断）像．縦横比は大きく，内部は不均質で高エコーを伴う石灰化（矢印）を認める．
d：Bモード（縦断）像．内部に無エコー域（囊胞変性）を有するリンパ節．後方エコーの増強を認める．

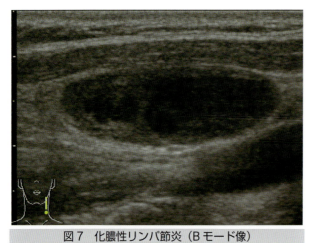

図7 化膿性リンパ節炎（Bモード像）
縦断像．縦横比は小さく，腫大したリンパ節の内部には無エコー域を認める．

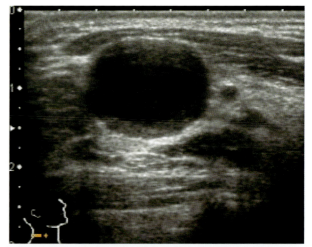

図8 亜急性壊死性リンパ節炎（Bモード像）
縦断像．縦横比は大きく，中心部に無エコー域を認める．

5) Sumi M, Ohki M, Nakamura T: Comparison of sonography and CT for differentiating benign from malignant cervical lymph nodes in patients with squamous cell carcinoma of the head and neck. AJR Am J Roentgenol 176: 1019-1024, 2001
6) Ahuja AT, Ying M, Ho SY et al: Ultrasound of malignant cervical lymph nodes. Cancer Imaging 8: 48-56, 2008
7) Na DG, Lim HK, Byun HS et al: Differential diagnosis of

cervical lymphadenopathy: usefulness of color Doppler sonography. AJR Am J Roentgenol **168**:1311-1316, 1997
8) Brnić Z, Hebrang A: Usefulness of Doppler waveform analysis in differential diagnosis of cervical lymphadenopathy. Eur Radiol **13**:175-180, 2003
9) Asai S, Miyachi H, Oshima S et al: A scoring system for ultrasonographic differentiation between cervical malignant lymphoma and benign lymphadenitis. Rinsho Byori **49**:613-619, 2001
10) Ahuja A, Ying M: Sonography of neck lymph nodes. Part Ⅱ: abnormal lymph nodes. Clin Radiol **58**:359-366, 2003
11) Ying M, Ahuja AT, Yuen HY: Grey-scale and power Doppler sonography of unusual cervical lymphadenopathy. Ultrasound Med Biol **30**:449-454, 2004

D-2 耳下腺・顎下腺

耳下腺は，大唾液腺（耳下腺，顎下腺，舌下腺）のうち，顎下腺とともに超音波検査で容易に診断可能な臓器である[1,2]．

1 耳下腺・顎下腺の解剖と超音波検査基本手技

耳下腺は，両側の耳下から耳前にかけての皮下に存在し，大唾液腺のなかで最も大きい臓器である．顎下腺は下顎骨の内側で顎二腹筋に接して存在する．正常耳下腺の超音波像は，耳介の直下に探触子（プローブ）を当てて横断像で観察した場合，耳前部では下顎骨および咬筋の浅層に存在し，その後方では下顎角と乳様突起の間に逆三角形で均質な内部高エコーを有する臓器として同定される（図1a）．正常の顎下腺超音波像は，頸動脈分岐部の前上方で，下顎骨下縁の内側に逆三角形の内部エコー均質な臓器として同定できる（図1b）．通常，顎下腺のほうが耳下腺よりやや低エコーである．耳下腺・顎下腺を同定できたら，プローブの位置や向きを適宜変え，腺体全体および周囲の所見を観察する．

耳下腺の排泄管はStenon管で，耳下腺から顔面皮下を前方に向けて走行し，頬筋を貫き口腔内の頬粘膜に開口する．耳介の下縁から頬骨の下縁に沿ってプローブを当てるとStenon管を描出できる．顎下腺の排泄管はWharton管で，顎舌骨筋の後縁から口腔底の粘膜下を走行し舌小帯の脇に開口する．顎下腺体を通して口腔底を見上げるようにプローブを当てるとWharton管が描出できる．

耳下腺・顎下腺の腫脹をきたす病態は，唾液腺の炎症や腫瘍のほか，全身疾患の一症状であることもまれでなく，病状も多彩であるため，局所所見のほか臨床経過なども参考にして診断を進めることが重要である[3]．

2 炎症性疾患

細菌感染による急性化膿性唾液腺炎，ムンプスウイルスによる流行性耳下腺炎（おたふくかぜ），小児にみられる反復性耳下腺炎，唾石症のような唾液排出障害による急性および慢性炎症，Sjögren症候群やIgG4関連疾患のような自己免疫疾患など，さまざまな原因によって炎症疾患が起きる．それぞれの疾患に特異的な超音波所見というよりも，炎症の時期や，その時に起きている病態に応じて特徴的な超音波所見がみられる．唾液腺組織全体がびまん性の変化をきたすか，部分的な場合でも唾液腺実質内で境界不明瞭な変化を呈する．炎症細胞浸潤部位は低エコーとなり血流が増加する．また，膿の貯留部は低エコー域に高エコーの部分が混在する所見となる．唾液排出障害を伴う炎症性疾患の場合は，腺内の静脈拡張とともに唾液導管の拡張が特徴的所見である．

唾石症は耳下腺でもみられるが，顎下腺のほうが圧倒的に多い．排泄管内や腺管移行部にある結石が音響陰影を伴う高エコーを呈し，腺内の唾液導管が拡張する（図2）．

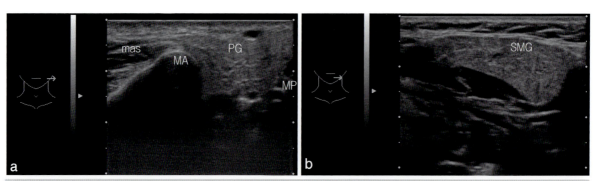

図1 正常耳下腺・顎下腺の超音波像
a：正常耳下腺（Bモード）左頸部横断像．耳介の直下に探触子を水平に当てる．前方では下顎骨および咬筋の浅層に存在し，その後方では下顎角と乳様突起の間で逆三角形を呈す．エコーレベルがやや高く均質な臓器として描出される．
b：正常顎下腺（Bモード）左横断像．顎下腺は，頸動脈分岐部の前上方で，下顎骨下縁の内側に，逆三角形の，内部エコーが均質な臓器として描出される．通常，顎下腺のほうが耳下腺よりやや低エコーである．
SMG：顎下腺，PG：耳下腺，MP：乳様突起，MA：下顎角，mas：咬筋

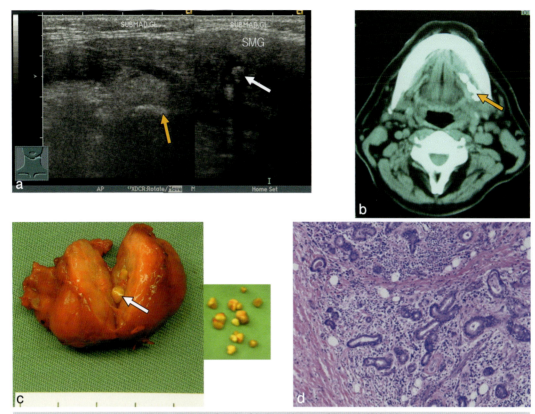

図2 顎下腺唾石症（左顎下腺および顎下腺導管内）
a：Bモード（横断）像．顎下腺の腺体内（白矢印）およびWharton管内（色矢印）に唾石を示す高エコーを認める．
b：CT像．顎下腺からWharton管にかけて唾石が確認できる（矢印）．
c：摘出顎下腺と唾石．顎下腺内外に多数の唾石が認められる（矢印）．
d：病理所見（HE染色×10）．顎下腺組織に炎症細胞が浸潤し，導管の拡張も認められる．
SMG：顎下腺

　ムンプスウイルスによる流行性耳下腺炎では，両側耳下腺のみならず，顎下腺も腫脹するのが特徴である（図3）．

　IgG4関連唾液腺疾患の1つに分類される慢性硬化性顎下腺炎（Küttner腫瘍）では，顎下腺が硬く腫大し，あたかも顎下腺に腫瘍が存在するように触知されるが，超音波検査では顎下腺全体の変化としてとらえることができ，腫瘍疾患と鑑別することができる．組織学的には線維化の強い炎症性細胞浸潤を伴う病理像を呈する（図4）．

③ 耳下腺腫瘍・顎下腺腫瘍

　唾液腺腫瘍診断における超音波検査は，腫瘍の存在診断，質的診断，周囲のリンパ節診断いずれにおいても必須の診断法である[4,5]．唾液腺腫瘍における良悪性の鑑別は，Bモード法による形状，境界，内部エコー，後方エコー所見に加え[6]，腫瘍内部の性状を反映した繊細な内部エコー像や，ドプラ法による腫瘍内外の微細な血流観察によってある程度可能である[7]．

a 良性唾液腺腫瘍

　唾液腺腫瘍の約7割が良性腫瘍とされており，耳下腺では多形腺腫（図5）とWarthin腫瘍（図6）が多く，顎下腺では多形腺腫がほとんどである．多形腺腫は年数を経ると悪性化する可能性があり，多形腺腫由来癌をはじめとする悪性腫瘍との鑑別が困難な例も少なくない．また，良性であっても増大傾向があり不十分な摘出術では再発の可能性もあり，取扱いに注意が必要な疾患である．一方，Warthin腫瘍は悪性化の頻度はきわめて低く，核出術が適応となることもしばしばある．中高年以降の男性の耳下腺に多く，多発する場合や両側に発生することも多い．悪性化の可能性は低く，経過観察が主体となることも多い疾患である．したがって，耳下腺良性腫瘍を診断する際にこの両者を鑑別することが臨床上はまず重要になってくる．いずれも形状整，後方エコーの増強がみられるが，Warthin腫瘍のほうが扁平で分葉が少なく，腫瘍内部に嚢胞部分が混在しやすい傾向がある（図

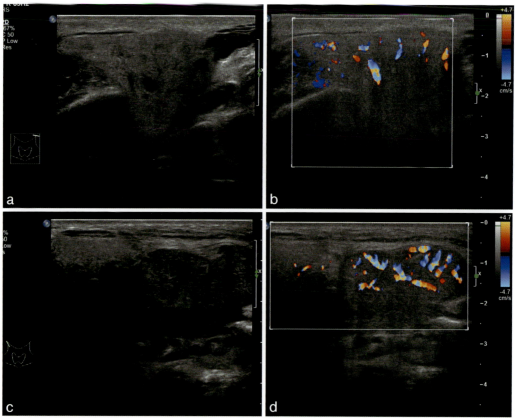

図3 流行性耳下腺炎

ムンプスウイルス感染による．
a：左耳下腺Bモード像．耳下腺が全体に腫脹している．
b：左耳下腺ドプラ（速度モード）法．耳下腺内の血管拡張と血流増加を認める．
c：右顎下腺Bモード像．顎下腺はややくびれたような形状となり，全体に腫脹している．
d：右顎下腺ドプラ（速度モード）法．顎下腺も耳下腺と同様に，腺内の血管拡張，血流増加を認める．

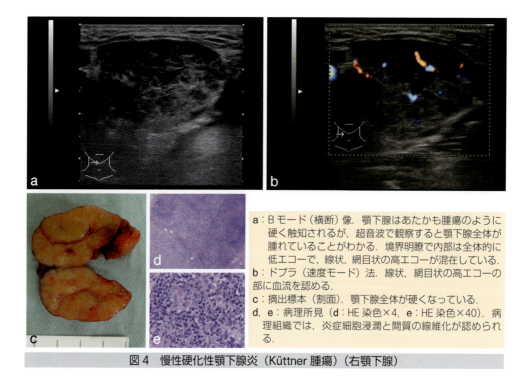

a：Bモード（横断）像．顎下腺はあたかも腫瘍のように硬く触知されるが，超音波で観察すると顎下腺全体が腫れていることがわかる．境界明瞭で内部は全体的に低エコーで，線状，網目状の高エコーが混在している．
b：ドプラ（速度モード）法．線状，網目状の高エコーの部に血流を認める．
c：摘出標本（割面）．顎下腺全体が硬くなっている．
d，e：病理所見（d：HE染色×4，e：HE染色×40）．病理組織では，炎症細胞浸潤と間質の線維化が認められる．

図4 慢性硬化性顎下腺炎（Küttner腫瘍）（右顎下腺）

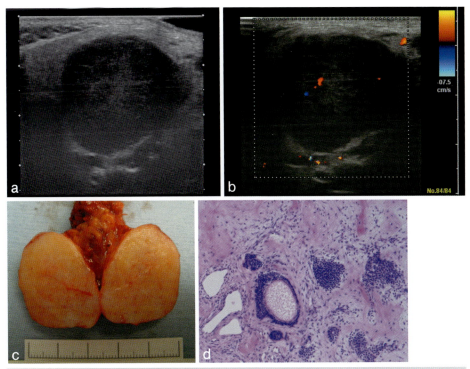

図5 耳下腺多形腺腫（左耳下腺）
a：Bモード（横断）像．境界は明瞭平滑，形状は整である．径20 mm以下の小さい腫瘍では円形のものが多いが，大きくなると分葉状に発育する．内部エコーはほぼ均質で低から等エコーとなり，後方エコーの増強が認められ，外側陰影も認められる．
b：ドプラ（速度モード）法．腫瘍内の血流信号は疎で，血流が直線的に追跡可能なことが多い．時には部分的に嚢胞性変化のみられることもある．
c：摘出標本（割面）．腫瘍の割面も平滑である．
d：病理所見（HE染色×10）．病理組織では，腫瘍は粘液腫様間質，管腔形成を示す導管上皮細胞，および腫瘍性筋上皮細胞からなっている．

5a，6a）．しかし，Bモード像だけで鑑別が困難なことも多く，その場合はドプラ法による腫瘍内部の血流観察が役に立つ．すなわち，多形腺腫では腫瘍内の血流信号は疎で乏しく，血流信号がある場合は線として追跡可能であるのに対し（図5b），Warthin腫瘍では，嚢胞状部分以外では細かい血流信号が腫瘍全体に確認できるのが特徴である（図6b）[7,8]．

b 悪性唾液腺腫瘍

悪性腫瘍は唾液腺腫瘍の約3割を占める．顎下腺腫瘍のほうが耳下腺腫瘍よりも悪性の率が高く，臨床的悪性度の高い例の割合が多いとされている．唾液腺悪性腫瘍には，非常に臨床的悪性度が高く，形態的にも被膜を有さず周囲組織に浸潤し，Bモード像では境界不明瞭，形状不整，内部エコー不均質といったいわゆる「悪性型」を呈するものと，臨床的悪性度はあまり高くなく，形態的にも被膜に被われ，境界はほぼ明瞭，形状もほとんど整で，内部エコーほぼ均質といった，Bモード像では明らかな「悪性型」を呈さないものがある．

1）Bモード像で「悪性型」を呈するもの（図7）

周囲組織との可動性が乏しく，後方エコーの増強も認められず，超音波検査で悪性腫瘍であることが容易に診断できる．臨床的悪性度が高く，局所制御は困難で頸部リンパ節転移や遠隔転移をきたすものも多い（高悪性度癌）．病理組織診断では，高悪性度腺癌，高悪性度粘表皮癌，高悪性度腺様嚢胞癌のほか，高悪性度の癌成分を含み浸潤傾向の強い多形腺腫由来癌などが多い．

2）Bモード像で明らかな「悪性型」を呈さないもの（図8）

Bモード像で明らかな「悪性型」を呈さない悪性腫瘍は多形腺腫との鑑別が問題になるが，臨床的悪性度もあまり高くなく（低～中等度悪性度癌），浸潤傾向に乏しく，良性多形腺腫と同様の手術術式で摘出されるものも多い[9]．病理組織診断では，腺房細胞癌，低～中悪性度の粘表皮癌，中悪性度の腺様嚢胞癌や，非浸潤型または微少浸潤型の多形腺腫由来癌などが多い．

4 唾液腺疾患と鑑別を要する疾患

耳下腺・顎下腺周囲はリンパ節が多く分布しており，

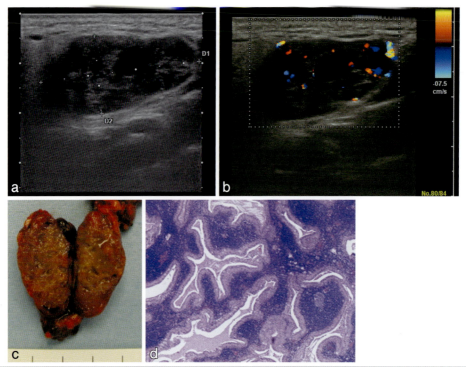

図6 Warthin 腫瘍（左耳下腺）

a：Bモード（縦断）像．境界は明瞭平滑，形状は整で，扁平な楕円形を呈することが多い．分葉することはまれで，内部エコーは均質，低エコーを呈し，後方エコーの増強が認められる．腫瘍内にしばしば囊胞部分を伴う．多発したり両側耳下腺に発生する傾向がある．
b：ドプラ（速度モード）法．充実性の部分には，全体に細かい血流信号を豊富に認めるのが特徴であるが，囊胞状の部分では血流信号はみられない．
c：摘出標本（割面）．腫瘍の割面は粗雑で部分的に囊胞が存在し，割面より混濁した粘稠な液が滲み出る．
d：病理所見（HE染色×4）．病理組織では，腫瘍はリンパ間質と好酸性細胞からなる．囊胞構造の内腔に内容物が充満し，壊死変性様所見を呈しているのが特徴である．

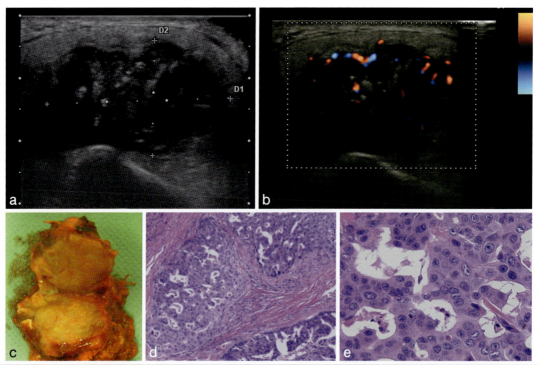

図7 Bモードで「悪性型」を呈する耳下腺悪性腫瘍［右耳下腺腺癌（adenocarcinoma NOS）］

a：Bモード（横断）像．形状不整な腫瘤で周囲組織に浸潤し，周囲組織との可動性も乏しく，後方エコーの増強も認められず，超音波検査で悪性腫瘍であることが容易に診断できる．臨床的に悪性度が高く，局所制御が困難で，頸部リンパ節転移や遠隔転移をきたすものが多い．
b：ドプラ（速度モード）法．腫瘍内および腫瘍周辺の耳下腺組織に血流を認める．
c：摘出標本（割面）．腫瘍と耳下腺組織の境界が不明瞭で割面の性状は不均質である．
d，e：病理所見（d：HE染色×10，e：HE染色×40）．病理組織では，細胞異型が強く核分裂像が多いといった病理組織学的にも高悪性度の腺癌である．

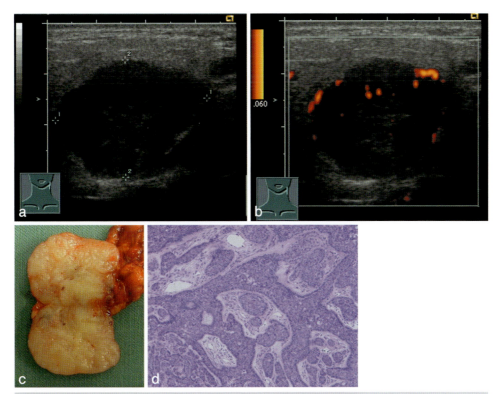

図8 Bモードで明らかな「悪性型」を呈さない耳下腺悪性腫瘍［左耳下腺腺様囊胞癌（中悪性度）］

a：Bモード（縦断）像．Bモードで「悪性型」とならない中～低悪性度の耳下腺癌では，Bモード像のみで悪性と診断することが難しいことがあるが，形状，内部エコーの詳細な観察で鑑別できることもある．
b：ドプラ（パワーモード）法．多形腺腫よりも腫瘍内血流が豊富な傾向が認められた．
c：摘出標本（割面）．腫瘍は被膜を有し，正常耳下腺組織との境界はほぼ明瞭である．
d：病理所見（HE染色×10）．腫瘍細胞は，導管上皮細胞と基底細胞様の腫瘍性筋上皮細胞からなる．基底細胞様細胞が篩状構造を呈している．細胞異型や核分裂像は乏しい．

これらのリンパ節腫脹と唾液腺疾患との鑑別が必要になることがしばしばある．頭頸部領域，特に口腔・咽頭の悪性腫瘍では上頸部から耳下部や顎下部のリンパ節に転移をきたしやすい．また，悪性リンパ腫が耳下部，顎下部や唾液腺内に発症することもしばしばある．超音波検査でプローブを当てる方向を変えながら腫瘤性疾患の性状，内部構造，唾液腺実質や被膜との位置関係などを詳細に観察することで鑑別できることも多い[10]．

文献

1) 古川まどか，古川政樹：癌を見落とさないために―頭頸部腫瘤の超音波検査．JOHNS 24：574-579, 2008
2) 小島和行，服部睦行：唾液腺病変が疑われた時の画像診断の進め方．INNERVISION 22：54-57, 2007
3) 村上　泰：唾液腺腫脹の鑑別手順．JOHNS 15：1911-1917, 1999
4) 古川まどか，古川政樹：唾液腺をめぐって―唾液腺腫瘍の超音波診断―．JOHNS 15：1877-1885, 1999
5) 古川まどか，古川政樹：唾液腺腫瘍 その扱いをめぐって―唾液腺腫瘍の超音波診断―．JOHNS 26：153-157, 2010
6) 鈴木晴彦：耳鼻咽喉科画像診断 唾液腺疾患 超音波診断．耳鼻咽喉科・頭頸部外科 MOOK No.17, 飯沼寿孝, 小山和行（編），金原出版，東京，p168-174, 1990
7) 古川まどか，藤田芳史，古川政樹：耳下腺腫瘍の超音波診断および超音波ガイド下穿刺吸引細胞診．口咽科 22：73-78, 2009
8) Biatek EJ, Jakubowski W, Karpińska G: Role of ultrasonography in diagnosis and differentiation of pleomorphic adenomas. Arch Otolaryngol Head Neck Surg 129：929-933, 2003
9) 藤田芳史，久保田彰，古川まどかほか：顔面神経温存を優先した耳下腺癌治療の検討．日耳鼻 113：115-122, 2010
10) 古川まどか，古川政樹：頸部の腫れをどう扱うか―頸部超音波診断―．MB ENT 89：1-7, 2008

D-3 その他

D-3-1 食道憩室

食道壁の一部が嚢状に外側に突出している状態であり，頸部超音波にて発見されるのはZenker（咽頭）憩室と呼ばれる．粘膜および粘膜下層が輪状咽頭筋を貫いて後方に嚢状に突出したもので，おそらく咽頭の推進力と輪状咽頭筋の弛緩との協調不全に起因すると考えられている．

Bモード像では，甲状腺背面に腫瘤様像が確認され，内部に多発高エコー様にみえることから，乳頭癌と誤認される可能性もあるが，超音波検査時に，嚥下による残渣物の移動，および甲状腺外であり食道との連続性を確認できれば，診断は容易である（図1）．

D-3-2 正中頸嚢胞

甲状腺の発生過程で消退するべき甲状舌管が消退せずに頸部正中に遺残し，嚢胞を形成したものを正中頸嚢胞（甲状舌管嚢胞）という．

胎生3週に舌根部の盲孔（舌盲孔）に甲状腺原基が発生し，舌骨下端をまわって頸部に下降，発育して甲状腺の形態を作ってゆくが，この際の下降線に沿って甲状舌管という細い瘻孔を形成する．甲状舌管は甲状腺の完成時期に次第に吸収され消失する．この過程で何らかの原因で甲状舌管の吸収，消退が阻害され残存し，粘液が貯留して嚢胞を形成すると正中頸嚢胞となる．

小児期に無痛性の頸部正中腫瘤として発見されることが多いが，成人例でも認められる．まれではあるが，口腔内へ露出し，嚥下時違和感や嚥下困難を生ずることもある．感染を起こせば皮膚の発赤や疼痛を訴える（図2）．

超音波検査にて舌骨近傍の嚢胞として描出される．また，腫瘤が異所性甲状腺である可能性を否定するため，正常な位置に甲状腺が存在するかを必ず確認する必要がある．場合によっては甲状腺シンチグラムも考慮する（図3，4）．

D-3-3 非反回下喉頭神経

反回神経が通常の走行をせず，右鎖骨下動脈の起始異常により，迷走神経から直接分枝する非反回下喉頭神経（nonrecurrent inferior laryngeal nerve：NRILN）が存在し，およそ0.3～2.2％前後の頻度と報告されている[1]．術前に確認することで，術中反回神経損傷のリスクを軽減させることができる．

胎生5週に右第4鰓弓動脈が右鎖骨下動脈を形成し，左第6鰓弓動脈が動脈管を形成して，両側下喉頭神経を押し下げ，迷走神経は両側ともに反回する．しかし，右第4鰓弓動脈の異常消失が起こると，本来消失するはずの右背側大動脈および第7節間動脈が代償血管となって，大動脈弓第4分枝を起始とする異常右鎖骨下動脈が形成される．結果，右下喉頭神経は動脈に押し下げられることがないため反回せず，NRILNとなる．なお，左非反回下喉頭神経は通常存在しないが，全内臓転位症例において2例の左側非反回下喉頭神経が報告されている[2]．診断方法としては，X線，CT，血管造影などもあるが，本症の病態は右鎖骨下動脈の起始異常であり，右鎖骨下動脈と右総頸動脈の合流の有無を確認すれば，診断は容

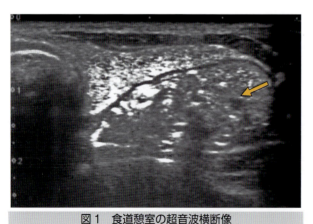

図1　食道憩室の超音波横断像
甲状腺左葉背面に拡張した憩室部（矢印）が描出され，食物残渣が高エコーとして認められる．

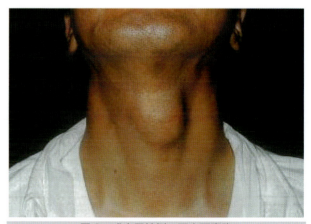

図2　成人男性例の正中頸嚢胞

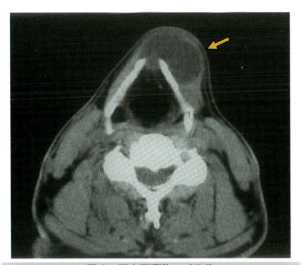

図3 正中頸嚢胞のCT像
舌骨上に嚢胞性の隆起を確認できる.

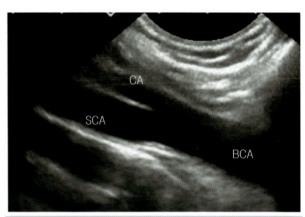

図5 正常の血管構築（右鎖骨下動脈と右総頸動脈は右腕頭動脈から分枝）
BCA：右腕頭動脈，CA：右総頸動脈，SCA：右鎖骨下動脈．マイクロコンベックスプローブ使用

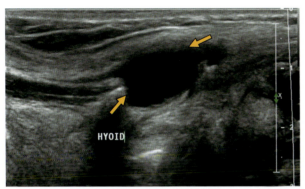

図4 正中頸嚢胞の超音波像
舌骨に接して嚢胞形成（矢印）がみられる.

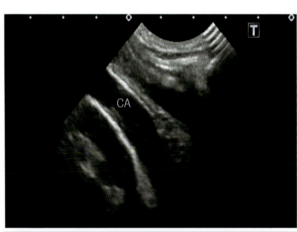

図6 右鎖骨下動脈起始異常例
鎖骨下動脈と総頸動脈の合流が確認できない．マイクロコンベックスプローブ使用

易である．頸部走査による超音波にて合流が確認されれば，本症は否定できる（図5, 6）．

D-3-4 神経鞘腫（neurilemmoma）

頸部神経鞘腫は，迷走神経，交感神経幹，腕神経叢などから発生する腫瘍である．ほとんどが単発性の良性腫瘍であるが，まれに多発性のものや悪性のものがある．

発症年齢は25～65歳と幅広く，性差はない．充実性腫瘍であるが，内部に嚢胞形成や出血，石灰化，粘液腫様変化，硝子変性などがみられることもある．

超音波所見では，腫瘍の形状は，円形か卵円形を示し境界明瞭なものが大部分である[3]．内部エコーは，ほぼ均質かつ低エコーを呈する．

腫瘍辺縁での神経との連続性は，半数以上が超音波上描出される．楕円形の腫瘍に続く神経を疑わせる帯状の低エコーの内部に横走する線状高エコーが認められた場

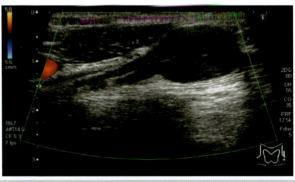

図7 神経鞘腫と連続する神経

合は，強く神経鞘腫を疑う根拠となりえる[4,5]．ドプラ法では，内部血流信号が少ない（図7）．超音波検査で血流情報や腫瘤と神経の連続性を確認できれば，診断は可能である．鑑別診断としては転移性リンパ節，グロム

ス腫瘍があげられる．

　迷走神経は頸動脈-内頸静脈の間を走行するので，迷走神経由来の腫瘍ではこれらの血管に離開（AV separation）がみられるが，交感神経幹由来のものでは，頸動脈深部正中に存在するため上記血管全体を前方に圧排し離開をきたさない[6]．腕神経叢は前斜角筋と中斜角筋の間を走行するので，内深頸領域のリンパ節よりも後方に位置する[7]．これらの点に着目することにより，発生母地となった神経の推測が可能である．

　神経鞘腫を穿刺すると激しい疼痛を伴うことがあるので，穿刺吸引細胞診は慎重に行うべきである．一般的に手術はせず経過観察のみのものが多いが，外科的摘出術を選択する場合には，神経機能温存が重要視される．

文　献

1) Proyce CA, Carnaille BM, Goropoulos A: Nonrecurrent and recurrent inferior laryngeal nerve: a surgical pitfall in cervical exploration. Am J Surg 162：495-496, 1991
2) Henry JF, AudiŠret JF, Denizot A et al: The nonrecurrent inferior laryngeal nerve: review of 33 cases, including two on the left side. Surgery 104：977-984, 1988
3) 井田正博，宮本幸夫：表在性腫瘍の超音波像（Part 1）皮下神経原性腫瘍（神経鞘腫および神経線維腫）．日超音波医会研発表会講論集 51：593-594, 1987
4) Fornage BD: Peripheral nerves of the extremities: imaging with US. Radiology 167：179-182, 1988
5) 舟場　達，佐藤勤也，長岡正宏：神経鞘腫に対する超音波検査法の有用性について．日整外超音波研会誌 2：33-36, 1991
6) Furukawa M, Furukawa MK, Katoh K et al: Differentiation between schwannoma of the vagus nerve and schwannoma of the cervical sympathetic chain by imaging diagnosis. Laryngoscope 106：1548-1552, 1996
7) 小西淳二（監修）：甲状腺・頸部の超音波診断．金芳堂，京都，2007

CHAPTER VII インターベンション

1 超音波ガイド下太針生検（CNB）

　太針生検（core needle biopsy：CNB）は穿刺吸引細胞診（FNAC）が行われる以前から施行されていたが，FNACが広く行われるようになり，甲状腺の術前診断におけるCNBの役割は限定されるようになった．また，現在のCNBの大半が超音波（US）ガイド下に施行されている．

　USガイド下CNBの適応は，急速増大を示す未分化癌[1]，悪性リンパ腫[2]，転移性腫瘍などである（**表1**）．未分化癌においては，腫瘍が巨大で内部壊死を起こしている症例も多く，診断不良を防ぐためには，ドプラ検査で十分に血流の多いところから複数の検体を採取することが重要である[1]．また，甲状腺悪性リンパ腫においては，低エコー部分を狙っての採取が望ましい[2]．すなわち，慢性甲状腺炎（橋本病）との鑑別が問題となるため，より低エコーでかつ血流のある部分を穿刺する．得られた検体から免疫染色，フローサイトメトリーにて悪性リンパ腫のsubtype診断も可能となる[3]．

　転移性腫瘍に対しても，免疫染色を行うことにより，原発巣の推定に寄与する可能性がある[4,5]．

　また，乳頭癌を疑うものの複数回の細胞診でも鑑別困難/検体不適切症例，あるいは石灰化が強い病変に対して，CNBが有用であるとの報告がある[6〜10]．

　しかし濾胞癌の診断は，外科的に切除した標本の被膜浸潤・脈管侵襲の有無によってなされるため，CNBでも濾胞癌と濾胞腺腫との鑑別における有用性はない[11,12]．

　局所麻酔下に平行穿刺法（「Ⅲ-C．超音波ガイド下穿刺吸引細胞診（FNAC）」参照）によるUSガイド下に，

表1　CNBの適応
- 未分化癌
- 悪性リンパ腫
- 転移性腫瘍

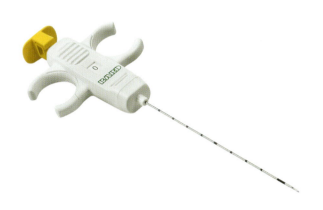

図1　バネ式生検針

バネ式の生検針で行う（**図1**）．採取時に先進しない，もしくはストロークが小さい生検針がより安全である[13]．周囲に反回神経，総頸動脈，気管などの重要臓器が存在するため，出血[14]や腫瘍の穿刺経路に沿った播種，反回神経麻痺などの合併症も報告されてきた[15]．機器の改良や，USガイド下に行うことでより安全に行いうるようになってきているが[6]，適応となる症例を厳選し，十分なインフォームドコンセントのもと，経験のある検者がUSガイド下に注意深く行うべきである．

文献

1) 鈴木眞一：甲状腺未分化癌．日臨 65：2079-2086，2007
2) 鈴木眞一，竹之下誠一：【甲状腺外科　新たな知見に基づく治療戦略】　甲状腺悪性リンパ腫の診断と治療．外科治療 93：182-187，2005
3) Loubeyre P, McKee TA, Copercini M et al: Diagnostic precision of image-guided multisampling core needle biopsy of suspected lymphomas in a primary care hospital. Br J Cancer 100：1771-1776, 2009
4) Delitala AP, Vidili G, Manca A et al: A case of thyroid metastasis from pancreatic cancer: case report and literature review. BMC Endocr Disord 14：6, 2014
5) Bae WK, Shim HJ, Choi YD et al: Severe hypothyroidism induced by thyroid metastasis of cholangiocarcinoma. Cancer Res Treat 41：56-58, 2009
6) Park KT, Ahn SH, Mo JH et al: Role of core needle biopsy and ultrasonographic finding in management of indeterminate thyroid nodules. Head Neck 33：160-165, 2011

7) Trimboli P, Nasrollah N, Guidobaldi L et al: The use of core needle biopsy as first-line in diagnosis of thyroid nodules reduces false negative and inconclusive data reported by fine-needle aspiration. World J Surg Oncol 12: 61, 2014
8) Hakala T, Kholova I, Sand J et al: A core needle biopsy provides more malignancy-specific results than fine-needle aspiration biopsy in thyroid nodules suspicious for malignancy. J Clin Pathol 66: 1046-1050, 2013
9) Kashiwagi S, Onoda N, Asano Y et al: Needle biopsy using a Monopty Biopsy Instrument for the accurate diagnosis of thyroid cancer. Gan To Kagaku Ryoho 39: 2407-2409, 2012
10) Ha EJ, Baek JH, Lee JH et al: Core needle biopsy can minimise the non-diagnostic results and need for diagnostic surgery in patients with calcified thyroid nodules. Eur Radiol 24: 1403-1409, 2014
11) Harvey JN, Parker D, De P et al: Sonographically guided core biopsy in the assessment of thyroid nodules. J Clin Ultrasound 33: 57-62, 2005
12) Min HS, Kim JH, Ryoo I et al: The role of core needle biopsy in the preoperative diagnosis of follicular neoplasm of the thyroid. APMIS 122: 993-1000, 2014
13) Pitman MB, Abele J, Ali SZ et al: Techniques for thyroid FNA: a synopsis of the National Cancer Institute Thyroid Fine-Needle Aspiration State of the Science Conference. Diagn Cytopathol 36: 407-424, 2008
14) Screaton NJ, Berman LH, Grant JW: US-guided core-needle biopsy of the thyroid gland. Radiology 226: 827-832, 2003
15) Mizukami Y, Michigishi T, Nonomura A et al: Large needle biopsy of the thyroid gland. Anat Pathol 1: 99-138, 1996

2 経皮的エタノール注入療法（PEIT）

良性の囊胞性病変に対して，単に囊胞液を穿刺吸引することは古くから行われていた治療法の1つであるが，完全治癒率が20%と低く再発率が10〜80%と高いことが問題であった[1]．また，機能性甲状腺結節（AFTN）の1つである過機能性腺腫（toxic adenoma）（Plummer病）や中毒性多結節性甲状腺腫（TMNG）に対しては欧米では^{131}I内用療法が広く行われているが，日本では主として手術が行われてきた．

しかし1990年代になり経皮的エタノール注入療法（percutaneous ethanol injection therapy：PEIT）という新しい治療の有用性が報告されるようになった．その作用機序としては，エタノールの蛋白凝固作用により直接組織の壊死をもたらし，一部は細血管の血栓形成により二次的に組織の破壊をもたらすとされている．日本では2002年に甲状腺囊胞性病変とAFTNに対してPEITが保険適用となったこともあり，これらの疾患に対して次第にPEITを行う施設が増加してきた．これらの疾患以外にも一部の施設では，良性の充実性結節やバセドウ病，甲状腺癌の再発例などにもPEITが施行されている．

PEITの方法については甲状腺PEIT研究会から出されたガイドライン[2]に詳しく述べられているのでこれを参照されたい．また，2010年に出版された「甲状腺腫瘍診療ガイドライン」[3]にもPEITに関する詳細な文献的考察が述べられているので参考にしていただきたい．

表1にはAFTNに対するPEIT，手術，^{131}I内用療法のそれぞれの治療法について長所と短所を示す．そのなかで，PEITは外来で短時間で施行でき医療費も安価で，安全性，治療後の合併症がほとんどない点から，甲状腺囊胞とAFTNに対しては治療の選択の1つになりうると考えられる．しかしながら，実際にPEITを施行する際には超音波ガイド下で熟練した医師によって行うことが原則であり，慎重なインフォームドコンセントが必要である．

1 甲状腺囊胞に対するPEIT

良性の囊胞性病変に対してPEITを施行することについては2002年に保険適用となり，甲状腺PEIT研究会のガイドラインに超音波ガイド下でPEITを施行する手

表1　AFTNに対する種々の治療法の長所と短所

治療法	長所	短所
^{131}I内用療法	外来治療が可能 簡単（カプセルを服用するのみ）	甲状腺機能を正常化するのに時間がかかる 効果が一定しない 大きなTMNGには効果が少ない 晩発性甲状腺機能低下症
手術	迅速な甲状腺機能是正 迅速な圧迫症状の改善 すべての結節性病変を除去可能 100%の治癒率	入院を要する 麻酔薬の副作用 手術の合併症
PEIT	外来治療が可能 治療費が安い	熟練した医師がいる限られた施設でしかできない 数回の治療を要する サイズが大きい結節では効果が少ない
抗甲状腺薬	短期間の治療には効果的 簡単	寛解しない 抗甲状腺薬の副作用 頻回の診察を要する

表2　甲状腺囊胞に対するPEIT（甲状腺PEIT研究会）

1. 適応について
(1) 90%以上が囊胞性であり，排液後の再貯留例を原則とする
(2) 悪性が否定されていること
(3) 臨床的に圧迫その他の症状が存在していること
(4) 超音波ガイド下に確実に穿刺可能な部位に病変があること
(5) 十分なインフォームドコンセントのもとに患者の了解が得られていること
以上の5つの条件をすべて満たす症例を適応とする．
ただし，以下の場合は除外する．
除外項目
1) 対側に反回神経麻痺が存在する場合
2) 巨大囊胞は十分な臨床効果が得られない可能性が高いので原則として適応としない

2. 手技について
(1) 装置について
7.5 MHz以上，電子リニアスキャン，メカニカルセクタスキャンを使用，空間解像度は0.5 mm以上．カラードプラ機能を有している装置を用いることが望ましい
(2) 穿刺針について
囊胞内に穿刺針を留置して操作を行う．このため留置用専用針の使用が望ましい
(3) エタノール注入について
注入にあたってはリークを生じないよう細心の注意を払う．あらかじめ囊胞液を十分に排液しておく．十分なエタノール濃度を確保するため，エタノール注入は2回に分けて行うことが望ましい．初回注入のエタノールを十分に除去後，再注入を施行する．注入量は約2 mLまでを目安とする
(4) 合併症について
反回神経麻痺，疼痛，血腫を起こすことがあるので慎重に対処する

〈http://www.noguchi-med.or.jp/peit/guideline.htm〉

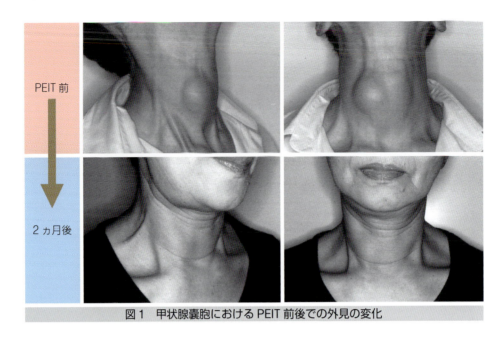

図1 甲状腺嚢胞における PEIT 前後での外見の変化

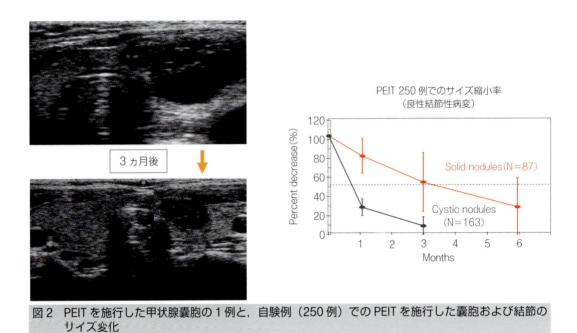

図2 PEIT を施行した甲状腺嚢胞の1例と，自験例（250例）での PEIT を施行した嚢胞および結節のサイズ変化

技が詳細に記載されている（**表2**)[2]．実際の症例の PEIT 前後の写真（**図1**）と自験例 250 例でのサイズの変化を**図2**に示す．

表3には 2003 年の Bennedbaek ら[4] の論文のなかでまとめられた他の報告例（345 例）の成績を示す．ここには 1989 年から 2002 年までの9つの論文の成績が示してあり，各論文で PEIT 後の観察期間はさまざまであるが，嚢胞性病変が 50％以上縮小あるいは消失したものを有効例ととると，PEIT での有効率は 30～95％という結果で，平均でみると 74.4％と比較的よい成績が出ている．

このなかで特に，Zingrillo（1999）[5]，Del Prete（2002）[6] らは，30～40 mL の大きな結節に対してそれぞれ約 40 例，100 例近くの症例で2年間，10 年間で検討しており，縮小率はそれぞれ 93％，94％と良好な成績を得ている．Bennedbaek ら[4] はエタノール群（33 例）と生理食塩水群（33 例）とで二重盲検無作為化比較試験を行い，嚢胞液が1 mL 以下になったのを治癒例とすると，PEIT

表3 甲状腺嚢胞に対する PEIT の治療成績

報告者	報告年	患者数	観察期間（月）	研究デザイン	治療回数	成功率（％）[a]
Rozman	1989	13	8	Open	1	77
Yasuda	1992	61	6	Open	1〜4	72
Monzani	1994	20	12	Open	1〜2	95
Verde	1994	10	1	Randomized	1	80
		10[b]	1			30
		32	12	Open	1	80
Antonelli	1994	26	12	Open	1〜5	77
		44[c]	12		1	36
Zingrillo	1996	20	6	Open	1〜4	95
Zingrillo（文献5）	1999	43	24	Open	1〜4	93
Cho	2000	22	1〜10	Open	1〜6	64
Del Prete（文献6）	2002	98	115	Open	1〜4	94

[a] ほとんど消失あるいは 50％以上の縮小，[b] 穿刺のみで治療，[c] 生理食塩水でのコントロール群

（Bennedbaek FN et al: J Clin Endocrinol Metab **88**：5773-5777, 2003 [4]より改変）

群では 27/33（82％）が治癒したのに対して生理食塩水群では 16/33（48％）しか治癒せず，また1回の PEIT 治療でも 64％が治癒したのに対して生理食塩水群では 18％のみしか治癒しなかったとしている（$p=0.0006$）．また Guglielmi ら[7]は，5年間にわたり 58 例の嚢胞性病変での検討をしており，結節の縮小率でみても 86.6％とよい結果を得ている．PEIT での治療効果の有効な予測因子としては，結節のサイズが 5 mL 以下であること（オッズ比＝6.1）と 30％以上の嚢胞成分が混在していること（オッズ比＝3.3）をあげている．Lee ら[8]は 2005 年に 432 例と最も多い報告をしており，PEIT の有効性に関しても部分的治癒（50％以上の縮小率）まで含めると嚢胞性病変で 79.6％とよい成績を出している．2015 年の報告[9]でも PEIT により1年後の嚢胞の縮小率は 70％以上が 86.3％，80％以上が 61.9％，90％以上が 42％と有効性が示されている．

嚢胞のなかでも watery cyst の場合は穿刺吸引のみ，あるいは PEIT の併用で縮小する場合が多いが，viscous cyst の場合は液がなかなか吸引できず治療困難である．このような large viscous cystic nodule に対しても，Sung ら（2008）[10]は PEIT の有効性について成績を出している．手技としては，16 G 針あるいは 8.5-French catheter を用いて穿刺し吸引ポンプで粘稠な嚢胞液を排液した後，排液量の半分の無水エタノールを注入して 10 分間留置した後に，再度吸引ポンプでいったん全部エタノールを排液して終了するという方法で，縮小率 94％と良好な成績を出している．

2 機能性甲状腺結節（AFTN）に対する PEIT

実際の症例を**図3**に示す．Plummer 病に対しては以前は手術が行われていたが，現在では PEIT で治癒する例が増加している．

表4に 1990 年から 2008 年までの AFTN 症例での PEIT の成績をまとめて示す．

AFTN に対する PEIT の効果としては，甲状腺ホルモンの正常化とシンチグラフィでの正常甲状腺組織への取り込みがみられた例を完全治癒（complete cure：CC）とする．pretoxic adenoma（甲状腺機能は正常範囲であるが，シンチグラフィでの結節内への取り込みがある）の場合は治癒率 60〜100％で平均 81.3％と良好な結果であり，toxic adenoma（甲状腺機能亢進症と結節へのシンチグラフィでの取り込みあり）の場合は 35.3〜92.7％（平均 68.0％）であった．甲状腺ホルモンは正常化したが甲状腺シンチグラフィでは正常甲状腺組織への取り込みの回復がない部分的治癒（partial cure：PC）のケースまでを含めると，pretoxic adenoma では 100％，toxic adenoma でも 93％と非常によい成績が得られている．

このなかで Guglielmi ら[7]は，2004 年に 95 例の AFTN に対して平均 6.9 年と長期にわたる観察で PEIT の有効率は 60％とやや低い結果であるが，治療が有効となる予測因子をロジスティック解析し，治療前の結節の体積が 5.0 mL 以下であること（オッズ比＝6.1）と嚢胞成分が 30％以上混在していること（オッズ比＝3.3）が統計学的に有意な因子であると述べている．また 2008 年には Tarantino ら[11]が，122 例という多くの症例で，平均5年間の長期間でみた AFTN の PEIT 症例を

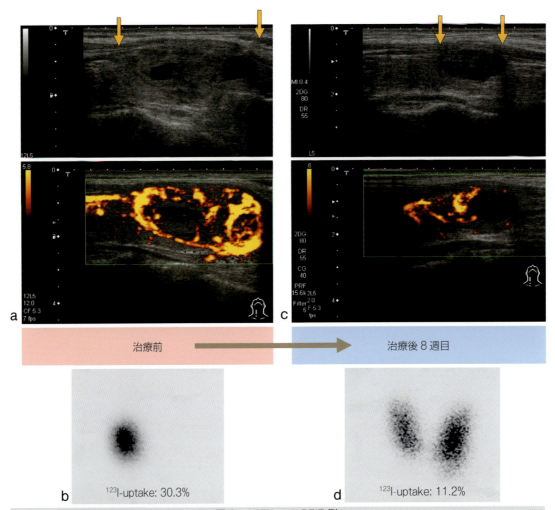

図3 AFTN での PEIT 例
a：上：Bモード像，下：ドプラ（パワーモード）像．血流豊富な境界明瞭で境界部低エコー帯を有する楕円形の結節を認め，中心部には一部囊胞性変化を認めた．
b：甲状腺シンチグラフィ（^{123}I）では結節に一致して放射性ヨードの取り込みを認め（hot nodule），正常甲状腺組織への取り込みは抑制されていた．
c：PEIT 3回施行後8週目のBモード像（上）とドプラ（パワーモード）像（下）．結節の体積も50％以下に縮小し，甲状腺機能も正常化した．
d：PEIT 3回施行後8週目の甲状腺シンチグラフィ（^{123}I）．放射性ヨード摂取率もほぼ正常となり甲状腺全体に取り込みを認めた．

報告している．その結果93％が甲状腺機能正常となり，結節の体積も平均で66％縮小したという良好な結果が得られている．特に結節の体積で治療成績をみると，10 mL 以下で94％，10～30 mL で91.4％，30～60 mL でも89.5％で有効であったとしており，他の論文と異なりサイズの大きい結節でも有効であったという結果であった．超音波ドプラ法で PEIT 後に結節の血流が消失することでも治療の有効性を確認しており，PEIT は安全で有効な治療法であると結論している．^{131}I 内用療法と比較した治療成績をみると，Zingrillo ら[12]は，サイズの大きな Plummer 病に対しては PEIT に比べて ^{131}I 内用療法のほうが効果的と報告しているが，その後の検討で ^{131}I 内用療法単独より ^{131}I 内用療法と PEIT を併用することでより効果的であったと報告している．日本から

の2011年の報告[13]では，3通りの治療成績を比較し，①外科治療では全例で甲状腺中毒症が改善し，一部で甲状腺機能低下症となった，②^{131}I 内服療法では43例/50例（86％）で寛解，9例で甲状腺機能低下症となった，③PEIT では29例/56例（51.8％）で寛解したが，再発が約30％にみられたという結果で，PEIT での治療成績は他の治療に比べて劣ると報告している．

PEIT の手技については甲状腺 PEIT 研究会からガイドラインが出されている（**表5**）．PEIT の副作用の頻度について，Del Prete ら[14]は，局所の痛み（59％），発熱（6％），嚥下困難（3％），出血（3％）をあげている．他の論文でも局所の痛み，嚥下困難，一過性の反回神経麻痺などがあるが，ほとんどの症例で一過性であり，PEIT は安全な治療としてその有効性を確立していると

表4 AFTN に対する PEIT の報告例

報告者	報告年	患者数 (n/PTA/TA)	観察期間 (月)	治療回数	成功率 (%) 非中毒性腺腫 (PTA)			成功率 (%) 中毒性腺腫 (TA)			腫瘤縮小率 (%)
					CC	PC	NC	CC	PC	NC	
Livraghi	1990	8/0/8	2〜10	3〜6				88	22	0	33
Goletli	1992	25/15/10	3	4〜7	73	27	0	50	50	0	76〜82
Paracchi	1992	28/6/22	12〜32	4〜9	60	36	4 (PTA+TA)				21
Martino	1992	37/18/19	6	2〜23	89	11	0	68	11	21	▶▶▶
Monzani	1992	56/30/26	6	3〜5	80	20	0	62	38	(PC+NC)	87〜88
Papini	1993	20/0/20	12	3〜8				85	15	(PC+NC)	75
Mazzeo	1993	32/25/7	3〜30	3〜10	81	16	3 (PTA+TA)				>50
Livraghi	1994	101/29/72	6〜48	4〜8	68	32	0	50	39	11	73〜83
Ozdemir	1994	16/7/9	18〜24	4〜8	100	0	0	89	11	0	▶▶▶
Di Lelio	1995	31/16/15	36	3〜7	100	0	0	69	31	(PC+NC)	58〜59
Pacella	1995	40/0/40	12	4〜10				85	10	5	47
Lippi	1996	429/187/242	12	2〜12	83.4	16.6		66.5	33.5	0	85
Monzani	1997	117/40/77	30	5.5〜8.1	100	0	0	77.9	9.1	13	64〜65
Zingrillo	2000	22/0/22	36	5〜9				81.8	13.6	4.6	78.4
Brkjacic	2001	42/0/42	12	multiple				52	24	9	▶▶▶
Del Prete	2001	34/0/34	36	1〜11				35.3	52.9	11.8	62.9〜69.7
Guglielmi(文献7)	2004	112/95/17	83	3〜7	60			35.3			>75
Tarantino(文献10)	2008	122/0/122	60	3.9				92.7	7.4	0	66
mean			44.2		81.3	15.9		68.0	24.5		76.5

n=total number, PTA=pretoxic thyroid adenoma, TA=toxic thyroid adenoma
CC=complete cure [normalization of total thyroxine (TT) and total tri-iodothyronine (TT) and TSH and scintigraphic reactivation of extranodular tissue], PC=partial cure (normalization of TT and TT detectables TSH and partial reactivation of extranodular tissue), NC= no cure, ▶▶▶ marked reduction, not specified

表5 AFTN に対する PEIT(甲状腺 PEIT 研究会)

1. 適応について
(1) 血中甲状腺ホルモン高値,および TSH の抑制が認められること
(2) 甲状腺シンチグラフィで hot nodule が確認されること
(3) 悪性が否定されること
(4) 超音波ガイド下に確実に穿刺可能な部位に病変があること
(5) 十分なインフォームドコンセントのもとに患者の了解が得られていること
以上の5つの条件をすべて満たす症例を適応とする.
ただし,以下の場合は除外する.
除外項目
 1) 対側に反回神経麻痺が存在する場合
 2) 結節サイズが長径 4 cm 以上の場合
 注:高齢者などで手術のリスクが高い場合にはこの限りではない

2. 手技について
(1) 装置について
  7.5 MHz 以上電子リニアスキャンを使用,空間解像度は 0.5 mm 以上,カラードプラ機能を有する装置を用いること
(2) 穿刺針について
  22 G 程度で先端を確実に確認可能なものとする
(3) エタノール注入について
  注入にあたってはリークを生じないよう細心の注意を払う.超音波学的に計測された体積の 50%もしくは 2 mL までを目安とする.機能結節内の血流評価を行い,血流消失ないし減少を確認する
(4) 合併症について
  反回神経麻痺,疼痛,血腫を起こすことがあるので慎重に対処する

〈http://www.noguchi-med.or.jp/peit/guideline.htm〉

いえる.AFTN の場合は PEIT 治療中の甲状腺クリーゼを防ぐ目的で高齢者では治療前に抗甲状腺薬や β 遮断薬を前投与している論文もある.

以上より,AFTN に対する PEIT は,有効性,安全性,簡便性,さらに安価である点より,治療の選択肢の1つと考える.しかしながら,実際の臨床現場では,結節のサイズが大きい場合や多結節性の TMNG の場合,数回の PEIT で治癒することは困難であり,その後手術となった場合,周囲との癒着のために剥離困難となる例もかなりあることから,適応症例は慎重に選んで施行することが大切である.

③ PEIT に関するアンケート調査の結果

日本甲状腺学会のメーリングリストを利用して,2015年に甲状腺学会認定専門医を対象としてアンケートを施行した.認定専門医施設 198 施設中 123 施設(回答率 62%)から回答を得られた.回答をいただいた科は,甲状腺/内分泌内科が 83 施設と約 70% を占め,次いで甲状腺外科からが 19 施設の順であった.各施設における年間実施症例数は,50 例以上が 3 施設,50〜20 例が 2 施設,20〜10 例が 6 施設,10〜1 例が 27 施設,実施な

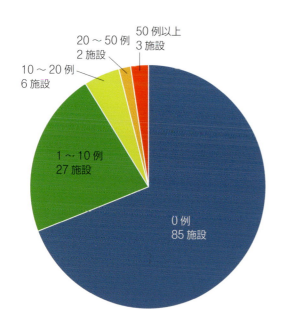

図4　日本でのPEITの年間実施症例数

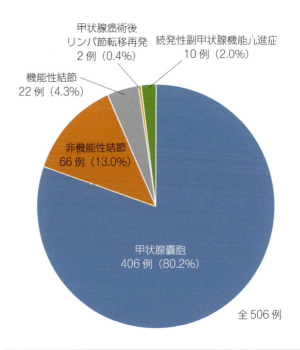

図5　日本でのPEIT対象疾患

しが85施設であり，積極的に実施している施設は非常に少ないことが確認された（図4）．集積された症例数は506例であり，対象疾患としては，甲状腺嚢胞が406例（80.2％）と多数を占めた．次いで非機能性結節66例（13.0％），機能性結節が22％（4.3％）であった．シナカルセトによる内科的治療が広まったためか，以前には多数例で行なわれていた[15]腎性副甲状腺機能亢進症症例は10例（2.0％）と非常に少なかった（図5）．

アンケート回答施設からの要望としては，技術習得のための講習会を希望する声や，RFAを含むインターベンションへの期待が寄せられた．

文献

1) Jensen F, Rassussen SN: The treatment of thyroid cysts by ultrasonically guided fine needle aspiration. Acta Chir Scand 143：209-211, 1976
2) 甲状腺PEIT研究会ホームページ〈http://www.noguchi-med.or.jp/peit/guideline.htm〉
3) 日本内分泌外科学会・日本甲状腺外科学会（編）：甲状腺腫瘍診療ガイドライン，2010年版，金原出版，東京，2010
4) Bennedbaek FN, Hegedüs L: Treatment of recurrent thyroid cysts with ethanol: a randomized double-blind controlled trial. J Clin Endocrinol Metab 88：5773-5777, 2003
5) Zingrillo M, Torlontano M, Chiarella R et al: Percutaneous ethanol injection may be a definitive treatment for symptomatic thyroid cystic nodules not treatable by surgery: five-year follow-up study. Thyroid 9：763-767, 1999
6) Del Prete S, Caraglia M, Russo D et al: Percutaneous ethanol injection efficacy in the treatment of large symptomatic thyroid cystic nodules: ten-year follow-up of a large series. Thyroid 9：815-821, 2002
7) Guglielmi R, Pacella CM, Bianchini A et al: Percutaneous ethanol injection treatment in benign thyroid lesions: role and efficacy. Thyroid 14：125-131, 2004
8) Lee SJ, Ahn IM: Effectiveness of percutaneous ethanol injection therapy in benign nodular and cystic thyroid diseases: long-term follow-up experience. Endocr J 52：455-462, 2005
9) Reverter JR, Alonso N, Avila M et al: Evaluation of efficacy, safety, pain perception and health-related quality of life of percutaneous ethanol injection as firstline treatment in symptomatic thyroid cysts. BMC Endocr Disord 15：73-79, 2015
10) Sung JY, Baek JH, Kim YS et al: One-step ethanol ablation of viscous cystic thyroid nodules. AJR Am J Roentgenol 191：1730-1733, 2008
11) Tarantino L, Francica G, Sordelli I et al: Percutaneous ethanol injection of hyperfunctioning thyroid nodules: long-term follow-up in 125 patients. AJR Am J Roentgenol 190：800-808, 2008
12) Zingrillo M, Modoni S, Conte M et al: Percutaneous ethanol injection plus radioiodine versus radioiodine alone in the treatment of large toxic thyroid nodules. J Nucl Med 44：207-210, 2003
13) Yano Y, Sugino K, Akaishi J et al: Treatment of autonomously functioning thyroid nodules at a single institution: radioiodine therapy, surgery, and ethanol injection therapy. Ann Nucl Med 25：749-754, 2011
14) Del Prete S, Russo D, Caraglia M et al: Percutaneous ethanol injection of autonomous thyroid nodules with a volume larger than 40 ml: three years of follow-up. Clin Radiol 56：895-901, 2001
15) 小野田教高，深川雅史，冨永芳博ほか；副甲状腺インターベンション研究会：副甲状腺インターベンション研究会報告　選択的副甲状腺局注療法に関するガイドライン．日透析医学会誌 40：31-40, 2007

3 皮下血腫・乳びの評価

甲状腺や副甲状腺の手術直後，あるいは数日以内に頸部腫脹をきたすことがある．腫脹の原因としては主に以下の5つが考えられる．

①出血および凝血塊（血腫：hematoma）
②リンパ液（乳び漏：chylorrhea，リンパ漏：lymphorrhea）
③血清および浸出液（血清腫：seroma）
④リンパ浮腫（lymphedema）
⑤空気（皮下気腫：subcutaneous emphysema）

執刀医は視診・触診で，手術内容から原因をある程度予想することが可能かもしれないが，一般には視診・触診のみではっきりと鑑別することは難しい．超音波診断と穿刺吸引細胞診は術後頸部腫脹の原因鑑別を行うことができ，適切に治療を施すための必須検査となっている．それぞれの原因ごとに治療法が異なり，腫脹の改善する時期の予測も異なってくる．

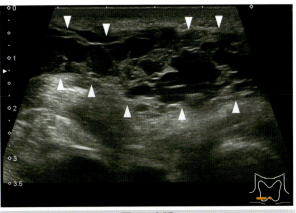

図1　血腫
甲状腺癌術後1日目，横断像．皮下に大小さまざまな形状の低エコー塊の血腫が認められ，等エコーから高エコーの隔壁様構造が存在する．

1 血腫（hematoma）

術後の急性動脈性出血は，通常は術後12時間以内に起こり，急激な頸部腫脹で発見される．患者は急性喉頭浮腫を起こし，短時間で呼吸困難状態に陥る．術当日の急性腫脹であるということで，視診だけで診断は可能であり，超音波検査を行っている時間的余裕はない．治療は再開創であり，原因血管の止血である．静脈性出血で血腫がある程度とどまり，徐々に喉頭浮腫をきたしてくることが予想される場合も，再開創の適応である．頸部の腫脹がごく軽度で喉頭浮腫をきたしにくいと判断した場合は，再開創せずに経過をみることもある．以上のように，手術当日に超音波検査が必要になることはほとんどない．甲状腺術後の再出血の頻度は約1〜2%である[1]．バセドウ病では，抗甲状腺剤が効きすぎて甲状腺機能低下状態で手術を行うと，凝固機能異常が起こり，術後出血の可能性が高くなる[2]．

静脈性出血で再開創に至らない場合，出血が凝血塊として残り，血管透過性亢進と浸出液形成などにより，術後3〜4日目頃から周囲組織の浮腫を伴って頸部の腫れが明らかになることがある．その場合は超音波検査にて血腫（凝血塊）と周囲筋肉・皮下組織の浮腫を診断する．

凝血塊の超音波像は，皮下あるいは筋肉下に低エコーを示す大小さまざまな形状の塊が認められ，それぞれの塊と塊の間には等エコーから高エコーを示す不均一な厚さの隔壁様構造が認められる（図1）．超音波像と，探触子（プローブ）でこの塊を圧すると可動性がみられるので，軟らかいゲル状の血腫であることが診断できる．治療は血腫が大きい場合は創部に小切開を加えて外科的に血腫を除去する．血腫が少量の場合は経過をみて自然吸収を待つ．

2 乳び漏（chylorrhea），リンパ漏（lymphorrhea）

下半身および左上半身のリンパ液は，左鎖骨上の左内頸静脈と鎖骨下静脈合流部（静脈角）背側で左鎖骨下静脈に合流する胸管に流れ込む．右上半身からのリンパ液は右鎖骨上で胸管と対称の位置にリンパ本幹として合流する．胸管周辺は特にリンパ流が豊富であるため，甲状腺癌では左鎖骨上窩に胸管と連なったリンパ節転移が起こりやすい．腹部臓器（特に胃癌）からこの部位に転移した場合を，Virchowリンパ節転移と呼ぶ．

胸管は非常に脆く，左外側区域リンパ節を郭清した際に胸管を損傷すると，リンパ液が漏出し，乳び漏となる．術中にリンパ漏が確認できる場合は胸管結紮を行うが，わずかな胸管損傷の場合や，胸管損傷の処理が不十分であった場合，術後数日してから左鎖骨上が腫脹してくる．乳びはリンパ液であり，脂肪あるいは遊離脂肪酸が乳化した白色〜乳白色の液体である．乳び漏のほとんどは左頸部に起こるが，右リンパ本幹の損傷の場合は右頸部に起こることがある[3]．

乳び漏の超音波像は，皮下あるいは筋肉下に低エコーを示す液体の貯留である．乳びの粘性が低い場合は，内

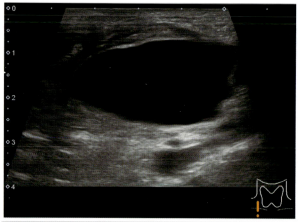

図2 乳び漏（右側）
甲状腺癌気管周囲リンパ節郭清後，4日目．右鎖骨上部縦断像．右気管傍郭清部に内部エコー均質な低エコーの液体貯留を認める．穿刺吸引にて白色乳びを証明でき，乳び漏と診断．

部エコーが均質なモノトーンの超音波像を示す（図2）．貯留した乳びが一部ゲル状になり，内部に等エコーから高エコーを示す固形状物質が認められる場合がある（図3a）．乳び腔は時間の経過とともに囊胞化していき，乳び腔周囲に囊胞壁が認められるようになる（図3b, c）．

　穿刺吸引により白色〜乳白色調の粘性は低〜やや低の液体（乳び）が証明されることにより容易に診断できる．液体の中性脂肪は異常高値である．治療は乳びの貯留量によって異なる．貯留量が比較的少ない場合は穿刺吸引を行って左鎖骨上を圧迫固定とし，脂肪制限食を与える[4]．貯留量が多い場合や圧迫固定により改善がみられない場合は外科的に胸管結紮を行う．乳び貯留腔が囊胞化して限局化した場合，そのまま長期的に経過をみていくと，乳びは自然に吸収され消失していくことが多い（図3d）．乳び胸を生じた場合，呼吸苦を生じてくるので，胸腔ドレナージを要することがある．

3 血清腫（seroma）

　血清腫は術後に組織表面の損傷した小血管や微小血管から血清が染み出て，頸部皮下あるいは筋肉下に貯留したものをいう．血清腫は血腫と異なり赤血球成分を含まないので，凝固せずに漿液性の血清が貯留するものであ

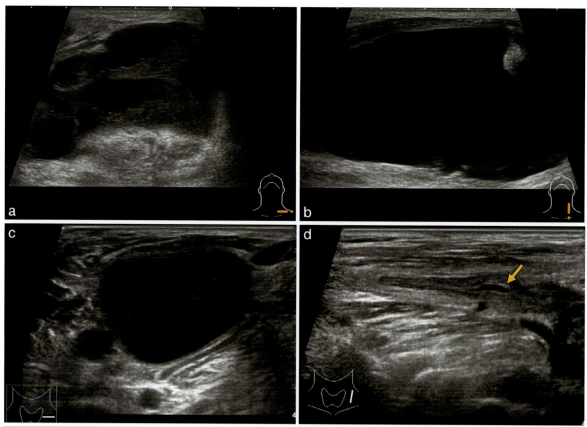

図3 乳び漏（左側）の継時的変化
a：甲状腺癌左外側区域郭清後，6日目．内部エコー均質な低エコーの液体部分と，内部等エコーのゲル化した固形状物質が認められる．
b：術後1ヵ月目．ゲル化した部分は大部分消失し，低エコーの液体部分が主体となっている．
c：術後5ヵ月目．乳び腔は縮小し，内部には器質化した部分が一部残っている．内腔は限局化し，囊胞化して内部に薄い層の囊胞壁が形成されている．
d：術後1年．乳び内腔（矢印）はほとんど吸収され，ごく一部残っているにすぎない．

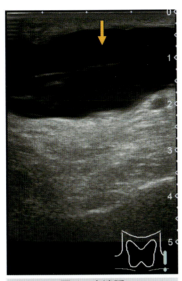

図4 血清腫
甲状腺癌術後5日目．内部エコーは均質な低エコーを示し（矢印），内部に一部線状の高エコーが認められる．

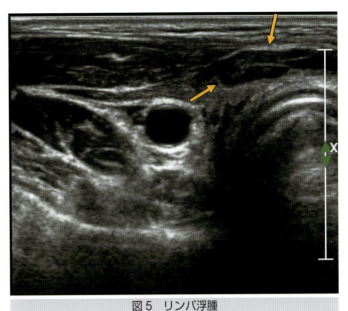

図5 リンパ浮腫
甲状腺癌術後1ヵ月．頸部は全体的に厚みを増して肥厚する．頸部皮下気管前に低エコーを示す厚さ約4mmの層を認める（矢印）．皮下組織と前頸筋も同時に肥厚している．リンパ浮腫は硬く，穿刺しても吸引できない．経過をみると最終的には自然消退する．

る．血清腫が自然吸収されずに長く存在すると，創傷治癒が遅延し，創感染を併発するリスクも上昇する[5]．

血清腫の超音波像は，皮下あるいは筋肉下に低エコーを示す液体の貯留である．内部エコーは均質でモノトーンな低エコーを示し，内部にデブリスや隔壁構造はほとんど認められないか，認められてもごくわずかである（図4）．

診断は穿刺吸引により淡黄色〜黄色，あるいは褐色の色調を示す粘性の低い液体（血清）が吸引されることであり，その色調から乳びとの鑑別は容易である．少量の血清腫であれば，無治療のままで自然に吸収されるが，頸部腫大をきたすほどの量が貯留した大きな血清腫の場合は穿刺吸引あるいは外科的切開ドレナージが必要となる．

4 リンパ浮腫（lymphedema）

術後リンパ浮腫は，局所リンパ流の障害により頸部皮下あるいは筋肉組織下に起こる．乳癌，子宮癌，卵巣癌などの手術後の創部周辺にみられることが多く，頸部の手術後に起こることはまれである．手術により局所リンパ流の循環が阻害され，不要な蛋白質の停滞と水分が間質に貯留して発症する．超音波像では皮下あるいは筋肉下の組織が肥厚し，比較的均質な低エコー層の形成がみられ，皮下組織全体の厚みが通常より明らかに厚くなる所見を呈する（図5）．

5 空気（皮下気腫：subcutaneous emphysema）

触診による皮下の握雪感で診断できる．気管合併切除後のエアリーク，食道破裂などにより発症する．長く続く場合には膿瘍に移行する場合もある．甲状腺内視鏡手術後でも皮下気腫を認めることがある．画像診断は超音波よりCTのほうが有用であり，CTではエアリーク部位周辺にエアの存在を認める．

文献

1) Promberger R, Ott J, Kober F et al: Risk factors for postoperative bleeding after thyroid surgery. Br J Surg 99：373-379, 2012
2) 榎本敬恵，内野眞也，野口志郎：バセドウ病の手術適応と術前管理．内分泌糖尿代謝内科 31：177-182, 2010
3) Roh JL, Kim DH, Park CI: Prospective identification of chyle leakage in patients undergoing lateral neck dissection for metastatic thyroid cancer. Ann Surg Oncol 15：424-429, 2008
4) Rammal A, Zawawi F, Varshney R et al: Chyle leak: A rare complication post-hemithyroidectomy. Case report and review of literature. Otolaryngol Pol 68：204-207, 2014
5) Sheahan P, O'Connor A, Murphy MS: Comparison of incidence of postoperative seroma between flapless and conventional techniques for thyroidectomy: acase-control study. Clin Otolaryngol 37：130-135, 2012

CHAPTER VIII 超音波エラストグラフィ

超音波エラストグラフィ（組織弾性評価）には組織弾性イメージング（elasticity imaging：EI）と組織弾性定量（elasticity quantification：EQ）の両者が含まれる.

甲状腺領域でも 2003 年より臨床応用に着手してきた. 当初は日立アロカメディカル社の Real-time Tissue Elastography（RTE）が開発され[1,2]，一般にはエラストグラフィとして普及し，2015 年には世界超音波医学学術連合大会（WFUMB）から基本原理と用語につきガイドラインが出され，正式に ultrasound elastography（超音波エラストグラフィ）とされた[3].

本書初版を作成の時点では，ドプラ法や組織弾性評価の記載はなかったが，その後組織弾性評価の有用性も論じられるようになり，また多くの要請もあり，改訂第 2 版では組織弾性評価も掲載することとなった. さらに改訂第 3 版ではガイドラインに準拠してエラストグラフィの用語を用いることとした. また，新たな診断方法が開発されたことから，以下にその詳細について述べる.

1 組織弾性評価の登場

甲状腺は体表臓器の 1 つであり，甲状腺腫瘍の診断では触診での硬さも診断の重要な要素である. しかし触診での硬さは主観的であり，客観的な硬さの評価が望まれていた.

椎名らは生体内の組織ひずみから相対的な硬さを高速演算する複合自己相関法を開発し，リアルタイムで組織の硬さ情報をカラー表示可能とした[1]. この RTE を超音波装置に実装し，乳腺疾患の診断に用いられるようになり[4]，筆者らも 2003 年より甲状腺の診断に使用するようになった[4,5]. 甲状腺疾患での RTE の有用性に基づき，その後，多くの組織弾性評価法が開発された. 一般にはエラストグラフィや超音波エラストグラフィなどで知られるようになってきている. その臨床応用について，解説する.

2 超音波エラストグラフィの分類[3]

エラストグラフィには弾性イメージングと弾性の定量が含まれる.

組織弾性イメージングは，超音波を介して種々の方法で組織弾性率の違いを画像化するものである. **表 1** のように組織弾性を組織の変形またはひずみから画像化するひずみ画像（strain imaging）と，剪断弾性波伝搬速度を画像化する剪断波画像（shear wave imaging）に分けられる. さらに圧迫方法から，触診，心血管性拍動，呼吸など探触子（プローブ）を把持している際に生じる用手圧迫（manual compression）と音響放射圧（acoustic radiation force impulse：ARFI）による圧迫がある. ひずみ画像では用手圧迫が最も多く，ひずみによるエラストグラフィ（strain elastography）と呼んでいる. RTE

表 1　甲状腺超音波エラストグラフィの分類（文献 3）を改変）

方法 / 圧迫方法	測定対象	ひずみまたは組織変形 strain or displacement	剪断波速度 shear wave speed
		ひずみ画像 strain Imaging	剪断波画像 shear wave imaging
用手圧迫* manual compression		ひずみによるエラストグラフィ strain elastography	
音響放射圧による圧迫 acoustic radiation force impulse (ARFI) excitation		音響放射圧による画像 ARFI imaging	剪断波伝搬速度計測 point shear wave speed measurement 剪断波伝搬速度画像 shear wave speed imaging

*：触診，心血管性拍動，呼吸.
文献 3）にある controlled external vibration は甲状腺では概要がなく省略した.

表2 ひずみによるエラストグラフィ(文献3)より一部改変)

METHOD	
ElaXto	Esaote
Real-time tissue elastography	Hitachi Aloka
Elastography	GE, Philips, Toshiba, Ultrasonix, Mindray
ElastoScan	Samsung
eSieTouchTMElasticity Imaging	Siemens

表3 音響放射圧による圧迫によるもの(文献3)より一部改変)

ARFI imaging		Point shear wave speed measurement	
Virtual Touch imaging (VTI/ARFI)	Siemens	Virtual Touch Quantification (VTQ/ARFI)	Siemens
		ElastPQ	Phillips
		Shear Wave Measurement	Hitachi
		Shear wave Elastography (Shear wave speed imaging)	
		Shear wave Elastography (SWE)	Supersonic Imagine
		Virtual Touch IQ (VTIQ)	Siemens
		Shear wave elastography	Toshiba
		Shear Wave Elastography	GE

をはじめ多くの機種がある[3] (**表2**). ひずみ画像で音響放射圧による圧迫では音響放射圧による画像 (ARFI imaging) があり, virtual touch imaging (VTI, Siemens) が知られている. 剪断波画像では用手圧迫はなく, 音響放射圧圧迫による剪断波伝搬速度計測 (point shear wave speed measurement) や剪断波伝搬速度画像 (shear wave speed imaging) がある. 前者には Virtual Touch Quantification (VTQ, Siemens), ElastPQ (Phillips) と Shear Wave Measurement (Hitachi) が, 後者には Shear wave Elastography (SWE, Supersonic Imagine), Shear wave elastography (Toshiba), Shear Wave Elastography (GE) と Virtual Touch IQ (VTIQ, Siemens) などがある (**表3**).

複合自己相関法による RTE は 2003 年から実際に甲状腺診療に使用され, 多数のデータがあるため, 今回は用手圧迫法の Static elastography の使用例として RTE について解説する.

3 用手圧迫法の Static elastography (RTE を例として)

a 方法

通常の超音波装置に組織弾性システム装置を実装し, 7.5〜12 MHz のプローブを頸部皮膚に軽く接する程度に圧迫し, 通常の超音波検査と同時に行う. **図1** のように, 左に RTE が描出され, 同時に右側に同部位の B モード像がリアルタイムに描出される.

プローブを頸部に当てている際に, 対象の腫瘍が常にひずまずに描出されていることが, 再現性を高めるうえで重要である. また, 関心領域 (region of interest:ROI) は前頸筋や胸鎖乳突筋および総頸動脈など周囲臓器を含むことによって相対的な硬さが表示される.

b 判定

判定は, 現在のところ定性化されたものを分類するもので, いくつかの判定法があるがいまだ確立されてはいない. しかし他疾患ではひずみ, すなわち硬さの程度で分類されているものが多い. 今後の半定量ないし定量化を考慮して, 単純に硬さの定性表示を軟らかいほうから4段階に分類した[1,4] (**図2**).

具体的な症例を**図3**に示した. すべて動画で判定す

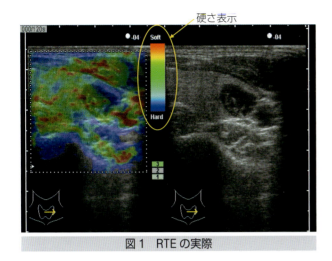

図1　RTEの実際

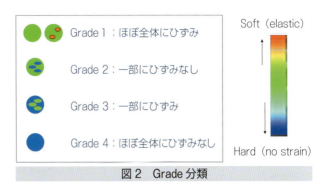

図2　Grade分類

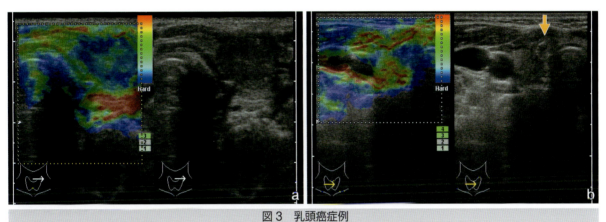

図3　乳頭癌症例
a：乳頭癌（Grade 3），b：乳頭癌（Grade 4）．腫瘤の部分（矢印）は完全に青色を呈している．

るが，その際にBモードでの病変画像が十分にROI内にとらえられていることを確認したうえで，動画でのRTE像の最大公約数的画像として判定する．

図2に示したように，硬いとひずまず，青く表示される．軟らかいとほぼ全体がひずみ，緑ないしオレンジで表現される．この全体がひずむものをGrade 1，一部にひずみを認めないもの，青に比して緑が優位なものをGrade 2，大半がひずみなく，一部にひずみを認めるもの，すなわち青が主体で，緑に比して優位に多くを占めるものがGrade 3，ほぼ全体にひずみのないもの，すなわち全体が青を呈するものをGrade 4とした．Grade 1が最も軟らかく，Grade 4が最も硬いものとなる．Grade 1，4の判定は容易であるが，Grade 2，3に関しては，判定に迷う場合には動画および腫瘍を縦・横方向など，できるだけ多くの情報を入れて総合的に判定する．

図4にGrade分類の実際を示す．

C　結　果

図3のように，乳頭癌症例ではGrade 3，4を示す．また，術前鑑別診断の困難な濾胞性腫瘍に関しても，図5の症例では，Bモード像では境界型，ドプラ法では腫瘍への貫通血管が描出され，悪性すなわち濾胞癌を疑った．RTE像ではGrade 3で硬いものと診断された．濾胞癌疑いで左葉切除を施行し，術後病理診断では微少浸潤型濾胞癌であった．また，図6に濾胞性腫瘍を3例示すが，図6aの症例はGrade 1，図6bがGrade 2，図6cがGrade 3であった．術後診断では図6a，bが濾胞腺腫，図6cが濾胞癌であった．このように，RTEは濾胞性腫瘍の術前診断に有用であることが示唆されている[4〜8]．また，図7のように結節性甲状腺腫をみると，良性ではGrade 1，2，悪性ではGrade 3，4と有意に悪性の結節で硬いことが示された[4〜8]．

田中，福成らは，腫瘍辺縁が青く，中央が緑色になる

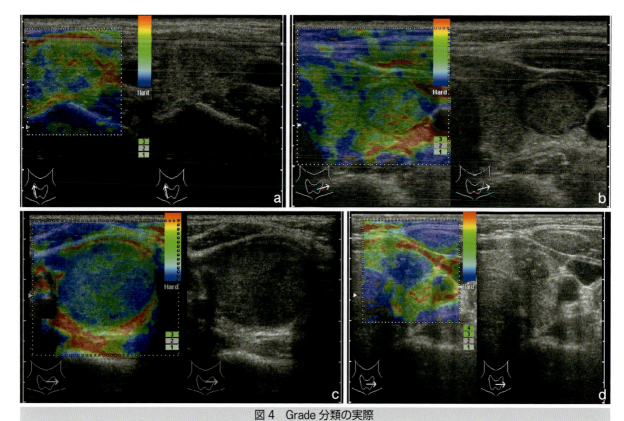

図4 Grade 分類の実際
a：Grade 1（濾胞腺腫），b：Grade 2（濾胞腺腫），c：Grade 3（濾胞癌），d：Grade 4（乳頭癌）

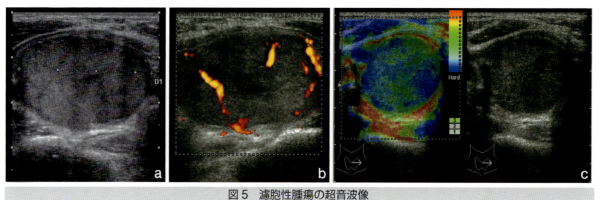

図5 濾胞性腫瘍の超音波像
a：Bモード像，境界型．b：ドプラ（パワーモード）法，悪性を疑う．c：組織弾性イメージング（左），Bモード像（右），悪性を疑う．左葉切除後の病理組織像は微少浸潤型濾胞癌であった．

ようなパターンが，濾胞癌に特徴的であると述べている[9]．これは濾胞癌で被膜浸潤を認める際に被膜周辺の細胞密度が高くなることと一致しており興味深い．実際多くの場合はGrade 3に含まれるが，Grade 2にも若干認められるため，パターンだけでなく硬さの程度の違いを知ることが重要となる．

d 考察

RTEは甲状腺結節の鑑別診断に有用であり，特に濾胞性腫瘍での有用性が期待される．甲状腺結節の診断には，Bモードだけでなく，ドプラ法による血流情報とRTEによる硬さの情報が加わることによってさらなる正診率の向上が期待される．

RTEでのGrade 2とGrade 3の判定は良悪性の鑑別に重要であるが，肉眼での判断には限界があり，定量が望まれる．用手圧迫法では圧迫入力が数値化できないため，弾性度の演算は不能であるが，現在は，胸鎖乳突筋や音響カプラを対照とした半定量法が行われている．

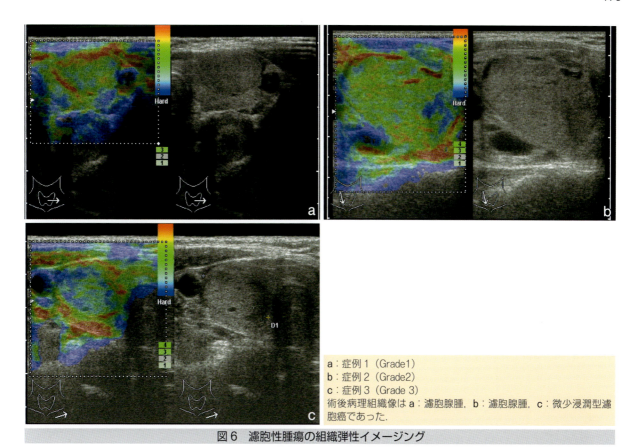

a：症例1（Grade1）
b：症例2（Grade2）
c：症例3（Grade 3）
術後病理組織像はa：濾胞腺腫，b：濾胞腺腫，c：微少浸潤型濾胞癌であった．

図6　濾胞性腫瘍の組織弾性イメージング

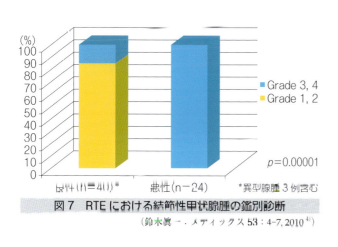

図7　RTEにおける結節性甲状腺腫の鑑別診断
（鈴木眞一．メディックス 53：4-7, 2010[4]）

4　音響放射圧による画像（ARFI imaging）

本法は音響放射圧によって組織が変位する量を測り画像化するものであるが，本法の1つであるVTI（Siemens）は変位量が多いほど白とするグレースケール表示が標準であり，黒は組織が硬く，白は軟らかいことを示している．またカラー表示も可能であり，変位量が少ないと赤に，多いと青に，中間を緑にしている．したがって赤は組織が硬く，青は軟らかいことを示している．

5　剪断波伝搬速度画像（Shear wave speed imaging）

shear wave imagingは，体内に剪断波を発生させ，その伝搬速度を測定してYoung率を推定するため，以下にあげる点が問題になる．

a　励起音圧の強度と分布の不均一性

音響放射圧により，組織を圧迫して剪断波を発生させる場合，領域内で励起用のパルス波が適切な焦点を形成する必要がある．したがって，プローブと体表との接触が不十分，あるいは入射角度が不適切な場合には，ROIで十分な励起用の音圧が得られないため適切に剪断波が励起されないことになる．

b　剪断波の屈折・反射の影響

組織の剪断波の分布は1～10 m/secと範囲が大きく，Bモードで用いる縦波がほぼ水中の音速に近く1,500 m/sec前後である点と大きく異なる．このため，剪断波は音速が異なる組織の境界面で大きく屈折する．また，剪断波に対する組織音響インピーダンスの違いも大きく，軟部組織境界での反射係数は，縦波に比べ大きな値を取

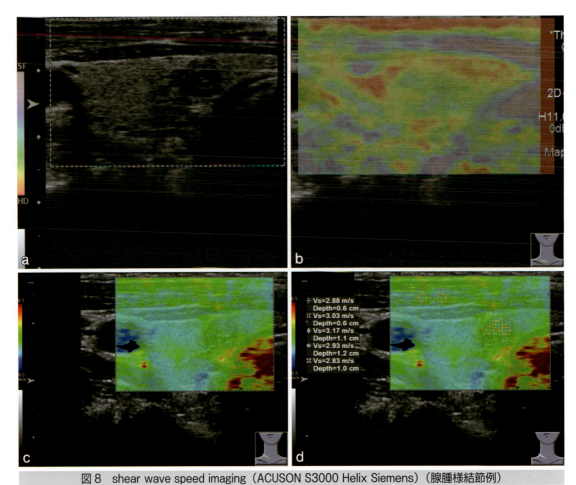

図8　shear wave speed imaging（ACUSON S3000 Helix Siemens）（腺腫様結節例）
a：Bモード像．b：eSie Touch Elasticity Imaging，RTEと同じstatic elastographyの1つである．腫瘍内は緑色に描出され「軟らかい」と判定．c：VTIQ．腫瘍内部は大半が緑で，胸鎖乳突筋も緑でありほぼ同様の硬さであることがわかる．d：VTIQ．それぞれのshear wave speedを計測し，胸鎖乳突筋（SCM）のvelocity speed（Vs）は2.88 m/sec，3.03 m/secで平均2.96 m/sec，腫瘍のVsは3.17 m/sec，2.93 m/sec，2.83 m/secで平均2.98 m/secとほぼ同様の硬さであることがわかる．

ることがある．特に，悪性腫瘍では周囲組織に比較し硬く音速が変化する部位であり，また腫瘤内部も不均一な構造や性状を持つことが多いため，屈折や反射による影響が強く現れる可能性が高い．shear wave imagingでYoung率を得るために剪断波の音速を正確に把握するには，屈折による伝搬方向の変化を求めて計測する必要がある．また，組織境界では入射波と反射波が合成された波として観察されるが，それらを分離し入射波の音速のみを測定する必要がある．したがって，現時点ではアーチファクトや，測定値のばらつきが生じることを理解したうえで，診断に用いることが必要である．

1) virtual touch IQ（VTIQ/ARFI）

　velocity speed（Vs）を任意のROI（小さな四角）を選択して定量する．測定用のROIが小さく腫瘍全体をトレースする計測は不可能で，複数個測定しその平均で判断している（図8d，9d）．

2) shear wave elastography（SWE）

　硬さはkPaで表示され，またカラーバーでのイメージングと定量ができる（図10，11）．

3) 到達時間等高線表示（Propagation）

　SWEにおけるアーチファクトを評価する方法として，最近開発された剪断波の到達期間を等高線表示するPropagation（Toshiba）の表示モードの有用性が期待されている（図12）[10]．

6　課題と展望

　エラストグラフィはリンパ節転移，びまん性甲状腺腫や副甲状腺疾患でも検討されている．リンパ節の転移では硬く描出されるが，びまん性甲状腺腫での硬さの評価は，病態の把握にどれほどの必要性があるかは今後の課題である．副甲状腺疾患では，副甲状腺腺腫や過形成では隣接する甲状腺実質よりも軟らかいことが多く，また

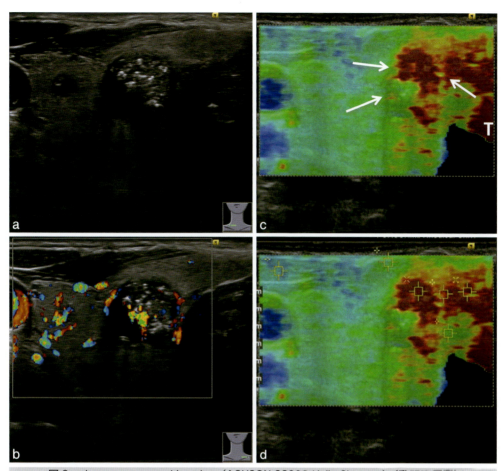

図9　shear wave speed imaging（ACUSON S3000 Helix Siemens）（乳頭癌症例）
a：Bモード像．b：ドプラ法．c：VTIQ．腫瘍（矢印）周辺と気管（T）付近は硬く，赤色に表示されている．d：VTIQ．腫瘍内および周辺のVsは3.79〜6.08 m/secで，一部は硬すぎてhighの表示になっている．前頸筋 3.08 m/sec，胸鎖乳突筋 2.15 m/secに比べVsが高く，腫瘍および周辺が硬いことが示されている．

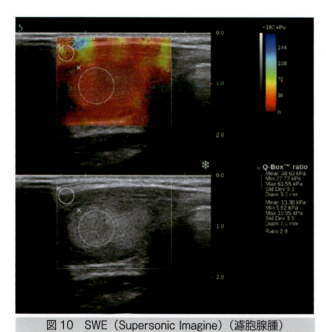

図10　SWE（Supersonic Imagine）（濾胞腺腫）
上：SWE像．カラーバー（Kpa）をRTEと同様に軟らかいほうを赤，硬いほうを青に表示を変更している．赤く表示され腫瘍は軟らかいことを示す．
下：Bモード像．Q-Box ratioとしてSCMの平均 38.63 kPa，腫瘍が平均 13.38 kPa，Ratio＝lesion/SCM＝0.35．

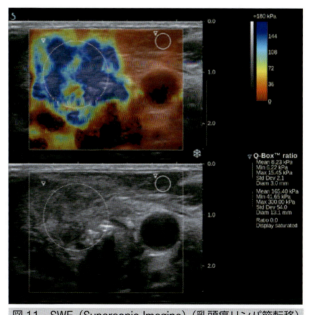

図11　SWE（Supersonic Imagine）（乳頭癌リンパ節転移）
上：SWE像．病変は青く表示されきわめて硬いことが示唆される．
下：Bモード像　石灰化を思わせる微細高エコーが多発している．
Q-Box ratioとしてSCMの平均 8.23 kPa，腫瘍が平均 165.40 kPa，Ratio＝20.1と図10の濾胞腺腫に比べきわめて硬いことが定量でも示された．

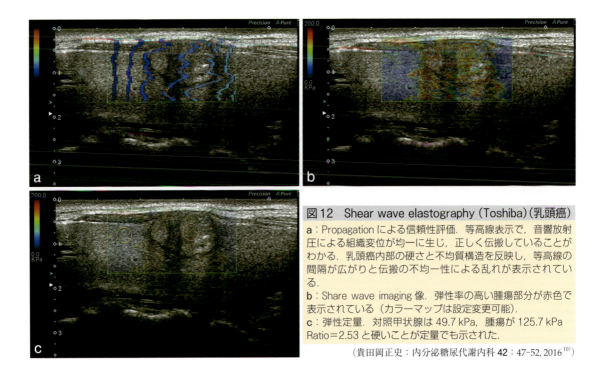

図12 Shear wave elastography (Toshiba)(乳頭癌)
a:Propagationによる信頼性評価．等高線表示で，音響放射圧による組織変位が均一に生じ，正しく伝搬していることがわかる．乳頭癌内部の硬さと不均質構造を反映し，等高線の間隔が広がりと伝搬の不均一性による乱れが表示されている．
b:Share wave imaging像．弾性率の高い腫瘍部分が赤色で表示されている（カラーマップは設定変更可能）．
c:弾性定量．対照甲状腺は49.7 kPa，腫瘍が125.7 kPa Ratio＝2.53と硬いことが定量でも示された．

（貴田岡正史：内分泌糖尿代謝内科 42：47-52, 2016[10]）

副甲状腺癌との鑑別にも期待されるが，症例が少なく，さらなる検討が必要である．

文献

1) 椎名　毅，新田尚隆，植野　映ほか：複合自己相関法による実時間Tissue Elasticity Imaging. 超音波医 26：57-66, 1999
2) Shiina T, Nitta N, Ueno E et al: Real time elasticity imaging using the combined autocorreclation method. J Med Ultrasonics 29：119-128, 2002
3) Shiina T, Nightingale KR, Palmeri ML et al: WFUMB guidelines and recommendations for clinical use of ultrasound elastography: PART 1：Basic principles and terminology. Ultrasound Med Biol 41：1126-1147, 2015
4) 鈴木眞一，鈴木興太，河原正典ほか：シンポジウム3 甲状腺腫瘍における新たな超音波診断—Real time Tissue Elastographyの臨床応用の可能性について．第16回日本内分泌外科学会抄録集：38, 2004
5) 鈴木眞一，福島俊彦，阿美弘文ほか：最近の甲状腺疾患における諸問題—PET，エラストグラフィー，濾胞癌の鑑別診断など—．外科 68：745-753, 2006
6) 鈴木眞一：甲状腺・副甲状腺疾患におけるReal-Time Tissue Elastographyの臨床応用．メディックス 53：4-7, 2010
7) 鈴木眞一：甲状腺 エラストグラフィ．臨床画像 27（増刊）：92-97, 2011
8) 鈴木眞一：エラストグラフィ．医のあゆみ 239：1752-1756, 2011
9) 田中久美，福成信博，伊藤公一ほか：甲状腺結節性病変におけるReal-time Tissue Elastographyの有用性．メディックス 41：7-10, 2004
10) 貴田岡正史：甲状腺組織弾性評価（エラストグラフィ）の現状と展望—shear wave elastographyの臨床的有用性．内分泌糖尿代謝内科 42：47-52, 2016

IX 検診

超音波検査は簡便でかつ客観的評価が可能であり，甲状腺結節性病変の存在・部位診断のみならず，質的診断に欠くことのできないものになっている．従来，触診による甲状腺検診が行われてきたが，近年，超音波検査による甲状腺検診が人間ドックや集団検診の場で実施されることが増加している．

甲状腺超音波検診においては，結節性およびびまん性甲状腺疾患のスクリーニングが行われているが，最近の超音波診断装置の進歩により，甲状腺超音波検査の診断能力は向上しており，特に結節性病変の発見頻度が上昇している．甲状腺超音波検診の実施にあたっては，精密検査基準に基づいた各所見の取り扱いや受診者への適切な説明を実施するとともに，超音波検査の精度向上に努めることが重要である．

1 結節性甲状腺疾患に対する甲状腺検診の有効性と問題点

a 甲状腺結節の発見率

結節性甲状腺疾患のスクリーニングは従来集団検診時の触診により行われてきた[1,2]．触診による甲状腺腫瘍の発見率は，日本での報告によると0.78〜1.87％（男性0.33〜0.83％，女性0.96〜4.16％）と報告されている（10,000名以上を対象者とした報告に限定）[3]．性別頻度が記載された日本の論文において，検討対象となった対象者数と有所見者数の総和を求め，触診による甲状腺腫瘍の発見頻度を求めた結果，男性0.64％，女性1.64％であった（**表1**）[3]．一方，超音波検査では甲状腺腫瘍の発見率は6.9〜31.6％（男性4.4〜18.5％，女性9.2〜31.6％）と報告されている（1,000名以上を対象者とした報告に限定，**表1**）[3]．同様に超音波検査による甲状腺腫瘍の発見頻度を求めた結果，日本の論文の集計では男性16.63％，女性28.14％であり，触診に比較して10倍以上高い傾向があった．また，結節性病変の頻度は年齢に依存しており，宮崎らの超音波検査による検討では，高齢者では嚢胞性病変の発見率が50％，結節性病変の発見率が40％程度にのぼった（**図1**）[4]．

b 甲状腺癌の発見率

触診による甲状腺癌の発見率は，日本での報告によると0.08〜0.23％（男性0.05〜0.13％，女性0.14〜0.36％）であり（10,000名以上を対象者とした報告に限定），超音波検査による検討では，甲状腺癌は0.1〜1.5％（男性0.12〜0.53％，女性0.15〜1.5％）であった（1,000名以上を対象者とした報告に限定）[3]．上記のごとく報告例の集計を行うと，日本の論文での甲状腺癌の発見率は，触診では男性0.08％，女性0.18％であり，超音波検査では男性0.26％，女性0.66％であった（**表1**）[3]．以上より，甲状腺癌の発見率も女性のほうが高い傾向があり，超音波検査による甲状腺癌の発見率は，触診に比較して約3.5倍高かった．一方，超音波検査と比較して，触診による検診のほうが発見される腫瘍に占める癌の割合が高いという一面も指摘できるが，甲状腺の触診は，施行する医

表1 触診および超音波検査による甲状腺結節性病変の発見率

検査方法	性別	結節	癌	癌/結節
触診	男性	0.64%	0.08%	14.41%
	女性	1.64%	0.18%	11.34%
超音波検査	男性	16.63%	0.26%	1.90%
	女性	28.14%	0.66%	3.18%

日本で報告された論文において記載されている各所見陽性者とその母集団数の総和から計算された男女別発見率．小児・20歳以下の若年者を対象とした論文は除外．対象論文は，触診では10,000名以上，超音波検査では1,000名以上を対象者とした論文のみとした．

（志村浩己：日甲状腺会誌 1：109-113，2010[2]表1を一部改変）

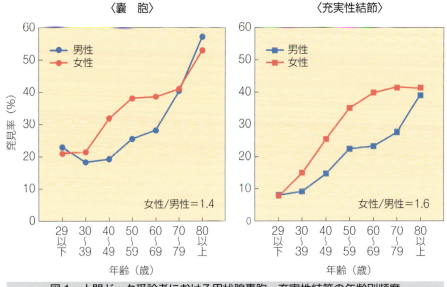

図1 人間ドック受診者における甲状腺囊胞・充実性結節の年齢別頻度
(宮崎朝子ほか：人間ドック 25：787-797, 2011)[4]

師の熟練度に負うところが大きく，実施する医師により発見率にばらつきが大きくなる可能性が否定できない一面もある．

c 発見された結節における甲状腺癌の頻度

触診により発見された甲状腺結節例のうち甲状腺癌と診断された頻度は 10.0～15.5％（男性 8.7～15.5％，女性 10.1～15.9％）と報告されており，報告例数を集計した結果，男性 14.41％，女性 11.34％であった（**表1**）[3]．一方，超音波検査により発見された甲状腺結節例のうち甲状腺癌と診断された頻度は 1.69～8.38％（男性 1.64～2.54％，女性 1.62～7.10％）と報告されており，集計結果は男性 1.90％，女性 3.18％であった（**表1**）[3]．

d 甲状腺超音波検診の問題点

超音波検査は簡便でかつ検者の熟練度に大きく影響されない客観的評価が可能であり，結節性病変の存在・部位診断のみならず，質的診断を同時に行うことができることから，近年甲状腺疾患のスクリーニングにおいても頻用されるようになっている[1,2,5]．上記のごとく既報の論文の集計においても，触診に比較して結節性病変ならびに甲状腺癌の発見率が高く，超音波検診の有効性は明らかである．しかし武部らは，甲状腺超音波による検診を行い，乳頭癌の疑いのある 3 mm 以上の腫瘤と，濾胞癌の疑いのある 10 mm 以上の腫瘤に対し穿刺吸引細胞診（FNAC）を行ったところ，検診受診者の 3.5％に甲状腺癌を発見したと報告しており，臨床的な甲状腺癌の有病率との乖離が指摘されている[6]．

甲状腺は，剖検によって初めて発見されるラテント癌の多い臓器の1つである．フィンランド人剖検例において，2.5 mm 間隔で甲状腺組織を検討した結果，剖検例の 35.6％に甲状腺癌が発見されたと報告している[7]．日本人を対象とした検討[8,9]においても，甲状腺癌発見率は 11.3～28.4％と報告されている．このように，ラテント癌の発見率は著しく高いが，それらのほとんどは 10 mm 以下の微小乳頭癌であることから，検診において微小乳頭癌の発見に努めることは，このようなラテント癌を多く発見してしまうため，好ましくないと考えられる．

以上より，超音波検査による結節性病変のスクリーニングには，高い発見率および客観性が利点としてあげられるが，非常に高頻度に良性病変および微小癌を拾い上げてしまう点に留意すべきであり，甲状腺超音波検診の実施にあたっては，その有効性を高めるとともに，受診者にデメリットをもたらすことがないように，検診方法および精査基準を十分検討しておく必要がある．

② びまん性甲状腺疾患のスクリーニング

a びまん性甲状腺疾患のスクリーニングの意義

甲状腺にびまん性に病変がみられる代表的疾患は慢性甲状腺炎（橋本病）とバセドウ病である．いずれも自己免疫性甲状腺疾患であり，甲状腺機能低下症や亢進症と

いった甲状腺ホルモンの分泌異常をきたす．成人において甲状腺機能異常症は，甲状腺機能低下症が1％前後，潜在性低下症が5％前後（機能正常を含む橋本病は10％），亢進症が0.5％前後にみられる[10]．甲状腺機能低下症においては浮腫，便秘，うつ状態など，また甲状腺機能亢進症では心悸亢進，手指振戦，体重減少，発汗過多などの症状が出現し，診断の契機になるが，特に低下症においてこれらの症状がはっきりしない症例が非常に多い．しかし，甲状腺機能異常症は，たとえそれが潜在性の段階であっても，低下症はコレステロールの上昇，動脈硬化，虚血性心疾患の誘因となり，亢進症も骨粗鬆症，心房細動を引き起こすため，高い有病率と合わせると甲状腺検診におけるびまん性甲状腺疾患のスクリーニングの重要性は非常に高いといえる．

b 超音波検診によるびまん性甲状腺疾患のスクリーニング

甲状腺機能異常症のスクリーニングには血中甲状腺刺激ホルモン（TSH）の測定が最も有用な検査であるが，集団検診や人間ドックにおいて施行することはコストの面で困難な場合が多い．一方，慢性甲状腺炎（橋本病）やバセドウ病といった自己免疫性甲状腺疾患では，Bモード像にてびまん性腫大または萎縮，内部エコーレベル低下・不均質がみられ，機能異常をきたしている場合，びまん性に血流が増加することが知られている．超音波検査による効率的な甲状腺機能異常症のスクリーニング方法は未だ確立されておらず，今後の検討課題である．

3 甲状腺超音波検診の評価方法と精査基準

a 結節性病変の評価

結節性病変が発見された場合，精査の必要性を決定するため，甲状腺結節の超音波所見を評価する必要がある．各結節性甲状腺疾患の超音波画像の特徴は本書の各項を参照いただきたいが，一般的には次の項目について検討する[11]．

①結節の性状（囊胞，混合，充実）
②形状（整・不整）
③境界の性状（平滑・粗雑），（明瞭・不明瞭）
④内部の性状（高・等・低レベル），（均質・不均質）
⑤微細多発高エコーの有無
⑥境界部低エコー帯（有・無），（整・不整）

各評価項目の典型的な超音波像を図2に示す．

甲状腺悪性腫瘍の90％以上を占める甲状腺乳頭癌については，超音波診断が高い正診率を持つ．本委員会による検討[12]においては，すべての判定項目が乳頭癌の診断に有用であり，特に境界粗雑と内部エコーレベル低下が最も重要な所見であった．

b 結節性病変の精査基準

甲状腺検診において発見される結節性甲状腺疾患症例から精密検査を勧める症例の選定基準については，甲状腺結節に対する穿刺吸引細胞診実施基準に準じる（本書V-C，および『甲状腺結節取扱い診療ガイドライン2013』[13]を参照）．

充実性腫瘍は最大径が≦5mmは原則的には経過観察，＞5mmかつ≦10mmは超音波所見上で悪性を強く疑う所見が認められた場合，＞10mmかつ≦20mmでは超音波所見にて悪性を疑う所見が一部でも認めた場合要精密検査とする．一方，超音波検査では良悪性を判別できない結節があることを考慮し，＞20mmの充実性結節は原則的には要精密検査とする．ただし，リンパ節転移や甲状腺被膜外浸潤は予後不良因子であることから，これらを認める場合は結節径が≦5mmの場合においても，要精密検査とする．判定にあたっては，頻度は低いものの臨床上問題となる髄様癌，未分化癌，悪性リンパ腫，機能性甲状腺結節（AFTN）についても念頭に置く必要がある．

囊胞性病変は通常経過観察とするが，＞20mmの場合一度は要精密検査とする．また，充実性部分が囊胞内に認められる場合，内部の充実性部分が10mmを越える場合，あるいは充実性部分が5mmを越えて点状高エコーや血流亢進などの悪性所見を伴う場合に要精密検査とする．

c びまん性病変の評価

甲状腺のびまん性病変のスクリーニングのため，下記の超音波所見を評価する．

①甲状腺のびまん性腫大または萎縮（通常峡部厚3mm以上を腫大とする．峡部の肥厚がなくても葉部の肥厚があれば腫大と判定する）
②甲状腺内部エコーレベルの低下（筋肉のエコーレベルと比較して判定する）
③甲状腺内部エコーレベルの不均質
④甲状腺表面の凹凸不整

典型的な超音波像を図3に示す（「VI-A-1．バセドウ

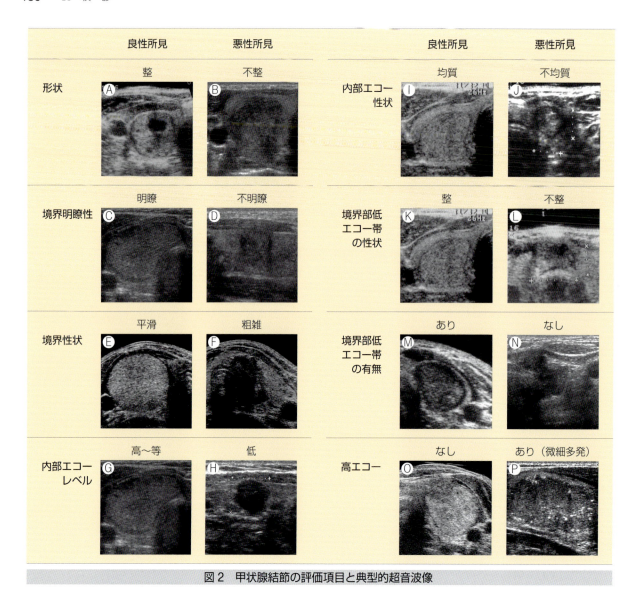

図2　甲状腺結節の評価項目と典型的超音波像

病」および「Ⅵ-A-2．慢性甲状腺炎（橋本病）」も参照）．可能な場合，血流評価を追加する．

d びまん性病変の精査基準

上記の①～④いずれかの所見が認められた場合，びまん性甲状腺疾患の有無について検討を要する．さらに甲状腺内にびまん性血流増加が認められた場合，甲状腺機能の評価を強く推奨する．

超音波検査にてびまん性甲状腺疾患が疑われた場合，原則的には甲状腺機能検査としてTSH，遊離T_4（FT_4），遊離T_3（FT_3）の測定を行うことが望ましいが，少なくともTSHの測定が必要である．特に疾患頻度の高い女性では甲状腺機能検査を積極的に行うべきであろう．また，集団検診・人間ドックにおいて得られる情報のうち，甲状腺機能低下症あるいは亢進症が疑われる所見（**表2**）がみられた場合，甲状腺機能検査を強く勧める必要がある．また，診断の正確性を高めるためには，超音波検査と併せて注意深く甲状腺の触診を行うことが重要である．

4 甲状腺外病変のスクリーニング

a 副甲状腺腫大

甲状腺に隣接して左右合わせて通常4腺存在する副甲状腺はカルシウム（Ca）・リン代謝を司る内分泌腺である．通常正常腺は超音波検査では描出できないが，腫大すると内部血流を伴う低エコー腫瘤として描出されるようになる（「Ⅵ-C-1．副甲状腺腺腫・過形成・囊胞」参照）．腺腫あるいは過形成を発症すると副甲状腺ホルモンの過剰分泌をきたし（副甲状腺機能亢進症），骨粗鬆症，腎機能障害を引き起こし，高度の高Ca血症は致死

a. 正常

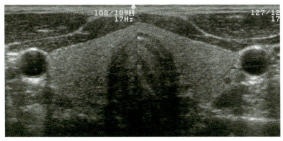

b. 腫大

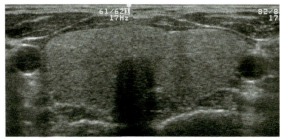

c. 萎縮

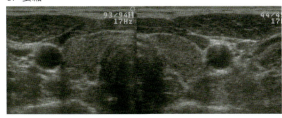

d. エコーレベル低下，表面不整

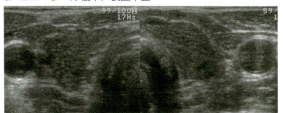

e. エコーレベル低下，不均質

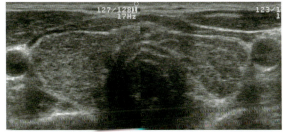

f. エコーレベル不均質

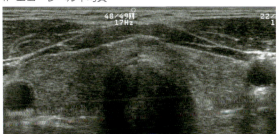

図3 びまん性甲状腺疾患の超音波所見と典型的超音波像

表2 甲状腺機能異常症を疑うべき所見

甲状腺機能低下症を疑うべき所見	甲状腺機能亢進症を疑うべき所見
• 総またはLDLコレステロール高値	• 総またはLDLコレステロール低値
• CK高値	• ALP高値
• 徐脈・心不全	• 頻脈・心房細動
• 体重増加	• 体重減少
• 便秘	• 下痢
• 皮膚乾燥	• 多汗
• うつ状態	• 不安感・イライラ感

的ともなりうるが，外科的治療が有効であるため，これらの症状の発症前あるいは軽度のうちに発見することが非常に重要である．効率的なスクリーニング方法は血清Caの測定であり，甲状腺超音波検査で副甲状腺が疑われる腫瘤を発見した場合，血清Caの測定を行うべきである．

b 頸部リンパ節

甲状腺超音波検査において，甲状腺周囲・頸動静脈周囲・胸鎖乳突筋周囲にリンパ節が描出される．炎症・肉芽腫性疾患（結核など），癌のリンパ節転移，悪性リンパ腫などの疾患において腫大が認められる．正常リンパ節は細長い扁平あるいは卵円形の形状をしており，中心部のリンパ節門が高エコーに描出されることが多いが，悪性疾患や肉芽腫性疾患においては球形に近い形状で，

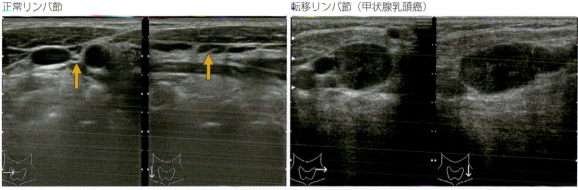

図4 正常リンパ節および転移リンパ節（甲状腺乳頭癌）のBモード像

リンパ節門が不明瞭になることが多い（図4）．またリンパ節内の石灰化も悪性疾患ならびに結核性リンパ節炎を示唆する所見である（「VI-D-1．リンパ節」参照）．

5 甲状腺超音波検診の実施方法

a 甲状腺超音波検査の実施法

甲状腺超音波検診は多数の受診者を短時間で検査しなくてはならないため，高周波リニア探触子（プローブ）を用いBモード像のみ撮像されることが多い．撮像は以下の4画像を中心に行い，未観察領域が残らないように全領域を注意深く走査する．プローブは，横断像では被検者の右側が画像の左側になるように，また縦断像では被検者の頭側が画像の左側になるように向ける．

①右葉横断像：上極から下極まで走査する．下極が鎖骨の下に隠れている場合はプローブを傾けて描出する．同側峡部を同時に観察する．
②右葉縦断像：プローブを総頸動脈と平行に向け，血管側から気管側まで走査する．
③左葉横断像
④左葉縦断像

結節性病変が認められた場合，横断像と縦断像を記録し，結節の最大径を測定する．また，可能ならばカラードプラ法あるいはパワードプラ法により結節内部の血流評価を加える．びまん性病変が認められた場合，峡部横断像を撮像し，最厚部にて峡部厚を測定する．通常3 mm以上を肥厚とする．可能ならばドプラ法により甲状腺内部の血流評価を加える．この場合，各葉全体が入るように広めに関心領域（ROI）を設定する．

b 超音波画像の評価および二次検査

得られた甲状腺超音波画像は表3の項目について評価を行う．異常所見がみられた場合，医師によるダブルチェックを行う．超音波検診に用いる超音波診断装置に動画記録機能が備わっている場合，病変部の動画を記録しておくと判定が容易になる．精密検査の必要があると判断された場合は専門医への紹介を行うが，可能な場合は二次検査を行うこともある．

二次検査としては，甲状腺腫瘤に対してはさらに詳細な超音波検査を行い，腫瘤の血流評価などを加えるとともに，精査基準に従いFNACを行う（「Ⅲ-C．超音波ガイド下穿刺吸引細胞診（FNAC）」を参照）．一般的に専門医への紹介以前においては，CT・MRI検査は不要である．びまん性甲状腺疾患が疑われる場合は，甲状腺機能検査および甲状腺自己抗体検査を行う．甲状腺外腫瘤が認められた場合は，副甲状腺病変，リンパ節炎などを想定して血清Ca・リンの測定，炎症反応の検査などを行う．

文 献

1) 宮内　昭：甲状腺検診．臨牀と研究 74：1745-1748，1997
2) 志村浩己：日本における甲状腺腫瘍の頻度と経過―人間ドックからのデータ．日甲状腺会誌 1：109-113，2010
3) 日本甲状腺学会ガイドライン作成委員会：甲状腺結節性病変の疫学．甲状腺結節取扱い診療ガイドライン 2013，南江堂，東京，p8-22，2013
4) 宮﨑朝子，志村浩己，堀内里枝子ほか：人間ドック全受診者に対する甲状腺超音波健診の結果と，結節性病変の経年的変化．人間ドック 25：789-797，2011
5) 志村浩己，遠藤登代志，太田一保ほか：甲状腺超音波検診による結節性甲状腺疾患及び甲状腺機能異常のスクリーニング．健康医 16：146-152，2001
6) 武部晃司，伊達　学，山本洋介ほか：各領域癌における集団検診の限界 超音波検査を用いた甲状腺癌検診の実際とその問題点．Karkinos 7：309-317，1994

表3 甲状腺超音波検診での判定項目

判定項目		所見		
甲状腺サイズ		正常　　萎縮　　腫大　　欠損		
		峡部厚＿＿＿mm		
内部エコー	性状	均質	不均質	
	レベル	正常	低下	限局性低下
	（血流）	正常	低下	増加
嚢胞	位置	右葉	峡部	左葉
	個数	＿＿＿個，多数		
	最大径	＿＿＿mm		
腫瘤	位置	右葉	峡部	左葉
	個数	＿＿＿個，多数		
	最大径	＿＿＿mm		
	タイプ	嚢胞性	混合性	充実性
	形状	整	不整	
	境界	平滑	粗雑	不明瞭
	内部エコーレベル	低	等	高
	内部エコー性状	均質	不均質	
	境界部低エコー帯	整	不整	なし
	腫瘤内高エコー	なし	粗大	微細
	（内部血流）	なし	少量	豊富
甲状腺外腫瘤	位置	右側	正中	左側
	個数	＿＿＿個，多数		
	最大径	＿＿＿mm		
	（内部血流）	なし	少量	豊富

7) Harach HR, Franssila KO, Wasenius VM ; Occult papillary carcinoma of the thyroid. A "normal" finding in Finland: a systematic autopsy study. Cancer 56：531-538, 1985

8) Fukunaga FH, Yatani R：Geographic pathology of occult thyroid carcinomas. Cancer 36：1095-1099, 1975

9) Yamamoto Y, Maeda T, Izumi K et al: Occult papillary carcinoma of the thyroid: a study of 408 autopsy cases. Cancer 65：1173-1179, 1990

10) 志村浩己，宮崎朝子，小林哲郎：潜在性甲状腺機能低下症―人間ドックにおける潜在性甲状腺機能低下症と潜在性甲状腺機能亢進症の頻度．ホルモンと臨 56：673-678, 2008

11) 貴田岡正史，宮本幸夫，福成信博ほか；日本超音波医学会用語・診断基準委員会：甲状腺結節（腫瘤）超音波診断基準．超音波医 38：667-670, 2011

12) Shimura H, Haraguchi K, Hiejima Y et al: Distinct diagnostic criteria for ultrasonographic examination of papillary thyroid carcinoma: a multicenter study. Thyroid 15：251-258, 2005

13) 日本甲状腺学会ガイドライン作成委員会：穿刺吸引細胞診　甲状腺結節取扱い診療ガイドライン 2013, 南江堂, 東京，p59-64, 2013

福島県における小児甲状腺超音波検診

　東日本大震災により東京電力福島第一原子力発電所事故が発生した結果，大量の放射性物質が環境中に放出され，福島県は放射能汚染を被った．この事故は1986年に発生したチェルノブイリ原子力発電所と同様のレベル7とされたが，放出された放射性物質はチェルノブイリの1/7程度とされている[1]．チェルノブイリ周辺の地域においては，100 mSv以上被曝した小児において事故4～5年後から小児甲状腺癌が増加したが[2,3]，福島県においては50 mSv以上被曝した小児はいないのではないかと考えられており，放射線被曝による甲状腺癌発症の可能性は低いと予測されている[4]．しかし，福島県民に放射線被曝による甲状腺癌への心配が広がったことに加え，これまで小児における甲状腺癌の詳細な疫学的データがなかったことから，福島県の小児・若年者に対し甲状腺の状況を見守るとともに，放射線被曝の影響の有無を明らかにするため，福島県県民健康管理調査の詳細調査の1つとして2011年10月から甲状腺検査が開始されている[5,6]．本章では，小児に対する甲状腺超音波検診の意義，福島県県民健康管理調査「甲状腺検査」の実施方法ならびに第1回目の検査結果を概説する．

1 小児甲状腺癌のスクリーニングの必要性

a 従来の小児甲状腺癌の特徴

　小児甲状腺癌では，成人と同様に乳頭癌が70～90％を占めるが，びまん性硬化型乳頭癌が多いのが特徴である[7]．さらに，被膜外浸潤（20～60％）やリンパ節転移（40～60％）と多く，診断時に肺転移を示す転移例も少なくない（5～30％）と報告されている[7]．また，再発率も小児のほうが高い傾向がある[8]．しかし，アイソトープ治療の反応性が高く，小児分化型甲状腺癌の予後は成人と比較して悪くはない[8]．しかし，小児においても甲状腺癌の早期発見は良好な治療成績をもたらし，進行癌に対して行われる，より侵襲的な治療によるリスクの防止につながるとされている[9]．

b 一般的な検診の意義

　一般的に癌検診の必要性は利益と不利益を比較することにより検討される．一般的な癌検診の主たる利益は死亡率減少効果であり，不利益とは，偽陰性による見逃し，偽陽性などによる過剰な検査，生命に影響しない疾患の過剰診断，受診者の心理的・身体的負担などが指摘されている[10]．通常の検診において，小児甲状腺を対象とする超音波スクリーニングは，上述した通り一定の利益はあるものの，微小癌の過剰診断や受診者に対する心理的負担などの不利益が上回ると想定される．

c 福島県での超音波検査の意義

　福島県では放射線被曝による小児甲状腺癌の発生が心配されており，子どもに甲状腺超音波検査を受けさせることは，大多数の甲状腺結節が発見されなかった子どもやその保護者に対し安心をもたらすことが可能であり，真陰性者の安心という利益が大きい状況である．さらに，今後検査を継続し，福島県での甲状腺癌発生状況と放射線被曝量との関係が明らかになることにより，福島県民全体の心配の軽減，風評被害の解消に資することが予想され，福島県においては超音波検査の利益が非常に大きいと考えられている．

d 超音波検診による不利益軽減への対策

　一般的な癌検診により受診者にもたらしうる不利益の1つとして，検査の偽陰性による治療の遅れが指摘されているが，甲状腺超音波検診においてこれに当たる不利益としては，超音波検査での描出困難な甲状腺癌の放置，あるいは精査基準設定による二次検査不適応となった甲状腺癌の進行が考えられる．これらのリスクは実際にはきわめて低いと考えられるが，福島県での甲状腺検査では今後も2年あるいは5年ごとに検査が繰り返す予定であることが，このリスクのさらなる軽減に寄与しうると考えられる．一方，超音波検査にて指摘された良性結節に対する過剰な検査や生涯にわたり寿命やQOLに影響しないような微小癌に対する過剰診断といった不利益が

十分想定されるため，厳密な細胞診実施基準[11]を設けて穿刺吸引細胞診（FNAC）の適正化を行っている．成人を対象とした内分泌外科学会および甲状腺外科学会のガイドライン[12]に準じて，10.0 mm 以下の微小癌ではリスク評価を的確に行い，浸潤や転移が否定されている場合経過観察を選択肢の1つとしている．

2 福島県県民健康管理調査「甲状腺検査」の実施方法

a 対象者

一巡目にあたる「先行検査」では，1992年4月2日から2011年4月1日までに生まれた事故当時に福島県内居住者（県外避難者を含む）を対象者とした．おおよそ事故当時18歳以下の小児・若年者がそれにあたる．また二巡目以降の「本格検査」では，「先行検査」の対象者に2011年4月2日から2012年4月1日までに生まれた福島県内居住者を対象者としており，事故当時に胎児であった住民まで範囲を広げている．

b 実施方法の概要

検査の流れを図1に示す．上記対象者に書面にて検査の同意を得た後，住民の居住地にて一次検査を実施する．一次検査は福島県立医科大学からの出張検査および福島県内の検査拠点医療機関における検査として実施する．福島県外に在住している方に対しては，専門医が在籍している医療機関に検査を委託して検査が受けられる体制を整えている．一次検査は主に持ち運び可能なポータブル型超音波診断装置を使用した超音波検査を行う．記録された静止画および動画はDICOM形式にて記録され，所見は表1の基準に従い判定される．判定結果は最終的に複数の専門医が参加する判定委員会により決定される．その結果BあるいはC判定となった受診者には，二次検査として精密検査を実施する．二次検査終了時に担当医師から結果の説明を行い，経過観察あるいは治療のための保険診療への移行または次回の一次検査受診を勧奨している．一部の受診者については，学外の専門医により構成される甲状腺検査専門委員会診断基準等検討部会（学外専門委員会）にて治療方針などが検討される．

c 一次検査の方法

受診者を仰臥位とし，肩枕にて頸部を伸展させる．

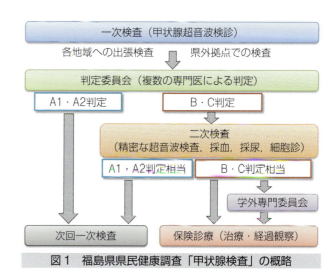

図1 福島県県民健康調査「甲状腺検査」の概略

10 MHz 以上の高周波リニア探触子（プローブ）を用いBモード像にて各葉の走査を行い，未観察領域が残らないように横断像および長軸断像にて甲状腺全領域を注意深く走査する．プローブは，横断像では被検者の右側が画像の左側になるように，また長軸断像では被検者の頭側が画像の左側になるように向ける．所見が全くない場合は以下の8画像を記録する（図2）．

①右葉横断像：下極から上極まで全領域を走査する．同側峡部を同時に観察する．最大断面で静止画記録を行う．
②右葉横断像＋右葉径測定：右葉の横径と厚みを測定する．
③左葉横断像：右葉と同様
④左葉横断像＋左葉径測定
⑤左葉長軸断像：プローブを左葉の長軸に平行する方向にて血管側から気管側まで走査する．最大断面にて静止画記録を行う．
⑥左葉長軸断像＋長軸径測定
⑦右葉長軸断像
⑧右葉長軸断像＋長軸径測定

長軸断像の記録と長軸径測定において，甲状腺がプローブの長さより長い場合は，台形スキャンモード（バーチャルコンベックスモード，トラペソイドモードなど）で画像記録と測定を行う．それ以外の画像の記録においては，台形モードを解除して行う．また，特に小児では，甲状腺の深度にばらつきが大きいため，フォーカス深度を適宜調整する．

なんらかの所見が認められた場合，可能な限り以下の例に従い画像を記録する．囊胞内に充実性成分が含まれると判断される場合，充実性結節とみなし，画像を記録

表1 福島県県民健康調査「甲状腺検査」判定基準（一次検査）

判　定	判定基準	方　針
A	正常範囲と思われるもの	
A1	囊胞や結節を認めない	2（または5）年ごとの一次検査
A2	5.0 mm 以下の結節* or/and 20.0 mm 以下の囊胞	2（または5）年ごとの一次検査
B	5.1 mm 以上の結節 or/and 20.0 mm 以上の囊胞	二次検査
C	ただちに精査が必要と思われるもの**	直ちに二次検査

* 5.0 mm 以下の結節でも超音波画像によってはB判定とすることがある．
** 甲状腺結節の甲状腺外への浸潤が疑われる場合，30.0 mm 以上の巨大リンパ節転移が認められる場合などが該当する．

する．

①囊胞が認められた場合：Bモード像の静止画と最大径測定した静止画を記録する．囊胞が複数認められる場合，複数の囊胞の超音波像を記録する．

②充実性結節が認められた場合，横断像と長軸断像の静止画と数秒間の動画を記録し，結節の最大径を測定する．またドプラ像の静止画と数秒間の動画を記録する．また，悪性結節が疑われた場合，甲状腺周囲および頸動静脈周囲のリンパ節腫大の有無も観察し，画像を記録する．リンパ節腫大や異所性胸腺なども充実性結節と同様に画像を記録する．

③びまん性病変が認められた場合，峡部横断像を記録し，最厚部にて峡部厚を測定する．通常 3.0 mm 以上を肥厚とする．また，両葉の横断像および長軸断像においてドプラ法により甲状腺内部の血流評価を加える．この場合，各葉全体が入るように広めに関心領域（ROI）を設定する．さらに，可能な限りこれらのドプラ画像の動画も記録する．

検査終了後，検査報告書に以下の所見を記載する．

①甲状腺サイズ：各葉の横径，厚み，縦径
②結節の有・無・判定不能：結節の存在が疑われた場合，最大結節の位置，最大径（mm），最大結節の位置，複数の有無
③囊胞の有・無・判定不能：囊胞の存在が疑われた場合，最大囊胞の位置，最大径（mm），最大囊胞の位置，複数の有無
④その他の所見（以下の所見を認める場合のみ記載する）の有無：甲状腺欠損，びまん性腫大（血流の多寡も記載），副甲状腺腫，リンパ節腫大，異所性胸腺，Ultimobranchial body

d 画像の判定

福島県内および県外の検査にて記録した超音波画像は，県民健康管理センターに集積し，一次検査判定基準（表1）に従い，複数の甲状腺の専門医かつ超音波専門医による判定委員会において判定を行っている．その結果BあるいはC判定となった場合は，二次検査対象となる．なお，C判定は，直ちに二次検査を要するものと定義しており，具体的には巨大甲状腺結節が認められる場合，甲状腺結節の甲状腺外への浸潤が疑われる場合，30.0 mm 以上の巨大リンパ節転移が認められる場合などをC判定としている．

e 二次検査

二次検査としては，①問診および診察，②ハイエンド超音波診断装置による詳細な甲状腺超音波検査，③血液検査［甲状腺刺激ホルモン（TSH），遊離 T_3（FT_3），遊離 T_4（FT_4），サイログロブリン，抗サイログロブリン抗体（TgAb），抗甲状腺ペルオキシダーゼ抗体（TPOAb）］，④尿検査（尿中ヨウ素）を行い，日本超音波医学会甲状腺結節（腫瘤）超音波診断基準[13]および日本乳腺甲状腺超音波医学会による診断フローチャート[11]に従い，FNACの適応と判断された受診者において，超音波ガイド下 FNAC を行う．細胞診判定は甲状腺癌取扱い規約に基づく判定およびベセスダシステムによる判定の併記により行う．

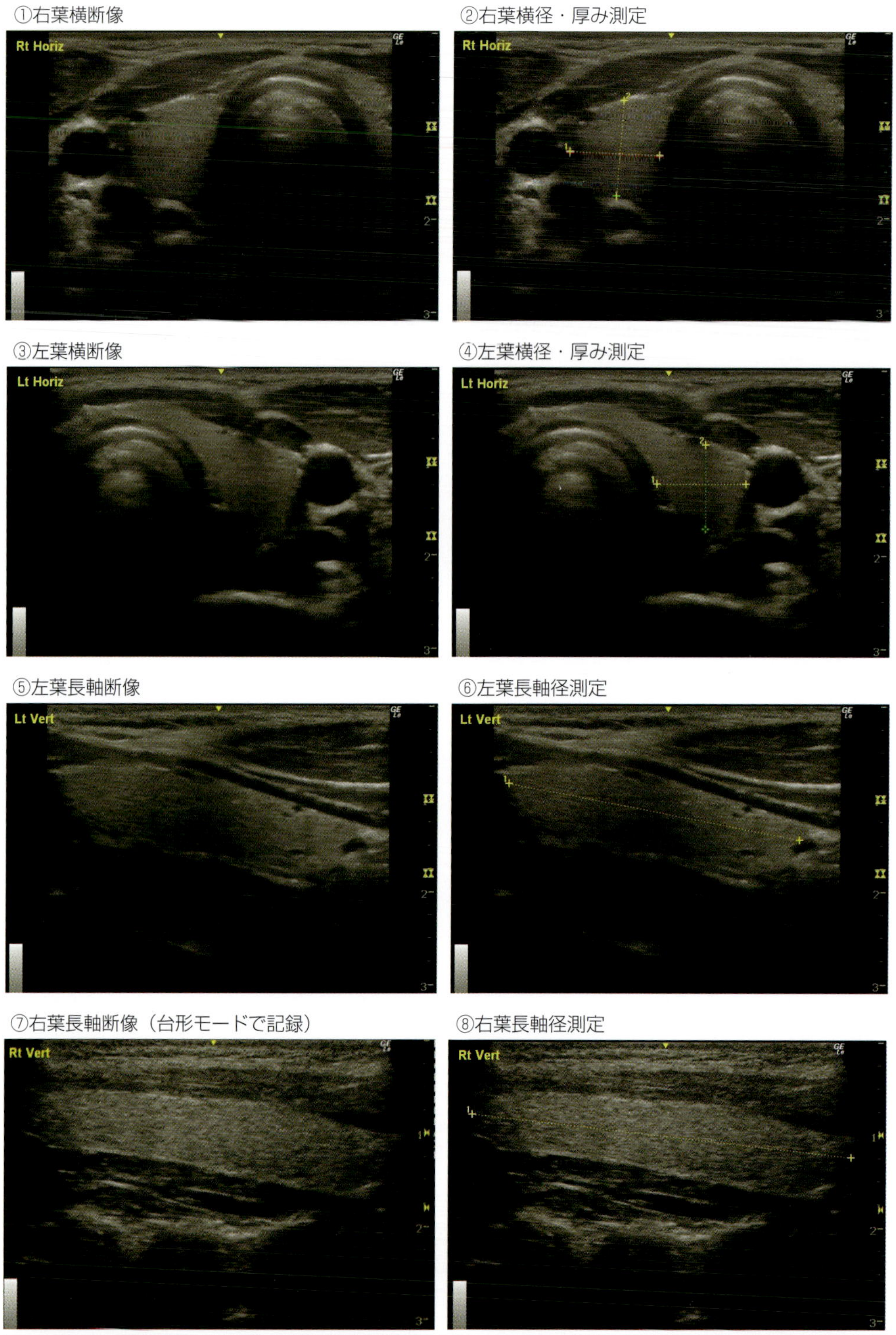
①右葉横断像
Rt Horiz
②右葉横径・厚み測定
Rt Horiz
③左葉横断像
Lt Horiz
④左葉横径・厚み測定
Lt Horiz
⑤左葉長軸断像
Lt Vert
⑥左葉長軸径測定
Lt Vert
⑦右葉長軸断像（台形モードで記録）
Rt Vert
⑧右葉長軸径測定
Rt Vert

図2　福島県県民健康管理調査「甲状腺検査」一次検査における超音波画像の保存方法

3 福島県県民健康管理調査「甲状腺検査」の結果概要

a 先行検査の結果

現在，一巡目にあたる先行検査の期間は2014年3月にて終了し，本格検査を実施中である[6]．最新の結果は福島県立医科大学放射線医学県民健康管理センターホームページ（http://fukushima-mimamori.jp/thyroid-examination/result/）で公開しており，参照頂きたい．本章では平成27年（2015年）4月末時点における結果を簡単に記す．

これまで，367,685名の対象者に対し，300,476名が一次検査を受診しており，受診率は81.7%となっている

表2 福島県県民健康調査「甲状腺検査」先行調査と甲状腺結節性疾患有所見率等調査の結果

判定区分		福島県県民健康調査「先行検査」[14]			甲状腺結節性疾患有所見率等調査[15]		
		男性 $n=151,683$	女性 $n=148,793$	計 $n=300,476$	男性 $n=2,075$	女性 $n=2,290$	計 $n=4,365$
A	A1	53.7%	49.1%	51.5%	46.1%	39.2%	42.5%
	A2	45.8%	49.8%	47.8%	53.3%	59.4%	56.5%
B		0.5%	1.0%	0.8%	0.6%	1.4%	1.0%
C		0.0%	0.0%	0.0%	0.0%	0.0%	0.0%

（表2）[14]．判定委員会による判定の結果，154,606名（51.5%）がA1判定，143,576名（47.8%）がA2判定，2,293名（0.8%）がB判定であり，C判定は1名のみであった．このうち，A2判定のほとんどは20.0 mm以下の囊胞であり，B判定のほとんどは5.1 mm以上の結節であった．なお，結節は3,990名（1.3%），囊胞は143,913名（47.9%）に発見されている．

一次検査に引き続き，BおよびC判定と判定された受診者は，二次検査を実施しており，平成27年6月30日までに2,056名の検査が終了している．その5.9%にあたる122名は二次検査により異所性胸腺などのA1判定相当と判定され，28.1%にあたる578名は，結節の縮小あるいは囊胞と再判定されたなどの理由にてA2判定相当と判定されている．残りの1,356名については二次検査においてもB判定相当であり，詳細な超音波検査の結果，その39.6%にあたる537名に対し超音波ガイド下FNACが行われた．その結果，これまで113例において細胞診上の判定が悪性または悪性の疑いと診断されている（そのうち1例は手術後の病理診断にて良性と診断）．

b 本格検査

2014年4月から2015年3月まで，二巡目にあたる本格検査が，先行検査における対象者（1992年4月2日から2011年4月1日までに生まれた福島県民）に加え，本格検査では2011年4月2日から2012年4月1日までに生まれた福島県民にまで拡大して検査を実施している．最新の結果は福島県立医科大学放射線医学県民健康管理センターホームページ（http://fukushima-mimamori.jp/thyroid-examination/result/）で公開しており，参照されたい．

c 今後の計画

チェルノブイリ原子力発電所事故後の小児における甲状腺癌増加は，事故後4～5年を経過した後であることから，福島県における甲状腺検査の結論は10年以上にわたり，高い正確性を保持した状態で検査を継続することが必要である．今後，20歳までは2年ごと，20歳以降は5年ごとに，県民健康管理センターによる出張検査のみならず，福島県内外の検査協力拠点において，継続される予定である．本調査の継続により甲状腺結節の自然歴が明らかとなり，より適切な甲状腺結節のスクリーニング方法が導き出されることが期待される．

4 甲状腺結節性疾患有所見率等調査

福島県県民健康管理調査「甲状腺検査」において，特に小学生から高校生に，充実性病変を伴わないコロイド囊胞がほぼ半数と非常に高い頻度で認められ，放射線被曝との関連が心配されていた．そこで，2012年度に環境省による甲状腺結節性疾患有所見率等調査が行われ，青森県・山梨県・長崎県の三県での調査において，同世代の小児，若年者において56.5%がA2判定であり（表2），囊胞の発見率は56.7%であったため[15～18]，福島県における囊胞多率は，放射線被曝とは無関係であることが示唆されている．さらに，1.0%の受診者がB判定となり，B判定率も福島県の結果とほぼ同様であった．

文献

1) 低線量被ばくのリスク管理に関するワーキンググループ．低線量被ばくのリスク管理に関するワーキンググループ報告書［homepage on the Internet］．Available from: http://www.cas.go.jp/jp/genpatsujiko/info/twg/111222a.pdf
2) Cardis E, Kesminiene A, Ivanov V et al: Risk of thyroid cancer after exposure to 131I in childhood. J Natl Cancer Inst **97**：724-732, 2005
3) Tronko MD, Howe GR, Bogdanova TI et al: A cohort study of thyroid cancer and other thyroid diseases after the chornobyl accident: thyroid cancer in Ukraine detected during first screening. J Natl Cancer Inst **98**：897-903, 2006
4) UNSCEAR, Press release May 31, 2013［homepage on the

Internet]. Available from: http://www.unis.unvienna.org/unis/en/pressrels/2013/unisinf475.html

5) Yamashita S, Suzuki S: Risk of thyroid cancer after the Fukushima nuclear power plant accident. Respir Investig **51**：128-133, 2013

6) Suzuki S et al: The protocol and preliminary baseline survey results of the thyroid ultrasound exmination in Fukushima. Endcrine J **63**：315-321, 2016

7) 和田 修：小児の甲状腺腫瘍．日甲状腺会誌 **10**：75-79, 2012

8) Clement SC, Kremer LC, Links TP et al: Is outcome of differentiated thyroid carcinoma influenced by tumor stage at diagnosis? Cancer Treat Rev **41**：9-16, 2015

9) Gupta A, Ly S, Castroneves LA et al: How are childhood thyroid nodules discovered: opportunities for improving early detection. J Pediatr **164**：658-660, 2014

10) 独立行政法人国立がん研究センターがん予防・検診研究センター検診研究部 検診評価研究室．科学的根拠に基づくがん検診推進のページ [homepage on the Internet]. Available from: http://canscreen.ncc.go.jp

11) 日本乳腺甲状腺超音波診断医学会 甲状腺用語診断基準委員会（編）：V．診断の進め方．3．結節性病変．甲状腺超音波診断ガイドブック．改訂第2版．南江堂，東京，p 28-29, 2012

12) 日本内分泌外科学会，日本甲状腺外科学会：CQ20 甲状腺微小乳頭癌（腫瘍1 cm 以下）において，ただちに手術を行わず非手術経過観察を行い得るのはどのような場合か？ 甲状腺腫瘍診療ガイドライン．金原出版，東京，p 82-87, 2010

13) 貴田岡正史，宮本幸夫，福成信博ほか；日本超音波医学会用語・診断基準委員会：甲状腺結節（腫瘤）超音波診断基準．超音波医 **38**：667-670, 2011

14) 福島県立医科大学放射線医学県民健康管理センター．「甲状腺検査」の結果について [homepage on the Internet]. Available from: http://fukushima-mimamori.jp/thyroid-examination/result/

15) Taniguchi N, Hayashida N, Shimura H et al: Ultrasonographic thyroid nodular findings in Japanese children. Journal of Medical Ultrasonics **40**：219-224, 2013

16) Hayashida N, Imaizumi M, Shimura H et al: Thyroid ultrasound findings in children from three Japanese prefectures: aomori, yamanashi and nagasaki. PLoS One **8**：e83220, 2013

17) Hayashida N, Imaizumi M, Shimura H et al: Thyroid ultrasound findings in a follow-up survey of children from three Japanese prefectures: Aomori, Yamanashi, and Nagasaki. Sci Rep **5**：9046, 2015

18) Shimura H, Suzuki S, Fukushima T et al: Prevalence of thyroid nodular lesions in children and adolescents. Fukushima J Med Sci **60**：196-202, 2014

索 引

和 文

あ行

アーチファクト	17
亜急性壊死性リンパ節炎	151
亜急性甲状腺炎	29, 47, 67
悪性唾液腺腫瘍	157
悪性リンパ腫	32, 47, 63, 121, 150
圧挫法	38
アミロイドーシス	65
アミロイド甲状腺腫	47
アミロイド沈着	111
萎縮性甲状腺炎	63
異所性副甲状腺	3
異所性副甲状腺腫	137
インターベンション	163
咽頭憩室	160
右第4鰓弓動脈	160
衛星結節	30
エコーパターン	42
エコーレベル	41
エラストグラフィ	45, 175
円形	42
大きさの測定	46
音響陰影	17
音響放射圧	175

か行

外側陰影	17
過機能性腺腫	165
下甲状腺静脈	14
下甲状腺動脈	14
画像診断	45
家族性甲状腺髄様癌	107
家族性孤発性副甲状腺機能亢進症	144
家族性大腸ポリポーシス	87, 100
家族性低カルシウム尿性高カルシウム血症	144
家族性副甲状腺機能亢進症	144
顎下腺	154
顎下腺腫瘍	157
カルシトニン	107
機能診断	45
機能性甲状腺結節	80, 100, 165
偽嚢胞様所見	121
急性化膿性頸部リンパ節炎	151
急性化膿性甲状腺炎	67
急性化膿性唾液腺炎	154
仰臥位	2
境界部	41
胸管	171
胸腺様分化を示す癌	131
鏡面反射	18
切れ込み	42
——様所見	121
均質性	42
近接リンパ節の壊死	117
クリーピング現象	67
繰り返し周波数	4, 5
グレースケールバー	1
経過観察	99
形状	41
形態学的異常	46
頸動脈エコー	46
経皮的エタノール注入療法	106, 165
頸部胸腺	19
頸部伸展	2
頸部リンパ節	187
頸部リンパ節腫大	50
結核性リンパ節炎	151
血管内皮細胞増殖因子	63
血行性転移	126, 127
血行動態	45
血腫	171
血清腫	171
結節性甲状腺腫	65
結節性病変	48, 185
血流状態	3
原発性副甲状腺機能亢進症	111, 135
高悪性度癌	157
高カルシウム血症	135, 141
抗甲状腺刺激ホルモン（TSH）受容体抗体	55

抗甲状腺自己抗体	48
高細胞型乳頭癌	92
交差法	36
好酸性細胞型乳頭癌	91
甲状舌管嚢胞	23
甲状腺外腫瘤	50
甲状腺機能亢進症	55
甲状腺機能低下症	58
甲状腺結節（腫瘍）超音波診断基準	49, 92
甲状腺結節性疾患有所見率等調査	195
甲状腺体積	15, 19
甲状腺中毒症	55
甲状腺超音波検診	183
甲状腺内異所性胸腺	22
甲状腺の大きさ	3
甲状腺ペルオキシダーゼ	128
高速フーリエ変換	6
抗甲状腺刺激ホルモン（TSH）受容体抗体	48
広汎浸潤型	102
後方エコー	43
コメットサイン	17, 85
コロイド嚢胞	18, 24, 85

さ 行

座位	3
サイログロブリン	87, 100, 128
サイログロブリン遺伝子異常症	75
砂粒小体	87
三県調査	195
耳下腺	154
耳下腺腫瘍	157
質的診断	45
周囲臓器への浸潤	117
縦隔内甲状腺腫	75
充実型乳頭癌	93
充実性病変	49
腫大副甲状腺	3
術中 intact PTH 測定	147
消化管ポリポーシス	134
上甲状腺動脈	13
小児甲状腺超音波検診	191
小嚢胞が多発する乳頭癌	96
食道憩室	160
神経鞘腫	161
診断の進め方	45
髄様癌	31, 107
スクリーニング	45
すり合わせ法	38
整	42

精査基準	185
正中頸嚢胞	160
石灰化	29
石灰沈着	87
線維化	29
穿刺吸引細胞診	35, 48, 60, 100
腺腫様結節	29, 75
腺腫様甲状腺腫	29, 75
剪断波画像	175
阻害型抗甲状腺刺激ホルモン（TSH）受容体抗体	63
続発性副甲状腺機能亢進症	139
組織学的分類	87
組織弾性評価 ☞超音波エラストグラフィ	
存在診断	45

た 行

大濾胞型乳頭癌	89
唾液腺炎	154
唾液腺腫瘍	155
多角形	42
多形腺腫	155
多重反射	16, 17
唾石症	154
多発性内分泌腫瘍症 1 型	144
多発性内分泌腫瘍症 2 型	107
多発性内分泌腫瘍症 2A 型	144
多発嚢胞性甲状腺疾患	97
単純性甲状腺腫	47, 65
探触子	3
中悪性度の腺様嚢胞癌	157
中甲状腺静脈	13
中心周波数	1
中毒性多結節性甲状腺腫	80, 100, 165
超音波エラストグラフィ	175
超音波ガイド下穿刺吸引細胞診	35
超音波ガイド下太針生検	163
超音波検査の適応	46
超音波ドプラ法	4, 45
低形成	19
低～中等度悪性度癌	157
低分化癌	31, 112
低分化成分	112
転移性腫瘍	33, 126
転移性リンパ節	149
電子走査型	1
特発性粘液水腫	63
ドプラスペクトル解析法	4
塗抹標本	38

な行

内部エコー	41
──不均質	116
──レベル	3
乳頭癌	30, 87
乳び漏	171
濃縮コロイド囊胞	85
囊胞	84
囊胞形成乳頭癌	96
囊胞性疾患	84
囊胞性病変	48
囊胞内結節	50
囊胞変性	29
囊胞を伴う充実性結節	50

は行

破壊性甲状腺炎	67
破壊性甲状腺中毒症	55
バセドウ病	28, 47, 55, 59, 64, 67
針洗浄標本	39
ハロー	41
反回神経	14
皮下気腫	171
皮下血腫	171
微細多発高エコー	89
微小癌	94
微少浸潤型	102
ひずみ画像	175
非特異的リンパ節炎	148
非反回下喉頭神経	160
びまん性硬化型乳頭癌	47, 91
びまん性甲状腺腫大	61
びまん性低エコー	117
びまん性病変	47, 185
副甲状腺過形成	34
副甲状腺癌	34, 141
副甲状腺機能亢進症顎腫瘍症候群	144
副甲状腺腫大	186
副甲状腺腺腫	33
副甲状腺囊胞	139
福島県県民健康管理調査「甲状腺検査」	191
不整	42
太針生検	163
篩型乳頭癌	93
ブルーミング	18
フレームレート	1
分葉状	133
分葉状構造	60
平滑筋肉腫	130
平行法	36
扁平上皮癌	131, 149
片葉欠損	19
牡丹雪状高エコー	108

ま行

まだら状（虫喰い様）低エコー	121
慢性硬化性顎下腺炎	155
慢性甲状腺炎（橋本病）	28, 47, 58
──の急性増悪	71
右第4鰓弓動脈	160
未分化癌	31, 116
ミラーイメージ	18
無形成	19
無痛性甲状腺炎	47, 64, 67

や行

用手圧迫	175

ら行

ラジオガイド下副甲状腺摘出	147
ラジオ波焼灼術	106
流行性耳下腺炎（おたふくかぜ）	154
良性唾液腺腫瘍	155
リンパ行性転移	126, 127
リンパ節腫大	63
リンパ浮腫	171
リンパ本幹	171
リンパ漏	171
類円形	42
濾胞型乳頭癌	89
濾胞癌	30, 100, 134
濾胞腺腫	29, 100

欧　文

⁹⁹ᵐTc-MIBI シンチグラフィ 147

acoustic radiation force impulse（ARFI）............... 175
acoustic shadow 17
acute suppurative lymphadenitis 151
autonomously functioning thyroid nodule（AFTN）...... 80, 165

blooming 18

CaSR 遺伝子 147
comet tail artifact 17
core needle biopsy（CNB）............... 163
Cowden 症候群 75, 133
CT 46

familial adenomatous polyposis（FAP）............... 87, 100
familial medullary thyroid carcinoma（FMTC）............... 107
fast Fourier transform（FFT）............... 6
FHH 144
FIHP 144
fine needle aspiration cytology（FNAC）...... 35, 48, 60, 100

HRPT 2/cdc73 遺伝子 145
hyperparathyroidism-jaw tumor syndrome（HPT-JT） 141, 144

IgG4 関連唾液腺疾患 155
irregular 42
ITET/CASTLE 131

Küttner 腫瘍 155

manual compression 175
MEN 1 144
MEN 1 遺伝子 144
MEN 2 107
MEN 2A 144
metastatic lymph node 149
mirror image 18
morule 93

MRI 46
multiple echo 17

nonrecurrent inferior laryngeal nerve（NRILN）............... 160

PEIT 106, 165
Pendred 症候群 75
PET 46
Plummer 病 80, 165
poorly differentiated component 112
primary hyperparathyroidism（pHPT）............... 135
PTEN 遺伝子 133
pulsatility index（PI）............... 7
pulse repetition frequency（PRF）............... 4

radiofrequency ablation（RFA）............... 106
Real-time Tissue Elastography（RTE）............... 175
regular 42
resistance index（RI）............... 7
RET 遺伝子 107, 145
reverberation 17

shear wave imaging 175
spongiform pattern 75
strain imaging 175
subacute necrotizing lymphadenitis 151

toxic adenoma 165
toxic multinodular goiter（TMNG）............... 80, 100, 165
TTF-1 128
tuberculous lymphadenitis 151

ultimopharyngeal body 23
ultrasound elastography 175

VEGF 63
Virchow リンパ節転移 171

Warthin 腫瘍 155
white knight 61

Zenker 憩室 160

甲状腺超音波診断ガイドブック（改訂第3版）

2008年12月5日　第1版第1刷発行	編集者　日本乳腺甲状腺超音波医学会
2012年5月1日　第2版第1刷発行	甲状腺用語診断基準委員会
2016年6月10日　第3版第1刷発行	発行者　小立健太
2024年5月20日　第3版第6刷発行	発行所　株式会社　南江堂

〒113-8410　東京都文京区本郷三丁目42番6号
☎（出版）03-3811-7236　（営業）03-3811-7239
ホームページ　https://www.nankodo.co.jp/
印刷・製本　三美印刷
装丁　BSL

Thyroid Ultrasound—A guidebook for diagnosis and management, 3rd Edition
© Japan Association of Breast and Thyroid Sonology, 2016

定価は表紙に表示してあります．
落丁・乱丁の場合はお取り替えいたします．
ご意見・お問い合わせはホームページまでお寄せください．

Printed and Bound in Japan
ISBN 978-4-524-26163-5

本書の無断複製を禁じます．

JCOPY　〈（社）出版者著作権管理機構　委託出版物〉

本書の無断複製は，著作権法上での例外を除き禁じられています．複製される場合は，そのつど事前に，（社）出版者著作権管理機構（TEL 03-5244-5088，FAX 03-5244-5089，e-mail: info@jcopy.or.jp）の許諾を得てください．

本書の複製（複写，スキャン，デジタルデータ化等）を無許諾で行う行為は，著作権法上での限られた例外（「私的使用のための複製」など）を除き禁じられています．大学，病院，企業等の内部において，業務上使用する目的で上記の行為を行うことは私的使用には該当せず違法です．また私的使用であっても，代行業者等の第三者に依頼して上記の行為を行うことは違法です．